三三医书

裘庆元 辑

方书秘本八种

上册

鬼遗方
类证普济本事方续集
旭后方
行军方便便方
仿寓意草
沈氏经验方
村居救急方
历验再寿编

中国中医药出版社
· 北京 ·

图书在版编目（CIP）数据

方书秘本八种：全2册/裘庆元辑.—北京：中国中医药出版社，2019.5
（三三医书）

ISBN 978 - 7 - 5132 - 4453 - 4

Ⅰ.①方… Ⅱ.①裘… Ⅲ.①方书 - 汇编 Ⅳ.①R289.2

中国版本图书馆 CIP 数据核字（2017）第 236992 号

中国中医药出版社出版

北京经济技术开发区科创十三街 31 号院二区 8 号楼
邮政编码 100176
传真 010 - 64405750
河北新华第二印刷有限责任公司印刷
各地新华书店经销

开本 880×1230 1/32 印张 19.25 字数 356 千字
2019 年 5 月第 1 版 2019 年 5 月第 1 次印刷
书号 ISBN 978 - 7 - 5132 - 4453 - 4

定价 95.00 元
网址 www.cptcm.com

社长热线 010 - 64405720
购书热线 010 - 89535836
维权打假 010 - 64405753

微信服务号 zgzyycbs
微商城网址 https://kdt.im/LIdUGr
官方微博 http://e.weibo.com/cptcm
天猫旗舰店网址 https://zgzyycbs.tmall.com

如有印装质量问题请与本社出版部联系（010 - 64405510）

出版说明

　　近代著名医家裘庆元先生编辑的《三三医书》（又名《秘本医学丛书》），不仅保存了大量珍贵的中医孤本秘籍，而且所选书目多为家传秘本，疗效独特，简练实用，自1924年刊印以来，深受中医读者欢迎，对推动中医的发展起到了积极的作用。1998年中国中医药出版社组织有关专家、学者对此书重新进行了整理出版，使此书得以更广泛的传播，影响日增。

　　然而，美中不足的是，原著三大卷，洋洋近五百万字，卷帙浩繁，所收的99种书籍又都随意编排，没有分类，给读者阅读、研究带来极大不便。有鉴于此，我们又对原著重新进行了整理编排：

　　1. 根据原著所收99本书每本书的基本内容，按中医学科重新进行分类编排，分为《医经秘本四种》《伤寒秘本三种》《诊法秘本五种》《本草秘本三种》《方书秘本八种》《临证综合秘本五种》《温病秘本十四种》《内科秘本六种》《外伤科、皮科秘本九种》《妇科秘本三种》《儿科秘本二种》《咽喉口齿科秘本四种》《针灸、养生秘本三种》《医案秘本十五种》《医话医论秘本十五种》，共15册，改为大32开简装本，分别刊印，以满足更广大读者的需求。

2. 全书改为现代简体横排。每本书的整理仍以上海书店影印本为底本，以现存最早刻本、影印本或近期出版的铅印本为参校本。除系底本明显由刊刻、抄写等导致的错误，经核实确认后径改（不出注），以及因版式改动，某些方位词如"左""右"相应改为"上""下"外，目录根据套书内容做相应调整，其余基本忠实原著。原书刊印时为填补版面而增加的"补白""告白"之类也予以保留。

限于水平，加之时间仓促，整理编排难免有错漏，欢迎读者批评指正。挖掘整理出版优秀的中医古籍是我们的重要任务之一，我们将一如既往，继续努力，为传播、弘扬中医药文化、知识做出更大贡献。

中国中医药出版社

2018 年 3 月

内容提要

《三三医书·方书秘本八种》包括《鬼遗方》《类证普济本事方续集》《㕮后方》《行军方便便方》《仿寓意草》《沈氏经验方》《村居救急方》《历验再寿编》等八本著作，以方为主。

《鬼遗方》原为刘娟子遗著，后由龚庆宣重新整理、编次，详细论述了痈疽金疮的部位、治疗方法及多种外用药的临床应用等。《类证普济本事方续集》为许叔微生平之验方，方以丸散为主，猛剂重药亦不在少数。全书共分二十余门，三百二十余方。《㕮后方》先述脉法、制药法、服药法等法度，后录五积散、救济丹、人马平安散等平正实用等方药。

《行军方便便方》分备豫、杜防、疗伤、愈疾、救解、遗余六门，六百余方以外伤、解毒、急救为主，辑录了军旅行军所用的各科验方，不限医家。《仿寓意草》为丹徒李冠仙的治验案，所载多为棘手之症，所用却无怪诞之方。《沈氏经验方》所载多为沈维基亲身试用之外伤跌仆救济秘法，并附"胎产良方"，以及治头痛、吐血等急救方。《村居救急方》分为外感、内伤、杂症、妇人科、小儿科、外科、五绝七门，分证著方，方便村户急救之用。《历验再寿编》所辑验方简单，药无贵品。书中辑录治疗鱼骨鲠刺喉咙、肿毒、痔疮、咳嗽、鼻血、脱肛等症的简便验方三百余首。

　　八种著作的方剂涵盖了内科、外科、妇科、儿科等，各有所长，以备读者不时之需。

作者简介

裘庆元（1873—1948），浙江绍兴人，近代著名医家。16岁时进钱庄当学徒，因患肺病，遂发奋专攻中医学，并广收医籍秘本，造诣日深。后渐为人治病，每获良效，名声大振。

逢国内时局动荡，遇事远走东北，得识日本医界名士，获睹大量祖国珍本医籍，深慨祖国医籍散佚之多，乃有志于搜求。民国初年返绍，易名吉生，遂以医为业，以济世活人为己任。当时受外来文化影响，民族虚无主义思潮泛滥，中医药事业处于危急存亡之秋，先生毅然以复兴中医为己任，主持绍兴医药联合会，与何廉臣、曹炳章等创办《绍兴医药学报》，兼编《国医百家丛书》，并任绍郡医药研究社副社长。1929年废止中医事起，先生赴南京请愿，积极参加反对废止中医药的斗争。1923年迁居杭州，成立三三医社，出《三三医报》。先生深慨罕世之珍本秘籍，人多自秘，衡世之书，人难得见，叹曰："医书乃活人之书，何忍令其湮没，又何可令其秘而不传。"于是，或刊广告，或询社友，征救全国收藏之秘籍，得书千余种。乃精加选辑，于1924年刊《三三医书》，共3集，每集各33种，每书各撰提要，使读者一览而知全书概况。

后先生又精选珍贵孤本90种，于1935年复与世界书局商定，刊行《珍本医书集成》第一集。其第二、三集编目虽已确定，但因抗战爆发，被迫中止。

医三三

方书秘本八种

医三三

医三三 总目录

方书秘本八种

医三
书三 上册目录

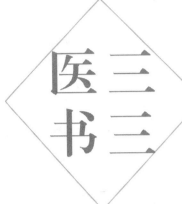

医书三三

鬼遗方

南北朝·龚庆宣 编

提要

　　《医学大辞典》曰:《鬼遗方》五卷,刘涓子得之于山中鬼物,后传其姊之从孙龚庆宣。原本草写无次第,龚氏得之,厘为五卷,并为序于篇首,以详其原起。书中于痈疽金疮之部位及治疗法颇详,所用药品少于《千金》《外台》而多于《伤寒》《金匮》。观其制方之法,确为魏晋人手笔,实中医外证治法之最早者云。据此,则此书之价值可知,惜世少传本,今本社裘君吉生不自秘而公诸世。

补白

中医之疗疾有特效者，多在古方。盖古方之传，自今日已经若干人之试验也，故吾人欲发扬中医，必须多传古方，庶乎有济。

鬼　遗　方

目录

卷 一

龚庆宣撰

绍兴裘吉生刊行

序 论

昔刘涓子晋末于丹阳郊外照射，忽见一物，高二丈许，射而中之，如雷电声，若风雨。其夜，不敢前追。诘旦，率门徒子弟数人，寻纵至山下，见一小儿提罐，问何往？为我主被刘涓子所射，取水洗疮，而问小儿曰：主人是谁？人云黄父鬼。仍将小儿相随，还来至门，闻捣药之声。比及遥见三人，一人开书，一人捣药，一人卧尔。乃齐唱叫突，三人并走，遗一卷《痈疽方》并药一臼。时从宋武北征，有被疮者，以药涂之即愈。论者云：圣人所作，天必助之，以此天授武王也。于是用方为治，千无一失。姊适余从叔祖，涓子寄姊书，具叙此事，并方一卷。方是丹阳白薄纸本写，今手迹尚存，从家世能为治方，我而不传，其孙道庆与余邻居，情疑异常，临终见语：家有神方，儿子幼稚，苟非其人，道不虚行。寻卷诊候，兼辨药性，欲以相传嘱余。既好方术，受而不辞。自得此方，于今五载，所治皆愈，可谓天下神验。刘氏昔寄龚方，故草写，多无次第。今辄定其前后，簇类相从，为此一部，流布乡曲，有识之士，幸以自防。齐永元元年太岁己卯五月五日撰。道庆曰：王祖母刘氏有此鬼方一部，道庆祖考相承，谨按处治，万无一失。舅祖涓子兄弟自写写称云无纸：而用丹阳录，永和十九年，资财不薄，岂复无纸，是以此别之耳（案：永和只十二年，且去宋武甚远，疑元嘉之讹）。

黄父曰：夫言痈疽，何以别之？岐伯答曰：荣卫稽留于经脉之中，久则血涩不行。血涩不行则卫气从之不通，壅遏不得行，火不止，热胜，热胜则肉腐为脓。然不能陷肤于骨髓不为焦枯，五脏不为伤，故曰黄。曰：何为疽？岐伯曰：热气浮盛，当其筋骨良肉无余，故曰疽。疽上皮肉，以坚上如牛领之皮，痈者，薄以泽背其候也。黄父曰：及如所说，未知痈疽之性名，发起处所，诊候形状，治与不治，死活之期。愿一一闻之。岐伯曰：痈疽图曰：

赤疽发额，不写十余日死。其五日可刺也。其脓赤多血死，未有脓可治。人年二十五、三十一、六十九、十五者，在额不可见血，见血者死。

禽疽发如轸者数十数，其四日肿合，牵核痛，其状若挛，十日可刺。其肉发身核寒，齿如噤，欲痉，如是者十五日死。

抒疽发顶，若两耳下，不写，十六日死。六日可刺。其色黑见脓而痈者，死不可治。人年十九、二十三、三十五、三十九、五十一、五十五、六十一、八十七、九十九。百神在耳下，不可见血，见血者死。

丁疽发两肩，比起有所逐恶结，血流内外，荣卫不通，发为丁疽。三日，身肿痛甚，口噤，如痉状，十日可刺。不治，二十日死。

蜂疽发髀背，起心腧，若连肩骨，二十日不治死。八日可刺。其色赤黑，脓见青者死，不可治。人年一十八、二十四、三十五、六十七、七十二、九十八者，百神在肩，不可见血，见血者死。

阴疽发髀，若阴股始发，腰强，内不能自止，数饮，不能多，五日坚痛，不治，三岁死。

刺疽发起肺腧，不写，二十日死。其八日可刺。发面赤，其上肉如椒子者死，不可治。人年十九、二十五、二十九、三十九、五十七、六十、七十三、八十一、九十七，百神在背，不可见血，见血者死。

脉疽发颈项，如痛，身随而热，不欲动悄悄，或不能食，此有所大畏，恐骇而不精，上气嗽，其发引耳不可以肿，二十日可刺。不刺，八十日死。

龙疽发背起胃俞，若肾俞，二十日不写死。九日可刺。不刺，其上赤下黑。若青脓黑，死。发血脓者，不死。

首疽发热八十日。一方云：八九日大热，汗，头引血，尽如嗽，身热同，同如沸者，皮颇肿，浅刺之。不刺，二十日死。

荣疽发胁，起若两肘头，二十五日，不写死。九日可刺。脓多赤白而可治也。人年一岁十六、二十六、三十二、四十八、五十八、六十四、八十、九十六。百神在胁，不可见血，见血即死。

行疽发如肿，或后合相从，往来不可，要其所在，刺之即愈。

勇疽发股，起太阴，若伏鼠，二十五日，不写死。其十日可刺。勇疽发脓，青黑者死，白者尚可治。不可治人年十一、十五、二十、三十一、三十三、四十六、五十九、六十三、七十五、九十一。百神皆在尻尾，不可见血，见血者死。

摽叔疽发背热同，同耳聋，后六十日肿如聚水，其状若如此者，可刺之。但出水后及有血出，即除，愈也。不可治人年五十七、六十五、七十三、八十一、九十七者。百神在背，不可见血，见血者死。

旁疽发足跗，若足下，三十日不写死。其十二日可刺，旁疽者，白脓不太多，其疮上痒赤，黑者死，不可治。人年十

三、二十九、三十五、六十一、七十三、九十三，百神在足，不可见血，见血者死。

冲疽发小肠，痛而振寒热，四日五日悄悄，六日而变，刺之，五十日死。

敦疽发两指头，若五指头，七八日不写，死。其四日可刺。其发而黑拥者不堪，未过节可治（一方不呼为敦疽，恐是刺写明堂引为败疽）。

疥疽发腋下，若两臂两掌中，振寒热而嗌干者，饮多即呕，心烦悄悄，六十日而渐合者。如此可有汗，如无汗者，死（一方云：疥疽《明堂》亦引为疥疫）

筋疽皆发脊两边大筋，其色苍，八日可刺。若有脓在肌腹中，十日死。

陈干疽发两臂，三四日痛不可动，五十日身热面赤，六十日可刺。如刺无血，三四日病愈。

搔疽发手足五指头起节，其色不变，十日之内可刺。过时不刺，后为蚀，有痛在脉腋，三岁死。

摽叔疽发身肿牵核而身热不可以行，不可以屈申，成脓，刺之以除。

白疽发脾，若肘后痒，自痛伤，乃身热多汗，五六处有者死。心主痈疽，在股胫，六日死。发脓血，六十日死。

黑疽发肿，居背大骨上，八日可刺，过时不刺，为骨疽。

骨疽，脓出不可止，壮热碎骨，六十日死。胁少阳有痈肿在颈，八日死。发脓血者，十日死。

仓疽发身痒后痛，此故伤寒气入脏，笃发为仓疽。九日可刺之，不刺，九十日死。腰太阳脉有肿，交脉属于阳明在颈，十日死。发肿，七十日死。

尻太阳脉有脓肿，痈在足心少阳，八日死。发脓血，六十日死或八十日死。

头阳明脉有肿痈在尻，六日死；发脓血，六十日死。

股太阴有肿痈在足太阳，十七日死；发脓血，百日死。

肩太阳脉有肿痈在颈，八日死；发脓血，百日死。

足少阳脉有肿痈在胁，八日死；发脓血，六百日死。

手阳明脉有肿痈在渊腋，一岁死；发脓，三岁死。

黑疽发渊腋，死。

黑疽发耳中，如米大，此疽不治，死。

黑疽发肩，死。黑疽发缺盆中，名曰伏疽，不治，死。

赤疽发于脾，半夜可治，出岁死。

黑疽发肘上下，不死，可治。

髀解除指本黑头，赤，死。

黑疽发掌中，不死，可治。

赤疽发阴股，软，可治，坚，死。

赤疽发肥肠，死。

黑疽发腋肤，软，可治，坚，不可治。

赤疽发掌中，不可治。

黑疽发跗上，坚，死。

足下发久肿痈，色赤，死。

痈高而光者，不大热，用薄雍其肉，平平无异而紫色者，不须治，但以黄芪并淡竹叶汤申其气耳。痈平而痛，用八物黄芪薄。大痈七日，小痈五日，其自有坚强色诊宁生破发背及乳岩，热手近不得者，令人之热熟，先服王不留行散，外散外摩发背大黄膏。若背生破，无毒，在乳者，熟之候，手按之，若随手起，便是熟，针法要脓看，以意消息之。胸背不可过一寸针。良久不得脓，即以食肉膏散差，瓮头肉痈口中人体热气，歇服木瓜散。五日后痈欲差者，排脓内寒散。

凡破痈之后，病人便连绵欲死，内寒热肿，自有似痈而非者，当以手按肿上，无所连，是风毒耳。勿针，可服升麻汤，外摩膏破痈口，当合流。下三分，近一分针，唯今极热，便不痛。破痈后败坏不差者，作猪蹄汤洗之，日再，下汤二日，故可用。冬六七日，汤半剂，亦可用，胸中断气。断气者，当入阁中，以手按左眼，视右眼见光者，胸中结痈，若不见光者，癀疽内发，针伤脉，血不出，住实不写，留成痈。肾脉来者，大，渐小，阴结，若肌肉痹痈为发寸口，如此来大，如未，渐小矣。

有黑色者，是石留黄毒。有赤色者，是丹砂毒。有青色者，是硇砂毒。有似盐颗者，是钟乳毒。有黄水者，是杏、桃仁毒。有白水者，是附子、干姜毒。有脓者，热肉面等毒砂，发白。雄鸭顶上血一合，已来，取黑铅汤一茶碗调服之，解钟乳发。雄鸡肘上血一合，将针粉汤一茶碗调服之，解附子发。取附子皮三升，豉半升，相和，以水一升，煎约一茶碗，服之，解丹砂发。取黑铅、黄芪、防风、伏龙肝各半两，水一升，煎半茶碗，去滓服之，解。

告白

周氏《集验方》正集、续集收采古方不少，且多经验者，正集中与《易简方》合刻，《易简方》尤为便于家庭之检查，未购者请速购之。

卷　二

龚庆宣撰

绍兴裘吉生刊行

治金疮止血散方

乌草根三两　　白芷一两　　鹿茸二分，烧灰　　当归一两　　芎䓖一两
干地黄一两，切，蒸，焙　　续断一两

上七味捣筛，令调著血出处即止。

治金疮血肉瘗，蝙蝠消血散方

蝙蝠三枚，烧令烟尽，沫下，绢筛之

上以水服方寸匕，一日服令尽，当下如水血消也。

治金疮肉瘗，蒲黄散方

七月七日麻勃一两　　蒲黄二两

上二物捣筛为散，温酒调服一钱匕，日五服，夜再两服。

治金疮箭肉中不出箭，白敛散方

白敛二两　半夏三两，汤洗七遍，生姜浸一宿，熬过

上二味为末，调水服方寸匕，日三服。若轻浅疮，十日出，深，二十日出，终不停住肉中。

治金疮中腹，肠出不能内之，小麦饮喷疮方

取小麦五升　水九升

煮取四升，去滓，复以绵度滤之，使极冷，旁含喷之，疮肠自上渐入，以冷水喷其背，不中多人见，亦不欲令旁人语，又不可病人知。或晚未入，取病人席四角，令病人举摇须臾，肠便自入。十日之内，不可饱食，频食而宜少。勿使病人惊，惊则煞人。

治金疮肠出欲入，磁石散方

磁石三两　滑石三两

上二物下筛，理令调，日饮方寸匕，日五服，夜再服。

治金疮烦闷，止烦白芷散方

白芷三两　芎蓼二两　甘草二两

上三味熬令变色，捣为散，水调，服方寸匕，日五服，夜再服。

治金疮先有散石。烦闷欲死，大小便不通，止烦消血解散，消石散方

消石　泽泻　白敛　芍药　寒水　石菖蒌已上各一两

上六味捣筛为散，水服方寸匕，日夜各一服，或未通稍增之。

治金疮痛不可忍，烦疼不得住，止痛当归散方

当归　甘草炙　藁本　桂心　木占斯以上各一两

上五味合捣筛，令调，水服半方寸匕，日三服，夜一服。

治金疮弓弩所中，闷绝无所识，琥碧散方

琥碧随多少捣筛，以童子小便服之乃热，不过二服。

治金疮弓弩所中，筋急，屈伸不得，败弩散方

干地黄　干枣三枚　杜仲二分　当归四分　附子四分，炮　故败弩筋烧灰，取五分

上七味合捣筛，理令匀，温酒服方寸匕，日三服，夜一，增一至三。

治金疮内伤，蛇衔散方

蛇衔　甘草炙　芎䓖　白芷　当归各一两　续断　黄芩　泽兰　干姜　桂心　乌头五分，炮

上十一味捣筛，理令匀，酒服方寸匕，日三服，夜一服。

治金疮中筋骨，续断散方

芎䓖一两半　地黄二两　蛇衔二两　当归一两半　苁蓉一两半　干姜三分，炮　续断三两　附子三分，炮　汉椒三分，出汗，去目　桂心三分　人参一两　甘草一两，炙　细辛二分　白芷三分　一本用芍药一两半

上十四味捣筛，理令匀，调温酒，服之方寸匕，日三服，夜一服。

治金疮烦疼，麻黄散方

麻黄六分，去节　甘草五分，炙　干姜三分　附子三分，炮　当归三分　白芷三分　续断三分　黄芩三分　芍药三分　桂心三分　芎䓖三分

上十一味捣筛，理令匀，调温酒，服方寸匕，日三服，夜一服。

治金疮烦满，疼痛不得眠睡，白薇散方

白薇　瓜蒌　枳实炒　辛夷去毛　甘草炙　石膏已上各一两　厚朴三分，炙　酸枣二分，炙

上八味为末，调温酒服方寸匕，日三服，夜一服。

治金疮去血多虚竭，内补当归散方

当归三分　芍药五分　干姜三分　辛夷去毛，二分　甘草三分，炙

上五味捣筛，理令匀，调温服方寸匕，日三服，夜一服。

治金疮去血多，虚竭，内补苁蓉散方

苁蓉　当归　甘草炙　芎䓖　黄芩　桂心　人参　芍药　干姜　吴茱萸　白及　厚朴炙　黄芪各一两　蜀椒三分，出汗，去目闭口

上十四味捣筛，理令匀，调温酒，服方寸匕，日三服，夜

一服。

治金疮内塞，泽兰散方

泽兰　防风　蜀椒去目、汗、闭口　石膏　附子　干姜　细
辛　辛夷去毛，各二两　芎䓖三分　当归三分，炒　甘草四分，炙

上十一味捣筛，理令匀，调温酒，服方寸匕，日三夜一。
脓多倍甘草，渴加瓜蒌二分，烦加黄芩二分，腹满气短加厚朴
二分，疮中血瘀加辛夷一倍。

治金疮内塞，黄芪散方

黄芪三两　芎䓖　白芷　当归　麻黄去节　鹿茸　黄芩　细
辛　干姜　芍药　续断　桑虫屎已上各一两　附子半两　炮山
茱萸一两

上十四味捣筛，理匀，调温酒，服方寸匕，日三服，夜一
服，渐可至二日。

治金疮中苚药，解毒蓝子散方

蓝子五合　升麻八两　甘草四两，炙　王不留行四两

上四味捣筛，理令匀，调冷水服二方寸匕，日三夜二。及
以方寸匕水和匀，涂疮上，毒即解去矣。

治金疮大渴，内补瞿麦散方

瞿麦　芎䓖　当归　甘草炙　干姜　桂心　续断　厚朴炙
白敛　蜀椒去目，闭口，汗　辛夷去毛　牡蛎末　芍药　桔梗　干
地黄　防风各三分　细辛二分　瓜蒌一分　人参三分

上十九味捣筛，理令匀，调温酒服方匕，日三夜一。或筋骨断，更加续断三分。

治被打腹中瘀血，蒲黄散方

蒲黄一升　当归二两　桂心二两

上三味捣筛，理匀，调酒，服之方寸匕，日三夜一。不饮酒，熟水下。

治痈疽金疮，续断生肌膏方

续断　干地黄　细辛　当归　芎䓖　黄芪　通草　芍药白芷　牛膝附子炮　人参　甘草炙，各十二两　腊月猪脂四升

上十四味㕮咀，诸药内膏中渍半日，微火煎三上，候白芷色黄，膏即成，傅疮上，日四，正膏中是猪脂煎。

治金疮痈疽，止痛生肌甘菊膏方

䓖草　芎䓖　甘草炙　防风　黄芩　大戟已上各一两　生地黄　芍药一两半　细辛　大黄　蜀椒去目，闭口，汗　杜仲　黄芪白芷各一两

上十四味㕮咀，以腊月猪脂四升微火煎五上下，白芷候黄，成膏。一方添甘菊二两，以傅疮上，日易两次。

治痈疽金疮，生肌膏方

大黄　芎䓖　芍药　黄芪　独活　当归

白芷已上各一两　薤白二两，别方一两　生地黄一两，别方二两

上九味合薤㕮咀，以猪脂三升煎三上下，白芷黄，膏成，

绞去滓，用磨之，多少随其意。

治金疮腹内有瘀血，乌鸡汤方

乌雌鸡一只　大黄三两　细辛三两　人参一两　甘草一两，炙
地黄三两　杏仁一两，去皮，双仁　虻虫一两　当归二两　芍药一两
黄芩一两　桃仁二两，去皮，碎　大枣二十枚

上十三味理乌鸡如食法，以水二斗，煮鸡取一斗，哎咀诸
药，内鸡汁中，更煮之粥，慎食他物。

治金疮内有瘀血，未及得出而反成脓，乌鸡汤方

乌鸡一只　白芷　麦门冬去心　甘草炙　芍药　当归已上各一
两　桂心二两　瓜练二两

上八味先理鸡如食法，以水二斗，煮取七升，哎咀诸药，
内汁中，更煮取三升，去滓服七合，日三，夜勿食。

治金疮有瘀血，桃核汤方

䗪虫三十枚，熬　虻虫　水蛭各三十枚，熬　桂心三分　大黄五
两　桃核五十枚，去皮切

上六味酒水各五升，哎咀，合煮，取三升，去滓，服一
升，日三服。

治金疮惊悸，心中满满如车所惊怛，狁心汤方

狁心一具　人参　桂心　甘草炙　干地黄　桔梗　石膏末
芎劳　当归二两

上九味细切，锉，诸药哎咀，先以水二斗煮心，取汁八

升，内诸药，煮取一升，一服八合，一日令尽。

治金疮痈疽，生肉膏方

黄芪　细辛　生地黄　蜀椒_{去目，汗，闭口}　当归　芍药　蘘白　芎䓖　独活　苁蓉　白芷　丹参　黄芩　甘草_{已上各一两}　腊月猪脂_{二斤半}

上十五味㕮咀，以苦酒一升合渍诸药，夏一夜，冬二夜，浸，以微火煎三上，候苦酒气，成膏用之。

治被打，腹中瘀血，白马蹄散方

白马蹄，烧，令烟尽，捣筛，温酒服方寸匕，日三夜一。亦治妇人血疾，消为水。

卷 三

龚庆宣撰

绍兴裘吉生刊行

治年四十已还，强壮，常大患热痈无定处，大小便不通，大黄汤方

大黄三两　栀子五十　升麻二两　黄芩三两　芒硝一两, 别方二两

上五味，切，以水五升，煮取二升四合，去滓，下硝绞调，分温三服，快利为度。

治发痈疽兼结实，大小便不通，寒热，已服五痢汤，吐出不得下，大渴烦闷，淡竹叶汤方

淡竹叶切, 四升, 去尖　瓜蒌四两　通草　前胡　升麻　茯苓　黄芩　知母　甘草炙　石膏末, 已上各二两　生地黄十两　芍药一两　大黄　黄芪三两　当归一两半　人参一两

上十六味，先以水一斗六升，煮竹叶，去叶，取九升，内

诸药后，煮取三升二合，分四服。三日三夜，一快利便止，不
必尽汤。汤尽不利，便合取，利。

治发背发乳，四体有痛疽，虚热大渴，生地黄汤方

生地黄十两　竹叶四升　黄芩　黄芪　甘草炙　茯苓　麦门
冬去心，已上各三两　升麻　前胡　知母　芍药各二两　瓜蒌四两
大枣二十枚，去核　当归一两半　人参一两

上十五味，先以水一斗五升，煮竹叶取一斗，去叶，内诸
药，煮取三升六合，分为四服，日三夜一。

治发背乳痈，已服生地黄汤，取利后，服此淡竹叶汤方

淡竹叶四升　麦门冬去心　黄芪　芍药　干地黄　生姜已上
各三两　前胡　黄芩　升麻　远志去心　瓜蒌　大枣十四枚　当
归一两

上十三味，先以水一斗八升，煮竹叶、小麦、黄芪、芍
药、干地黄、生姜，取一斗，去滓，内诸药，再煮，取三升，
分温三服。上语煮竹叶、小麦，恐是麦门冬，非是小麦也。

治痈疽虚热，生地黄汤方

生地黄五两　人参　甘草炙　黄芪　芍药　茯苓各三两　当
归　芎藭　黄芩　通草各二两　大枣二十枚　淡竹叶切成三升

上十二味，先以水二斗煮了水，取一斗五升，去滓，复诸
药再煮，取四升八合，一服八合，日三夜再，能顿服为佳。

治痈疽内虚热渴甚，黄芪汤方

生地黄_{八两}　竹叶_{切成三升}　小麦，_{二升，}黄芪　黄芩　前胡
瓜蒌_{四两}　通草　芍药　升麻　茯苓　甘草　知母_{各二钱}　人参
当归_{各一钱}

上十六味，先以水二斗，煮竹叶及小麦，取一斗二升，去滓，复煮诸药，取四升，分四服，日三夜一。小便利，除通草、茯苓，加麦门冬，腹满加石膏三两，热盛去人参、当归。

治背生地黄汤方

生地黄_{八两}　人参　甘草_炙　芍药_{各二两}　通草　茯苓　黄
芪　黄芩_{各三两}　淡竹叶_{切二升}　大枣二十枚　当归　芎劳_{各一两}

上十二味，先以水三斗煮竹叶，取一斗，去滓，内诸药，再煮四升，一服八合，日三夜再。若能每服一升，佳。

治痈疽内虚，黄芪汤方

黄芪　人参　甘草_炙　芍药　当归　生姜_{各三两}　大枣二十
枚　干地黄　茯苓_{各二两}　白术_{一两}　远志_{一两半}

上十一味，以水一斗三升，煎取四升，去滓，分温四服。

治痈疽，五味竹叶汤方

竹叶_{切，二升}　五味子　前胡　当归　干地黄　人参_{各二两}
小麦二升　黄芪　黄芩　麦门冬_{去心}　生姜_{各三两}　甘草_{一两半，}
_炙升麻_{一两}　大枣十四枚　桂心半两

上十五味先以水二斗煮竹叶、小麦，取一斗，去滓，内诸

药，煮取三升，分温四服，日三夜一。

治痈疽发背，乳大去脓后虚惙，少气欲死，服此远志汤方

远志去心　当归　甘草炙　桂心　芎䓖各一两　黄芪　人参
麦门冬去心，三两　茯苓二两　干地黄三两　生姜五两　大枣十四枚

上十三味以东流水一斗，煮取三升二合，分温四服，日三夜一。

治发背，乳下复往，服此白石脂汤方

白石脂四两　龙骨三两　当归　桔梗　女萎　黄连去毛　甘草已上各二两　白头翁一两　干姜二两

上九味以水九升，煮取三升二合，分四服，下住便止，不必尽服。当下未即，来日止。

治发痈疽，取利，热，小便退，不用食物，竹叶汤方

淡竹叶切，三升　小麦二升　干地黄　人参　黄芩　前胡
升麻各二两　麦门冬去心　生姜　黄芪　芍药各三两　大枣十四枚
桂心半两　远志半两，去心　当归一两　甘草炙

上十六味，切，先以水一斗八升，煮竹叶、小麦，取一斗，去滓，内诸药。又煮取三升，分二服，羸者分四服，日三夜一。

治痈疽取下后热少退，小便不利，竹叶汤方

淡竹叶切一升　小麦三升　干地黄四两　黄芪　人参　甘草炙
芍药　石膏　通草　升麻　黄芩　前胡各二两　大枣十四枚　麦

门冬三两，去心

上十四味，先以水一斗六升煮竹叶、小麦，取九升，去滓，内诸药，煮取三升二合，强即分三服，羸即四服，日三夜一。

治痈疽取利后，热，小便不利，竹叶汤方

竹叶切，三升　小麦二升　人参　黄芩　前胡　芍药　甘草炙　干地黄　当归　桂心　黄芪三两　麦门冬三两，去心　龙骨牡蛎一两，末　赤蛸鲦三十枚，炒　大枣十四枚，去核

上十六味，以水二斗煮竹叶、小麦，取一斗，去滓，内诸药，煮取四升，分四服，日三夜一。

治发背痈及乳，兼味竹叶汤方

淡竹叶切，三升　小麦三升　黄芪　黄芩　五味子　人参前胡　干地黄　当归各二两　大枣十四枚　麦门冬二两，去心　升麻一两　桂心半两　甘草一两，炙　生姜三两

上十五味，以水二斗煮竹叶、小麦，取一斗，去滓内药，煮取三升，分温三服，一日服。

治发背已溃而下不住，白石脂汤

白石脂四两　龙骨三两　当归二两　桔梗二两　女萎　白头翁各四两　黄连二两　干姜三两

上八味，以水九升，煮取三升三合，去滓，服八合，日三夜一。

治发背已溃，大脓汁，虚惙少气力，内补黄芪汤方

黄芪三两　干地黄　人参　茯苓各二两　当归　芍药　芎䓖

桂心　远志去心，各一两　甘草一两半　麦门冬去心，三两　生姜五

两　大枣十四枚

上十三味，以水一斗，煮取三升二合，去滓，分温四服，

日三夜一。

治痈疽内虚热，生地黄汤方

生地黄五两　人参　甘草炙　芍药　茯苓　芎䓖　通草

黄芩　当归各二两　大枣二十枚　竹叶切，三升

上十二味，以水三斗煮竹、地，取半，去滓，内诸药，煮

取四升，分五服，日三夜二，能服一升可佳。

治发背，黄芪汤方

黄芪　黄芩　远志　麦门冬去心，二两　干地黄　人参　芎

䓖　甘草炙　芍药　当归各一两　大枣二十枚　生姜五两　鸡肶胵

二具，勿去皮　桑螵蛸十四枚，炙

上十四味，㕮咀，以水一斗，先煮取四升五合，一服九

合，日三服，夜一服。

治炎疽，枳实汤方（甘林所秘，不得）

枳实炙　夜干　升麻　干地黄　黄芩　前胡各三两　犀角一

两半　大黄二两半　麝香半两

一方用甘草二两。

上九味，㕮咀，以水九升煮取，分温三服，须差也。

治肠痈，大黄汤

肠痈之为病，诊小腹肿，痞坚，按之则痛，或在膀胱左右，其色或赤，或白色，坚大，如掌热，小便欲调，时色色汗出，时复恶寒。其脉迟坚者，未成脓也，可下之，当有血脉。数脓成，不可服此方。

大黄四两　牡丹三两　芥子半升　消石三合　桃仁五十枚，去皮炒，切之

上五味，㕮咀，以水六升五合，分为两服，脓下无者，下血大良。

治背上初欲作疹便服此，大黄汤方

大黄三两　栀子一百枚，去皮　升麻　黄芩　甘草炙，三两

上五味以，水九升，煮取三升半，分为三服，得快下数行止，不下更服。

治妇人妒乳，辛夷汤方

辛夷一升，去毛　大枣三十枚　桂长一尺　防风二分　白术甘草一尺，炙　生姜二分　泽兰一升，切

上八味，切，以水一斗，煮取三升，分温三服。

治妇人客热，乳结肿，或溃，或作痈，内补黄芪汤方

黄芪　茯苓各三两　芍药二两　麦门冬三两，去心　甘草二两，炙　厚朴一两，炙　人参三两　生姜四两　干地黄三两

上九味，切，以水一斗二升，煮取三升，分五服，日三夜二。

治痈肿患热盛，黄芪汤方

黄芪 麦门冬三两，去心 黄芩六分 栀子十四枚 芍药二两 菩蓡二两 干地黄一两 升麻一两

上八味，锉，以水一斗，煮取三升，分温三服。

治发痈疽肿溃，去脓多，里有虚热，内补黄芪汤方

黄芪 茯苓 桂心 人参 麦门冬三两，去心 甘草六分，炙 生姜 远志二两，心 当归二两 五味子 大枣二十枚

上十一味，切，以水一斗，煮取四升，分六服，日四夜二。

治痈去脓多，虚满上气，竹叶汤方

竹叶切，二升 半夏二两，汤洗 甘草二两，炙

厚朴三两，炙 小麦四升 生姜五两 当归一两 麦门冬二两 茯苓 桂心各一两 黄芩三两

上十一味，切，以水一斗半，先煮竹叶、小麦，取九升，去滓，又煮诸药，取二升，分温三服。

治痈疽肿，烦热，增损竹叶汤方

竹叶一握，切 当归 茯苓 人参 前胡 黄芩 桂心 芍药各二两 甘草三两，炙 大枣二十枚 小麦一升 麦门冬一升，去心

上十二味，切，以水一斗六升，煮竹叶、小麦，取一斗一

升，去滓，内诸药，煮取三升，分服，日三。夜重加黄芪二两，胸中恶加生姜六两，下者减芍药、黄芩各六分。如体强羸者，以意消息之。

治痈疽后补塞去客热，黄芪汤方

黄芪　生姜　石膏_末　甘草　芍药　升麻　人参_{已上二两}知母　茯苓_{各一两}　桂心_{六分}　麦门冬_{二两，去心}　大枣_{十四枚}　干地黄_{一两}

上十三味，切，以水一斗二升，煮取四升，分温四服，日三夜一。

补白

读古医书与读今人书大有不同处，古书文辞深奥，一也；古书用药重猛，二也。至流传日久，转向钞写而错简衍脱，尤为读古书文难处，校古书则更难。

卷 四

龚庆宣撰

绍兴裘吉生刊行

黄父疽论

九江黄父问于岐伯曰：余闻肠胃受谷，上焦出气，以温分肉而养骨节、通腠理。中焦出气如露，注溪谷而渗经脉，津液和调而变化赤，为血，血和则乘脉先满，乃注经络，经络皆盈，乃注于经络（句有脱误）。阴阳已张，因息乃行，行有经纪，周有道理，与天合同，不得休止。切而谓之，从虚去实。泻则不足，疾则气留。去虚补实则有余，血气已调，形神乃持。余已知血气平与不平，未知痈疽之所从生，成败之时、死生之期，期有远近，何以度之，可知闻乎？

岐伯曰：经脉流行不止，与天同度，与地同纪，故大宿失度，日月薄蚀也。经始纪冰道流溢，草蓐不成，五谷不植，经路不通，民不往来，庵聚邑居，别离异处，血气犹然，则言其故。

夫血脉荣卫周流不休，上应星宿，下应经数。寒客于经络之中则血泣，泣则不通，不通则归之不得复。及故痈肿与寒气化为热，热胜则肉腐，肉腐则为脓，脓不泻则烂筋，筋烂则伤骨，骨伤则水髓消，不当骨肉不泻，筋枯空虚，筋骨肌肉不得相亲，经脉败漏，熏于五脏。五脏伤，故死矣。

黄父曰：愿闻于痈疽之形与其期日。

岐伯曰：略说痈疽极者一十八种。痈发于嗌，名曰猛疽，猛疽不治则化为脓，脓塞其咽，半日死。其为者，写则已，含豕膏，无冷，写三日而已（一方无冷食）。发于颈者名曰夭疽，其状痈大而赤黑，不急则热气不入渊脉腋前，伤任脉，内熏肝脉，十余日死。阳气大发，消脑，名曰脑漯，其色不乐，项痛如刺，以藏头乘心者，不治（本作留字）。发于肩及蠕者名曰雌痈，其状赤黑，急治之，此令大汗出至足，不害五脏。

发于腋下赤坚者，名曰米疽，治之砭石，欲细长疏，或云涂豕六膏，日以勿裹，其痈坚而不溃者，马刀夹缨，乃治之。

发于胸者，名曰并疽，其状如大豆，三四日起，不早治，下入腹不治，十日死。

发于臆者，名曰甘疽，其状如谷实、萎瓜，常寒热，急治之去其寒，十岁（似误）死，死后脓自出。

发于胁者，名曰改訾。改訾者，女子之病也。久之，其疾大痈脓。治之，其中乃有生肉，大如赤小豆。锉陵翘草、陵根各一升，水六升，煮之竭，为三升，即强饮，厚衣坐釜上，令汗出至足已。

发于股阳明，名曰股瓬疽，其状不甚变而痈脓附骨。不急治，四十日死。

发于股阴，名曰赤施疽，不急治，六日死。在两股之内，不治，六日死（一方云十六日死）。发于尻名曰兑疽，其状赤坚大急，急治之，不速治，三十日死。

发于膝，名曰雌疽，其状痈色，不寒热而坚，勿破，破之死。须以手缓柔之，乃破。诸痈发于节而相应者，不可治之也。

发于阳者百日死。

发于阴者四十日死。

发于脑，名曰菟啮，其状疾赤至胃，急治之，不治煞人。

发于踝，名曰走缓，其状痈也，急不变，灸而止其寒热，不死。

发于足上，名曰四淫，其状如痈，不急治之，百日死。

发于足，名曰厉疽，其状初小指发，急治之，去其黑者，不辄益不治，百日死。

发于足指，名曰脱疽，其状赤黑不死，治之不衰，急渐去之，治不去，必死矣。

　　夫痈疽者，初发始微，多不为急，此实奇患，惟宜速治之。急治不苦速，成病难救，以此致祸，能不痛哉！具述所怀，以悟后贤。谨按：黄父痈疽论所著缓急之处，生死之期，如有别痈之形色、难易之治如左僧纳私撰是用，非是先贤，恐后高雅，故记之名字，令惑之耳。

　　发皮宾浅肿，高之赤即消，不治亦愈。

　　发筋宾深肿，下之坚其色，或青，或黄白黑，或复微热而赤，宜急治之。成消中，半发附骨者，或未觉肉宾，肉宾已殃者，痈疽之甚也（肉宾似误，按：宾即肉字也）。

　　凡发背，外皮薄为痈，皮坚为疽，如此者，多现先兆，宜急治之。皮坚甚，大多致祸矣。

　　夫痈坏后有恶肉当者，以猪蹄汤洗其秽，次傅饮肉膏散，恶肉尽，乃傅生肌膏散，乃摩四边，令善肉速生。当须绝房室、慎风冷，勿自劳动，须筋脉复常，乃可自劳耳。不尔，新肉易伤则重发，便益溃烂，慎之，慎之。

相痈疽知是非可灸法

　　痈疽之甚，未发之兆，肥渴为始，始发之始，或发日疽巉，似若小疖，或复大痛，皆是微候，宜善察之。欲知是非，重按其处，是便隐复。按四边比方得失，审定之后即灸。第一便灸其上二三百壮，又灸四边一二百炷，小者灸四边，中者灸六处，大者灸八处，壮数处所不患多也。亦应即帖即薄，令得所即消，内服补暖汤散。不已，服冷药，外即冷薄。不已，用热帖帖之法，开其口，泄热气。

相痈知有脓，可破以未

痈大坚者，未有脓；半坚薄，半有脓；当上薄者，都有脓便可破之。所破之法应在下，逆上破之，令脓得易出。用排针，脓深难见，上肉厚而生失火针。若外不别有脓，可当其上数按之，内便隐痛者；肉殃，坚者，未有脓也。按更痛于前者，内脓已熟也。脓泄去，热气不尔长速，速即不良。治痈疽肿，松脂帖方。

黄柏　芎䓖　白芷　白敛　黄芪　黄芩　防风　芍药　茵草　白蜡　当归　大黄各一两　细辛二分　䏶脂三两　松脂二斤

上十六味，切，曝干，极燥，微火煎三上下，手不得离，布绵绞去滓，帖之。

治痈疽肿松脂帖方

当归　黄芪　黄连　芍药　黄芩　大黄　腊蜜　芎䓖各一两　松脂一斤半　陈䏶脂各一合半

上十味细切，合煎，微火三上下，膏成绵，绞去滓，向火涂纸上，帖之。

治痈疽肿松脂帖方

松脂一斤　大黄三分　䏶脂一两　细辛半分　黄芩一分半　防

风半分　白芷　白敛　芎䓖　当归　芍药　茵草　黄连　白蜡
黄柏各一分

上一十五味，细切，曝令极燥，先煎脂，蜡下松脂烊尽，内诸药三上下，候色足，绞以绵布，水中以新竹片上火炙之，施纸上贴之。此药大秘，实有奇效，不妄传之。

治痈疽，升麻薄极冷方

升麻一两　大黄一两　白敛六分　黄芪一两　黄芩六分　白及一分，干者　牡蛎二分，粉　龙骨一两　甘草二分，炙　芎䓖一两

上十味，筛，和以猪胆，调涂布，傅之痈上，燥易之。

治痈，白敛薄方

白敛　大黄　黄芩各等分

上三味捣筛，和鸡子白，涂布上，薄痈上，一燥辄易之，亦可治。又以三指撮置三升水中，煮三沸，绵注汁，拭肿上数十过，以寒水石沫涂肿上，纸覆之，燥复易。一易辄以煮汁拭之，昼夜二十易之。

治痈疽始一二日，痛微，内薄令消，猪胆薄方

黄芪　龙骨　青木香　栀子仁　羚羊角　干地黄　升麻
白敛　大黄　黄柏　黄芩　芎䓖　赤小豆　麻黄去节　黄连
犀角一两

上十六味，各等分捣筛，以猪胆调，令如泥，以故布开口如小豆大，以泄热气。

治痈肿热盛，口燥患渴，除热止渴，黄芪汤方

黄芪　瓜蒌　干地黄　升麻各二两　麦门冬三两，去心　栀子二十枚　芍药　黄芩一两半

上八味，以水一斗，煮取三升，分温三服。

治客热郁积在内，或生疖，黄芪汤方

黄芪二两　人参一两　芎䓖　当归　甘草炙，各一两　远志去心　干地黄各二两　大枣二十枚　生姜五两　麦门冬去心，五两

上十味，切，以水一斗二升，煮取三升，分温三服。

治痈未溃，黄芪汤方

黄芪四两　甘草二两，炙　桂心三两　芍药　半夏　生姜各八两　饴一斤

上七味，以水七升，煮取三升，饴化，分三服。

治痈，内补竹叶黄芪汤方

竹叶切，一升　黄芪四两　甘草二两　芍药四两　黄芩一两　人参二两　桂心一两，如冷用半两　大枣十二枚　干地黄二两　升麻三两　茯苓　生姜各一两

上十二味，以水二斗煮竹叶，澄清，取九升，内诸药，更煮取三升，分温三服。

治补度冷下，赤石脂汤方

赤石脂　人参　甘草炙　干姜各二两　龙骨一两，碎　附子大者，一枚，炮

上六味，切，以水八升，煮取二升半，去滓，分温三服，如人行十里进一服。

治取冷过寒，下蚀见出，温中汤方

甘草六分，炙　干姜六分　附子炮，去皮破，六分　蜀椒二百四十粒，去口者，出汗

上四味，切，以水六升，煮取二升，分温三服。

治断下补胃，附子汤方

附子二分，炮　当归　人参　黄连　甘草炙，各一两　干姜　桂心　芍药各二分　蜀椒去汗，目，闭口，半分

上九味，以水五升，煮取一斗五合，去滓，分温二服。

治痈疽及恶疮，有恶肉，猪蹄汤洗方

猪蹄一具，治如食法　白敛二两　白芷二两　黄连一两　狼牙二两　芍药二两　黄芩　独活　大黄各一两

上九味，以水三斗，煮猪蹄一斗五升，去蹄，内诸药煮，煮五升洗疮，日四次，甚良。

治痈疽肿坏多汁，猪蹄汤方

猪蹄一具，治如食法　芎䓖　甘草炙　大黄　黄芩各二两　芍药三两　当归二两

上七味，先以水一斗五升煮蹄，取八升，去蹄，内诸药，更煮，取三升，去滓，及温洗疮上，日三。亦可布内汤中，薄疮肿上，燥复之。

治肘疽方

黄连　皂荚各等分，炙去皮子

上二味，捣下，和以淳苦酒，调令如泥，涂满肘，以绵厚傅之，日三易，良。

治痈疽最脓增损散方

黄芪五分，脓多倍之　小豆一分，热，口干倍之　芎藭二分，肉未生，倍之　白敛三分，有脓疮不合，倍之　瓜蒌三分，若小便利，倍之

上六味捣筛，令细，酒调，温服方寸匕，日二。

治痈消脓，木占斯散方

木占斯　桂心　人参　细辛　败酱　干姜　厚朴　甘草炙　防风　桔梗已上各一两

上十味，捣筛，酒服方寸匕，入咽觉流入疮中。若痈及疽之不能发坏者，可服。疮未坏，去败酱。已发脓，内入败酱，此药时有化痈疽成水者，方正桂为异，故两存焉（案：正桂句似误）。

治发背及妇人发房并肠痈，木占斯散方

木占斯　厚朴炙　甘草炙　细辛　瓜蒌　防风　干姜　人参　桔梗　败酱已上各一两

上十味，捣筛，清酒服方寸匕，日七夜四。以多为善。败酱，草名也。病在上者当吐，在下者当下脓血，此谓肠痈之属也。诸病在里，惟服此药，即觉有力。及痈疽便即腹痛，长

服。治诸疮及疽，痔疮已溃，便即早愈。凡俗流医不知用此药，发背有不善而渴，便勤服之。若药力行觉渴，心便消散。若虽服坏，终无苦，但昼夜服，勿懈也。发此药消散不觉，肿去时即愈。或长服即去败酱，偏治妇人乳肿诸产，疵速愈良。又云惟服有异，始觉背有不善之也。

治诸痈疽已溃未溃，疮中疼痛，脓血不绝，瞿麦散方

瞿麦　白芷　黄芪　当归　细辛　芍药　薏苡仁　芎䓖

赤小豆末，各一两

上九味，先以清酒，小豆出于铜器中，熬令干，后渍，渍后复熬五过止。然后治末，合捣筛，温酒服方寸匕，昼夜各五。三日后痛痒者，肌肉也。又方：用苦酒渍小豆，多痛倍瞿麦，疮口未开倍白芷，多脓倍黄芪、薏苡仁、芍药等。

治痈食恶肉散方

藜芦一分半　珍珠一分半　石硫黄　雌黄　麝香各三分　马齿

矾石熬　漆头　芦茹各三分

上九味，筛捣，粉疮上，亦可为膏和傅疮上。

治痈疽食恶肉散方

雄黄一两　矾石一分，熬　芦茹一两

上三味，捣筛，稍著之，随用多少，不限一两。

治痈疽兑膏方

当归　芎䓖　白芷　松脂各二两　乌头一两　猪脂二升　巴

豆十枚，去心、皮

上七味，㕮咀，内膏中，微火合煎三沸，已内松脂，搅合相得，以绵布绞之，去滓，以膏著绵絮兑头丈作兑兑之，疮虽深浅，兑之脓就，兑尽即善。肉疮浅者不起，兑著疮中日三，恶肉尽则止。

治食肉，青龙膏方

白矾二两，火炼，末之　熟梅二升，去核　盐三合　大钱二十七枚

上四味，于铜器中猛火投之，摩灭成末，乃和猪脂捣一千杵，以涂疮上，甚痛，勿怪。此膏食恶肉尽，复著可傅蛇衔膏涂之，令善肉复生。

治痈疽金疮，生肉膏方

大黄　芍药　黄芪　独活　白芷　芎䓖各一两　当归一两　薤白二两　生地黄三两

上九味，㕮咀，以盛煎猪膏三升，煎三上下，以绵布绞去滓，用兑摩，多少随意，常用之。

治丹痈疽始发，焮热浸淫长成，揲汤方

升麻　黄芩各三两　黄连　大黄各二两　当归一两　甘草一两，炙　芎䓖二两　芒硝三两　羚羊角屑各一两

上九味，㕮咀，以水一斗三升，煮取五升，绞去滓，铛中内芒硝，上火搅令成沸，尽滓，稍分适冷热，贴帛，揲肿上数过，其热随手消散。王练甘林所秘，不传此方。

告白

考查古书之源流及古人之历史，本社有《历代名医传略》十卷，自上古至清季并方外及西洋各医家，著有何书，生在何时，源源本本，一考便知，每部一元一。

卷　五

龚庆宣撰

绍兴裘吉生刊行

治痈疽败坏，生肉地黄膏方

生地黄一斤　辛夷　独活　当归　大黄　芎䓖　黄芪　薤
白　白芷　芍药　黄芩　续断各二两

上十二味，切，以腊月猪脂四升，微火煎，白芷色黄，膏
成，绞去滓，傅日四。

治痈疽、疮，生肌黄芪膏方

黄芪　细辛　生地黄　蜀椒去目，闭口，汗　当归　芍药
薤白　白芷　丹参甘草炙　苁蓉　独活　黄芩已上各一两　腊月
猪脂一斤半

上十四味，细切，以苦酒一升二合，夏即渍一日，冬二
夜，微火煎三上下，酒气尽成膏，傅之极良。

治发背，乳口已合，皮止急痛，生肉膏方

丹参　防风　白芷　细辛　芎䓖　黄芩　芍药　甘草炙
黄芪　牛膝　槐子　独活　当归

上十三味，切，以腊月脂五升，微火煎三上下，白芷黄，膏成，病上摩，向火，日三四。

治痈肿坚强不消，不可用傅贴，处黄芩膏方

黄芪　黄芩　芎䓖　白敛　防风　茼草　白芷　芍药　大黄　细辛　当归已上各一两

上十一味，㕮咀，以猪脂四升，微火上煎一沸一下，白芷黄即成膏，傅之。坚硬者，日可十易。

治痈疽，止痛生肌，鸥脂膏方

松脂七两　芍药　当归　芎䓖　黄芩各一两　鸥脂七两　白蜡五两

上七味，㕮咀，以腊月猪脂二升二合，微火煎一沸一下，三十过成，以摩于疮上。

治痈疽金疮，续断生肉膏方

续断　干地黄　细辛　当归　芎䓖　黄芪　通草　芍药
白芷　牛膝　附子炮制　人参　甘草炙，已上各二两　腊月猪脂四升

上十四味，㕮咀，著铜器中，下膏，诸药渍之半日，微火煎三上下，白芷候黄，膏成，傅之疮上，日四五过，良。

治痈疽疮，止痛生肉，甜竹叶膏方

甜竹叶五两　生地黄四两　大戟二两　腊月脂四升　当归
续断　白芷　莴草　芎劳　防风各二两　甘草一两半，炙　芍药一
两半　蜀椒半两，夫目汗闭口　细辛　大黄　杜仲各半两　黄芪半两

上十七味，㕮咀，以猪脂微火煎五上下，候白芷黄，膏
成，傅疮上，甚良。

治痈疽败坏，生肉莴草膏方

莴草　当归　薤白　黄芩　甘草炙，各二两　生地黄五两
白芷三两　大黄四两　续断一两

上九味，㕮咀，以猪脂三升，微火煎三上下，白芷黄，膏
成，傅疮良。

治痈疽脓烂并小儿头疮，牛领马鞍，及肠中诸恶，耳聋，痛风肿，脚疼，金木水火毒螫所中，众疮百疢，无所不治。蛇衔膏方。

蛇衔　大戟　大黄　芍药　附子炮　当归　独活　莴草
黄芩　细辛　芎劳　蜀椒去目，闭口，汗　薤白已上各一两

上十三味，㕮咀，以苦酒渍之，淹一夜，以猪脂一升半，
微火煎三上下，膏成，绵布绞去滓，病在内，酒下弹元大。

治痈疽，食肉膏方

松脂五两　雄黄别研　雌黄　野葛皮各二两　猪脂一斤　漆头
芦茹三两　巴豆一百枚，去皮膜，心

上七味，先煎松脂，水气尽，下诸药，微火煎三上下，膏成，绞去滓，内雄、雌二黄，搅，调以膏著兑头内，疮内口方六匕及肉兼新故。初用，病更肿赤，但用如节度，恶肉尽止，勿使过也。

治痈疽，大黄食肉膏方

大黄　附子　莞草　芎䓖　雄黄　珍珠末各一两　白敛矾石　黄芩　漆头芦茹各二两　雄黄一两

上十一味，㕮咀，六物以猪脂一升四合，微火煎三上下，末芦茹下，煎成膏中，以涂兑头，傅疮中，须恶肉尽，勿使过也。

治痈疽茹，食恶肉，芦茹散方

漆头芦茹　矾石　硫黄　雄黄已上各二分

上四味，捣筛，搅令著兑头内疮口中，恶肉尽止，勿使过也。

治痈疽始作便败坏发疮膏方

羊髓一两　甘草二两　胡粉五分　大黄一两　猪脂二升

上五味，切，合脂髓煎二物，令烊，内甘草、大黄三上下，去滓，内胡粉，搅令极调，傅疮，日四五上。

治久病疥癣，恶疮膏方

丹砂　雄黄　雌黄　乱发洗　松脂　白蜜已上各一两　芦茹漆头者，三两　巴豆十四个，去皮，心　腊月猪脂三升上九味，先煎乱发，消尽，内松脂，煎三上下，成膏，绞去滓，末茹内膏中，煎搅极调，傅疮上，日三易之。

治久病疥癣，诸恶疮毒，五黄膏方

雌黄　雄黄　黄连　黄柏　黄芩　青木香　白芷各二两
乱发一团，　鸡子　大　鸡舌香一两　狼跋子四十枚

上十味，哎咀，以苦酒半升，渍诸药一夜，以腊月脂三升，先煎发一沸，内诸药，三五沸止，绞去滓，成膏，傅疮上，日五易之。

治病疥癣恶疮，散热水银膏方

水银　矾石　蛇床子　黄连各一两

上四物，两度筛，以腊月猪脂七合和，并水银搅，令调，打数万过，不见银，膏成傅疮。若膏少益取，并小儿疮，良（龚庆宣加芦茹一两）。

治面黄疱，麝香膏方

麝香二两　当归　附子　芎䓖　白芷　芍药已上各一两　细辛二合　杜衡二分

上八味，哎咀，以腊月猪脂一升二合，煎诸药三上下，绞去滓，别末研麝香，安膏中，搅令调，傅疮上，三易之。

治面查疱，木兰膏方

木兰　防风　白芷　青木香　牛膝　独活　藁本　当归
芍药　杜衡　辛夷　芎䓖　细辛各一两　麝香一分　附子二分，炮

上十五味，㕮咀，诸药以腊月猪脂一升，微火煎三沸三上下，去滓，末下，搅令调，膏成傅疮上，日三。

治查疮，鸬鹚屎膏方

上取鸬鹚屎一升，捣筛，腊月猪脂调和，傅之。

治头颓生发，白芷膏方

白芷　蔓荆子　附子　防风　芎䓖　茺草　细辛　黄芩　当归　蜀椒各一两，去汗，闭口　大黄一两半　马鬐膏五合，此所用多无

上十二味，切，以腊月猪脂三升合诸药，微火煎三上下，白芷色黄，膏成，洗头泽发，勿近面。

治妇人乳肿痛，丹参膏方

丹参　芍药各二两　白芷一两

上三味，以苦酒渍一夜，猪脂六合，微火煎三上下，膏成傅之。

治头白颓疮，发落生白，经年不差，五味子膏方

五味子二分　菟丝子五分　苁蓉二分　雄黄一分　松脂二分　蛇床子　远志去心，各三分　雌黄　白蜜各一分　鸡屎半分

上十味，以猪膏一升二合煎，先内雌黄，次内鸡屎，次内蜜，次内松脂，次内诸药，并先各自末之。膏成，先以桑灰洗头，后傅之。

治疽瘘病疥诸恶疮，连年不差，并小儿头疮悉治之，膏方

藜芦　附子　芦茹　桂心　天雄　蛇床子　野葛皮　雄黄
乱发洗　白芷　半夏汤洗　矾石　细辛　杏仁　芎䓖　芍药
白术　乌头各二两　黄连　当归　藁本已上各二两　斑蝥　茵草
巴豆去皮、心　黄柏　吴茱萸　蜀椒各一两，去目，闭口，汗

上二十七味，㕮咀，以苦酒渍一夜，以腊月猪脂四斤，微
火煎，令酒气尽，膏成，日四五傅，用多妙。

治久病疽，诸疮，野葛膏方

野葛皮　黄连　细辛　杏仁　茵草　芍药　藜芦　附子
乳发　芦茹　芎䓖　白芷　蛇床子　桂心　藁本　乌头　白术
吴茱萸　雄黄　矾石　天雄　当归已上各二两　斑蝥　巴豆去皮、
心　蜀椒去目，汗，闭口　黄柏各一两

上二十六味，㕮咀，各捣筛，以猪脂五升，于铜器内微火
煎诸药七沸上下，绞去滓，更煎，搅匀，成膏以傅疮上，日
四五。

丹砂膏方三首

丹砂五两　芎䓖三两　大黄二两　蜀椒二两，去目出汗　白芷二
两　麝香三两　升麻二两　野葛皮二两　麻黄五两，去节　丹参五两
巴豆二升，去皮心　桂心二两　附子十二枚　皂荚二两，去皮子

上十四味，以猪脂六升，春夏共用，调合在后方消停。

又方

丹砂三两 芎劳三两 大黄二两 蜀椒去 目出汗，二两 白芷二两 麝香六两 术二两 附子十二枚 干姜五分 野葛二两 丹参六两 细辛二两 巴豆三升，去皮心

上十三味，秋冬共用，亦在年中有所宜，以意消息，药各捣罗之，巴豆细切，以苦酒渍一夜，量足，不须覆之。明旦以猪脂成六升，铛中微火煎三上下，膏成，勿使旁人及鸡犬猫见其膏。同治共叙此方，须是细意事持。

又方

丹砂二两，末 蜀椒去目闭口汗 大黄 白芷 甘草炙，已上各二两 巴豆三升，去皮心 麝香 芎劳各二两 附子二枚 升麻二两 野葛皮 犀角 当归 乌头各二两 丹参一斤

上十五味，切，以苦酒渍之一夜，以猪脂六升，微火煎三上下，膏成，绞去滓用之。此膏是四时常用，日三，此方无比。

丹砂膏叙治百病，伤寒，温毒，热疾，服如枣核大一枚，鼻塞，取半核大内鼻中，缩气，令人聪里。若耳聋，取如两枣核大，烊之如水，内其耳中，三五年聋可差。或寒癖腹满坚胀，及飞尸恶毒楚痛，温酒服。霍乱当成未成，已吐未痢，白汤服枣核大。若已痢，一两行而腹烦痛，更服之。眼中风膜，膜或痛，常下泪，取如粟大，注眼中，自当下止，或半自痛便愈。

又胸背喉颈痛，摩足，口中亦稍稍令常闻有膏气，人体自

有不同者，易为药当服，取利为度。老小增减。服膏之法，得利，若不利，如人行十五里，可与热饮，发当预作白薄粥，令冷。若过利，要止者，多进冷粥便住。若能忍，待药势尽自止更佳。

赤膏 治百病方（治病同丹砂膏用之）。

野葛皮一两　白芷一两　蜀椒二升，去目闭口汗　大黄　芎劳巴豆三升，去皮心　附子十二枚　丹参一斤　猪脂六升

上九味，㕮咀，以苦酒渍一宿，合微火煎三上下，白芷黄即膏成，绞去滓用。伤寒衄鼻，温酒服如枣核大一枚。

贼风痈疽，肿，身体恶气，久温痹，骨节疼痛，向火摩之。瘑疥，诸恶疮，以帛薄之。鼠瘘，疽痔，下血，身体隐疹，痒搔成疮，汁出，马鞍牛领，以药傅之即愈。腰背手足流肿，拘急，屈伸不快，以膏傅之，日三。妇人产乳中风，及难产，服如枣核大，并以膏如摩腹，立生。如食鱼哽，日五服愈。如耳聋，以膏如小豆大著耳中。患息肉，以膏内鼻中愈。眼齿痛，以膏如粢注背中。白芦医当童子视，以膏如粟注眦愈。

治熛疽，丹妙膏方

丹砂末　犀角　夜干　大黄　芎劳　麝香末　黄芩各二两生地黄十两，切　升麻　前胡　沉香各三两　青木香一两

上十二味，㕮咀，以苦酒渍淹一宿，以猪脂五升，微火煎三上下，绞去滓，内丹参、麝香末搅调，稍稍服之。

治疽麝香膏方

麝香末　凝水石　黄芩　丹砂末　芎劳　鸡舌香　青木香各二两　芮草三两　升麻三升　羚羊角　夜干　大黄　羊脂各三两地黄汁一升

上十四味，切，以苦酒渍一夜，用猪脂六升微火上煎三上下，绞去滓，内麝香、丹砂末，搅令调成，以摩病上，甚良。

治丁肿，生芎劳膏方

生芎劳汁一升　丹砂二两　生地黄二斤　白芷三两　大黄三两麝香末三两　甘草三两炙　当归二两　升麻二两　薤白八两

上十味，㕮咀，以苦酒渍一夜，猪脂五升，微火煎三上下，膏成，摩于肿上。

治㿔疽始发未曾治，宜速服丹砂膏方

丹砂末　犀角二两　夜干三两　生地黄十两　大黄三两　升麻三两　芎劳三两　麝香二两　前胡三两　沉香二两　黄芩三两青木香一两

上十二味，㕮咀，以猪脂五升，微火煎三上下，止，绞去滓，入麝香、丹砂末，搅令调，温酒服如枣核大，日三服。

治风温，病疽，诸恶疮，经年不差，其著胸臆，背日大，不可视之，恐见肺，肺髓者皆主。傅当火，须以意用之。

丹砂膏方

丹砂　雄黄末　附子　天雄　干地黄　大黄　当归　秦胶

各二两　乌头桂心　黄连　松脂　茴芋各四两　蜀椒一升，去目汗
干姜二两　巴豆一百枚，去皮心　蜈蚣四枚，去头足赤者　石南草二两

上十八味，㕮咀，十六味以苦酒一斗渍一夜，以猪脂六升微火煎三上下，药色膏成，绞去滓，内二石末，搅令调，傅疮，有口亦可兑疮口。此脂多治合，即随多少，苦酒不必尽一斗，以意量用之。

治病疥癣诸恶疮，丹砂膏方

蜀椒三升，去目汗　丹砂　细辛　桂心各二两　附子三十枚
前胡　白芷各切一升　芎藭切　白术　吴茱萸各一升　当归一两

上十一味，㕮咀，诸药唯椒、茱萸不捣，以苦酒渍一夜，合淹，以猪脂不中水者十斤，细切，合诸药于铜器内，煎三上下，白芷黄成膏，以绵布绞去滓。如患风温，肿不消，服如弹元大一枚。

若鼻塞不通，以膏著鼻中。若青盲风目，烂眦痒痛，茫茫不见细物，以绵絮裹箸头注膏中，以傅两眦，至卧时再傅之。齿痛亦如，耳聋亦准之，诸恶痛皆治之，金疮，牛领马鞍疮亦傅之。治下赤，腹中有痛，并痛疾在外即摩之，在内即服之，如弹元大一枚，日三服。此膏无所不治。

治小儿头疮并恶，紫草膏方

紫草三两　黄连　女青　白芷各一两　矾石三两，烧令汗出
苦酒五合　生地　榆根一两

上七味内三味，矾石、紫草、黄连为末，入诸药煎，白芷黄，膏成，傅疮上。

治小儿热疮，水银膏方

水银二两　胡粉二分　松脂二两　猪肝四升

上四味煎松脂、水银，气出，下三物，搅令不见银，放冷，以傅疮上。

治火疮，柏皮膏

上皮去黑皮，用白肉，以猪脂少多煎，去滓，候凝，随实使之。

治熛疽浸淫广大，赤黑烂坏成疮，羊髓膏方

羊髓二两　大黄二两　甘草一两　胡粉二分

上四味，㕮咀，以猪脂二升半，并胡粉，微火煎三上下，绞去滓，候冷，傅疮上，日四五。

治热毒并结及肿成疮，升麻膏方

升麻三两　白术一两　牡蛎三分　白及二两　白蔹二两　茵草二分　夜干二两　大黄二两　黄连二两

上九味，㕮咀，以猪脂三升，微火煎，膏成，绞去滓，以傅疮上，日四五。

治热疮，生地黄膏方

生地黄　白蔹　白芷　黄连　升麻　黄芩　大黄已上各十两

上七味，㕮咀，以猪脂一升半，微火煎成膏，绞去滓，傅疮，日四五。

治恶疮皆烂，雄黄膏方

雄黄　矾石（末）　黎芦　当归　黄连　附子各二两　茵

草　芎䓖　白及各一两　巴豆六十枚，去皮心

上十味，咬咀，以猪脂二升，微火煎成，绞去滓，内石末

搅调，傅疮，日四五。

治病疽瘘，水银膏方

水银二两半　胡粉二两　松脂二两　猪脂四升

上四味，先煎松脂，水气尽，下胡粉，搅令水银尽不见，

可傅疮，日三。亦治小儿痟热疮，头疮。

治痱瘰疬疮，白敛膏方

白敛三两　白芷三两　芎䓖　大黄　黄连各二两　当归二两

黄柏二两　豉八分，炒　羊脂三两　猪脂二升

上十味，咬咀，以二脂合煎，内诸药，微火煎，膏成去

滓，候凝傅之。

治皮肤中热痱瘰疬，白敛膏方

白敛　黄连各一两　生胡粉一两

上三味，捣筛，溶脂，调和傅之。

治热疮，生地黄膏方

生地黄四两　黄连四两　大黄三两　黄柏　甘草炙　白敛

升麻各二两

上七味，㕮咀，以猪脂二升半，微火合煎膏成，绞去滓，候凝，可傅之。

治热疮生地黄膏方

生地黄_{四两}　黄连_{五两}　白敛　芍药　白及_{各二两}　苦参升麻_{各三两}

上七味，㕮咀，以猪脂二升半内诸药同熬，膏成去滓，候凝傅之。

治温热诸疮，黄连膏方

黄连　白敛　白芷_{各二两}　生胡粉_{一两}

上四味，细筛，用猪脂调涂之。

治热疮，蛇床子膏方

蛇床子　干地黄_{二两}　苦参_{一两}　大黄　通草_{二分}　白芷黄连　狼牙_{二分}

上八味，捣筛为细末，用猪脂以意调和涂之。

治热疮，木兰膏方

木兰_{一两}　白芷　黄连_{各三两}　黄柏_{二两}　芍药_{一两}　栀子二十一枚　黄芩_{二两}　狼牙_{二两}　夜干_{一两}　蛇床子_{一两}

上十味，㕮咀，以猪脂二升合诸药，微火煎，膏成去滓。

治热疮，黄连膏方

黄连　生胡粉_{各三两}　白敛_{二两}　大黄_{二两}　黄柏_{二两}

上五味为末，用猪脂以意调和涂之。

治灸疮，甘草膏方

甘草一两　当归一两　胡粉　羊脂一两半　猪脂三两

上五味，㕮咀，以猪羊脂并诸药，微火煎成膏，绞去滓，候凝傅之。

治诸痈破后大脓血极虚，黄芪膏方

黄芪　附子　白芷　甘草　防风　大黄　当归　续断　芍药各一两　苁蓉一分　生地黄五分　细辛三分

上十二味，切，以猪脂三升，内诸药，微火慢煎，候白芷黄色，膏成，绞去滓，候凝，涂疮，摩四边口中，日四过。

治痈疽已溃，白芷摩膏方

白芷三分　甘草三分　乌头三分　薤白十五攻　青竹皮

上五味，以猪脂一升合煎，候白芷黄，膏成，绞去滓，涂四边。

治诸疽疮膏方

蜡一两　乱发　矾石熬，各一两　松脂一两，拣　猪脂四两

上五味，先下脂煎，令消，下发，发消，下矾石，矾消，下松脂，松脂消，下蜡，蜡消膏成。滤过，候凝，涂傅之。

治鼻中塞，利鼻白芷膏方

白芷　通草　蕤核各一分　薰草二铢　羊髓八铢　当归一分

上六味，以清酒炼羊髓三过，㕮咀，诸药煎膏成，绞去滓，用小豆大，内鼻中，日三。

治竹木所刺，入手足，壮不出脓，疼痛，羊屎膏方

上取干羊屎捣筛，用猪脂和以涂之，疮口立出。

治汤泪人肉烂坏，术膏方

术二两　附子二枚，大者，炮　甘草一两　羊脂五两　松脂　鸡子大，一块　猪脂五两，不入水者

上六味，微火上煎猪脂后，内羊脂并诸药，又煎膏成，绞去滓，候凝，涂疮上日三。

又方

柏树皮四两，去黑处　甘草三两，细切　淡竹叶二两，切

上三味，以不中水猪胆一升二合，入药煎膏成，绞去滓，涂疮上，日三。

又方

麻子一合，取仁　柏皮一两，取白　白芷一两　生柳皮一两，去白

上四味，㕮咀，以脂一升同煎，膏成，滤去滓，候凝傅疮，日三。

治肉疽疥癣及恶疮，芦茹膏方

芦茹三两，漆头者　雄黄　雌黄末各一两　丹砂一两，研　乱发半两，洗

上五味，捣筛，令调，煎以先用猪脂二升半，煎发，取尽，内诸药，微火更煎，候膏成，不令他人鸡猫犬见，日上三四。

治妇人妒乳生疮，雄黄膏方

雄黄　白敛　雄黄　漆头芦茹各一两　乱发一团，如鸡子大

上五味，各研捣筛，以不中水猪脂二升，先煎乱发，令尽，下诸药，再微火煎，候膏成，放凝，涂疮上，日三四。

治诸恶疮，麝香膏方

麝香　冷石　雄黄　丹砂各五分

上四味，各细研如粉，以腊月猪脂，量其多少调和。如涂傅疮时，先用大黄汤放温，洗了淹干，然后涂膏。

治头疮恶疮骨疽等，牛屎熏方

取苦瓠截除底，断其鼻，取牛屎者地上烧，以无底瓠笼屎上，引烟从瓠空出，以疮著烟上熏之，自然止，过三度即除。

六物灭瘢膏方

衣中白鱼　鸡屎　白鹰粪　白芍药　白敛　白蜂

上药研如粉，以乳汁和涂瘢上，日三，良。

《小品》灭瘢方

鸡矢白一两　辛夷人四分　白附子二分　细辛二分

上四味，酒浸一宿，以羊脂六合，微火煎三上三下，去滓。伤瘢以甘草汤洗讫涂之。一方又有桂心一分。

又方

鹰屎白一两，研

白蜜和涂瘢上，日三。

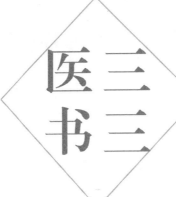

三三
医书

类证普济本事方续集

宋·许叔微　撰

提要

　　《本事方续集》十卷，宋·许叔微先生著。市上流传先生所著《本事方》十卷，为清·叶天士研究医学得力之书。惟《续集》十卷，吾国素无传本，且未见著于各家书目，因之，吾医绝未知有是书。本社主任裘君吉生得日本刻本而藏之，所谓礼失求诸野，洵不诬也。其间所载各方，较《初集》十卷中尤为详备。此种秘笈，凡吾医家，必欲鉴赏之心人人所同。特翻印以饷同道之搜求遗著者。

目录

卷 一

宋·许叔微先生著

绍兴吉生裘庆元校刊

治诸虚进食生血气并论

夫人禀阴阳、五行、运气、荣卫而保全其身一，凡身中或有毫杪疾患，无非因脏腑虚冷，脏腑虚冷则荣卫不调，荣卫不调则疾生矣。又况虚冷之极又能生其虚阳，或手足腰肾及眼目口齿三焦六腑，值病之亟，则各能死人。且如左右手三阳三阴十二经脉，皆须用有胃气，或加之有疾，而无胃气者，不问病之轻重，不救。何谓须用有胃气？缘胃受谷气，谷气生则能生气血，气血壮则荣卫不衰，荣卫不衰则病自去矣。如五脏六腑表里之间皆出自谷气，而相传授生气，血而灌荫五脏，或气血不足则五脏六腑荫无所自。况加之于忧愁思虑、喜怒不常、起居劳役、饮水不节、房事过多、冲雪冒霜、伏暑郁热，损失耗散，则病生焉。且如季春、季夏、季秋、季冬，一十八日之间，脾土于此时旺极。每遇此际，肾水受克，故当补肾。所以心、肺、肝、脾、肾各有衰旺，各有相生、相克。如心克肺，肺克肝，肝克脾，脾克肾，肾克心，遇旺则克之愈甚。凡受克处，故宜补。然春补脾，夏补肺，秋补肝，冬补心。古之贤人平居无病，亦常用方药法度调护脾胃，使进饮食而全谷气，凡百皆得其宜。如今之庸医用意皆错，姑举一二而为证然。且如肾经衰败，则以天雄、附子之类而言补肾，且肾本属北方壬癸水，喜湿恶燥，反用天雄、附子至燥药，岂能补乎肾耶？况肾经虚则乃五脏六腑衰极而渐至肾，则诸病生焉。凡下部肾经虚者不必补之，至妙之法有二：一则但补脾护胃，使进饮食而全谷气；一则所谓生血气者，可每日夜半子时，乃北方正候。当此之时，肾水旺极，则摄血化精，精气全则实，肾经不虚，病自去矣。男子则摄血化精，女子可通月事。若谷气不全，则气血不生。气血不生，则当夜半子时，肾水虽旺，则血不能偿，其肾所摄，无精可化，丹田不固，肾自虚矣。以此观之，凡肾经并五脏虚败，医者不识源流，枉用其法，初不能损于病乎？今则具列先补脾胃，后调气血二方并法，悉皆备集，予不欲私为己有，用传好事云耳。

　　戊巳圆　治丈夫、妇人禀赋怯弱，饮食无味，气血衰败，肌肉不生，项背拘紧，腰脚无力，胸膈膨胀，多睡少寤，终日昏朦，夜多异梦，及积年脾虫，时下恶心，噫酸吐水，小儿吐乳，大人翻胃，并皆治之。此药能护脾开胃，进饮食，长肌肉，生气血，化精益髓，全胃气，丹田不竭，肾经不虚，是此药功也。

茴香三两，拣净　甘草一两，炙　浮椒五两，乃胡椒也，拣净　人参一两　白术二两　朱砂半两　白茯苓三两　香附子半两

上为细末，生姜汁打面糊为圆，如梧桐子大，每服二十圆，空心白汤送下服。

又方

石菖蒲二两　白茯苓三两　白术二两　茴香一两半　青皮一两枳壳一两，麸炒去穣

上为末，每服二大钱，枣汤调，空心服。

又方

枳壳二两　木香一两半　丁香半两　青皮一两半，去白　牡蛎二两半　甘草　白茯苓一两

上为细末，米饮送下三钱，不计时候。

又方

治大人、妇人、小儿唇青面黄，肚里冷痰牵引小腹，以至翻胃，换食呕吐，口苦舌干，少寐多寤，脚手不掣，远年日近，一切脾胃冷病悉能除愈。有一妇人年四十余，患十年翻

胃，面目黄黑，历三十余人医，不取效。脾腧诸穴烧灸交遍，其疾愈甚。服此药不五七日间，顿然无事紧，忍服至一月日，遂去其根。自是服之不三五服，些少脾疾立便痊平。能全胃气、生肌肉、进饮食、顺荣卫，常服大有补益，悉试悉验，幸毋忽焉。

人参一两　茯苓二两　附子七钱重，炮，去皮脐一两　牡蛎一两，煅　粉草半两　草芪一两，盐炙

上为末，每服三大钱，盐汤点服。忌生冷、油面、粘腻等毒物，无不效者，甚妙。

又方

浮椒二两　茴香二两　粉草一两

上三味，每为末，服二钱，热汤点服。忌毒如前。

化癥圆　治丈夫、妇人、小儿年深日近，沉积癥块。面色黄青，时上抢心，吐水吞酸，舌生白沫。妇人积年月经不调，渐成血气或蛊块，中焦之间复如杯碗，连年累月，渐至瘦瘠，寒热往来，一切脾胃受寒，久不痊愈之疾，并皆治之。

巴豆五两，去油膜　蓬莪术三两，醋煮　三棱三两，醋煮　丁香皮二两　木香一两半　厚朴三两　石菖蒲二两　良姜一两　虻虫一两半　川牛膝一两　香附子四两　石莲二两

上为细末，稀面糊为圆，如小绿豆大。积年癥瘕成块，第一服用熟水下二十圆，自后每日三圆五圆，更量虚实，加减与

之，五日去尽积块。日近脾胃有积者，每服五圆，饭饮吞下，一服取效。妇人血气成块及血瘕，每服二十圆，苏木用酒、童子小便各一半，煎五七沸，令温，空心吞下。自后每日用温酒下三圆，其血块逐旋消，从大小二便去尽，自知。小儿蛔虫，腹痛不能忍，日夜叫唤，百药不救者，橘皮汤下七圆，立效。诸虫皆下，常服，白汤或姜汤下三五圆。中酒及酒积，大便鲜臭者，白汤旧酒各半，吞下七圆，立效如神。一切噎塞，心下硬痛，皆用枣汤下五圆，不拘时候。

卫真汤 治大人、妇人元气衰惫，荣卫怯弱，真阳不固，三焦不和，上盛下虚，夜梦鬼交，觉来盗汗，面无精光，唇口干燥，耳内蝉鸣，腰背倦痛，心气虚乏，精神不宁，惊悸健忘，饮食无味，日渐瘦悴。外肾湿痒，夜多小便，腰重冷疼，牵引小腹，足膝缓弱，行步艰难，妇人血海久冷，经候不调，或遇期不至，或一月两来，赤白带下，漏分五色，子宫感寒，久不成孕，并皆治之。此药大能生气血，遇夜半子时肾水旺极之际，偿肾收摄，男子摄血化精，实丹田，填五脏，诸病未萌之前皆能制治，使不复为梗。是药也，每服多寡，具列在前。

川当归三两　人参一两半　金钗石斛五两　茯苓　木香　肉豆蔻　山药各三两　生地黄二两半　熟地黄三两　丁香一两　青皮一两　川牛膝二两，童子小便、酒各半，浸一宿

上为细末，每服三大钱，温酒调下，盐汤亦得。空心食后

一服。妇人诸疾，用童子小便同温旧酒调，空心下。

丙丁圆 生血养气，升降水火，化精补肾。

附子一个，九钱重者，炮 川乌一个，七钱重者，炮 当归二两 赤芍药五两 沉香五两

上为细末，浸，当归酒煮稀糊为圆，如梧桐子大，朱砂为衣。每二十圆，渐加三十圆。食前空心盐汤、酒下，妇人淡醋汤下。

又方 治男子、妇人一切虚冷之疾，活血驻颜，减小便，除盗汗，治妇人久不生产，似滞疾而非，其时有遗沥，并皆治之。功验不可具述。

苍术 吴茱萸 破故纸 胡芦巴已上各一两 川姜 草乌已上各半两，并炮 山药二两

上各炮治，同为末，腊糊圆，如梧桐子大，每服十五圆，空心温酒、盐汤任下。妇人艾醋汤下，日二服。丈夫四十岁已上者，可常服，耳目永不昏聋，髭发不白。

又方回阳小浴法

川乌 沉香 紫稍花 蒺藜 蛇床子酒浸一两 菟丝子各等分

上为末，冷热水如圆，如弹子大，每服一圆，汤三大碗，椒二合，葱二握，用阔口瓶同煎二碗，去却葱根椒，安身于瓶口上薰，如入得手则浴之，冷便止。女人带下赤白者，依此薰

之。留取药，得三次温过薰洗，妙。

又方　治后生、大人、妇人房事不节，渐至虚损，行步如踏空，夜梦从高坠下，及梦大小诸般水等，并皆治之，常服永无虚病，虽二十岁亦可服。

人参　白茯苓　川牛膝_{酒浸一两}　地骨皮_{真者}　川当归　熟地黄_{各等分}

上为末，炼蜜为圆，如梧桐子大。每服三十圆，温酒或盐汤空心下。常服只二十圆，用三五匙干饭压下；服三五日后，每日饱饭后及临卧时服。局中鸡苏圆五十粒不嚼破，熟水吞下，次又服前药，百病皆去，虽百岁，须发不白。此药余日二十，岁服之不歇，甚妙。

又方　治后生丈夫酒色过多，下元虚惫，膝软乏，小便滑数，外肾湿痒。

菟丝子_{五两}　石莲肉_{二两}　白茯苓_{一两}　山药_{二两}　茴香_{二两}　五味子_{五两}

上为末，稀糊为圆，如豆大，每服四十圆，温酒或盐汤空心下。如脚气及脚膝无力者，木瓜酒空心五十圆晚餐前再服，立效。

又方　补虚损，老少皆可服，一切虚证并皆用之。

人参　桂　茯苓　黄芪　熟干地黄　川芎　甘草　川当归_{各等分}

上各依法事治为末。每服二大钱，水一盏，生姜三片，枣子二枚，同煎至七分，空心服。

又方 治劳嗽及虚证及鼻流清涕，耳作蝉鸣，眼见黑花，一切虚症，丈夫、妇人皆可服，少年服亦不妨。

北五味子二两　鳖甲三两厚物　地骨皮三两

上为末，炼蜜圆，如梧桐子大。空心，食前温酒或盐汤任意服三十五十圆。妇人醋汤下。此方乃曲江人家秘方，余服之大有功效。处方有理者，人皆钦羡。妙甚！妙甚！

又方 补虚损，治劳倦，一切虚极欲垂死者。

甘草三两　苍术一斤，米泔浸一宿，切作片子用　韭白一斤，细切，同令盒过一宿　川椒四两　草乌半斤，水浸一宿，切作片子，同盐四两，令盒一宿，次日炒干

上共为末，用好旧糟六斤，同捣三五十杵，令匀为圆，如梧桐子大。每服二十三十圆，空心温酒、盐汤任下，妇人淡醋汤下。

又方 治胸满气噎，下部冷，腹疞痛。

半夏八两　生姜六两　橘皮四两　桂二两　吴茱萸五两，汤泡洗一次

上㕮咀，用水十升，煮取四升，分五服，冷又再温，空心食前服。余少年时，曾患脐腹疞痛，初不疑其虚，遍服诸家药，无获效者。余遂诊之，则觉是虚证，合此药。一剂服未至

半剂，顿然痊瘥。

又方 治下部冷极，脐下及小腹痛不可忍者，一服取效。

赤石脂　干姜各十两

上二味为末，面糊为圆，如碗豆大。每服十圆至三十圆，空心饭饮下，日三服。

御方二仙散，治肾气

蓬莪术一两　茴香二两　阿魏三钱，真者

上三味为末。每服一钱，温酒调下。

金锁正阳丹

砒一两，火煅　巴豆十两，去油　乌头一两，炮　木鳖六个　雄黄半两

上以上并为末。用黄腊，沥青好者，各一两半，黄丹一两，朱砂一两半，细研，溶热，入前项药末，乘热圆，如鸡头子大。每服一圆，常服，空心盐汤下。小肠气痛，炒茴香、酒冷下，木通煎汤下。滑肠脱肛，干姜、艾同煎，酒温下。心气痛，烧钱淬醋下二圆。气块、噙干，抒子下一圆。妇人红脉不行，及产后诸疾，当归酒下。眼多冷泪，盐椒汤下。

卷　二

宋·许叔微先生著

绍兴吉生裘庆元校刊

治诸积热等疾

治脚气，毒遍内外，烦热不解，口中生疮，狂走毒厉，及解中诸热药毒、邪热、卒黄等，解虫毒鬼魅，野道热毒，又治小儿惊痫热病。

寒水石　石膏　磁石　滑石

已上四味各三斤，捣末，用水一石，煮至四斗，去滓入后药。

玄参　羚羊角四两　升麻五两　丁香　木香半两　甘草八两

已上六味捣为末，入前药汁中，再煮去一斗五升，去滓，入下顷二味。

朴硝三斤　硝石好者二斤

已上二味入前药汁中，微火煎，不住手持柳木篦搅，候有七八升许，投在水盆中。半日久欲凝后，却入后顷二味。

朱砂三两　麝香一两三钱，重乳细

已上三味，入前药汁中，拌调令全匀。

上当寒之二日，每服一钱匕或二钱，冷水调下，大人、小儿仔细加减，食后服。

又方　治大人、小儿五脏积热，烦躁多渴，唇裂喉闭，目赤鼻衄，颔颊结硬，口舌生疮，阳明证伤寒发狂，见鬼谵语，大小便秘，一切风壅并皆治之。

川大黄　山栀子仁一两　朴硝二两　连翘　薄荷二两　甘草一两　干葛　赤芍药一两

上为锉散，每二钱水一盏。入竹叶七片，蜜三匕，同煎至七分，去滓，食后服。法阳明证伤寒，空心下，此药局方亦载，缘味数与药不同。予唯一之用，大俵段妇忽患热病，欲死，付之一服，立效。后来屡服屡验，伏幸毋忽。

又方

白术　荆芥　赤芍药各三两　大黄　车前子各二两，生　木通三两　甘草二两　川当归二两

上为细末。大便秘结，米泔调三钱，空心服。上膈壅热，或生赤丹，或如痛疖，用水二盏，煎三大钱服。小便结如淋

状，用芦根打碎，净洗，煎汤调下。五心烦热，生姜一片，同煎三钱，服。此方初来之不得，后费数缗，转托来之，至三方始得之，屡服有效。

东京金宅龙脑圆　治胸中郁热，肺热喘嗽，口臭喉腥，脾疸口甘，丈夫吐血，妇人血崩，并皆治之。

龙脑　薄荷五两　真蒲黄一两　麦门冬二两　阿胶一两　甘草一两半　人参一两　川当归一两　黄芪一两半　木通一两　生干地黄　柴胡半两

上为末，炼蜜，圆如梧桐子大。每服二十圆。病上焦，饭后用熟水吞下，微嚼破更好。病下焦，空心服。小儿加减与之。此药大有奇效，不可尽述。

又方　治男子、女人、小儿胃中客热，口臭牙宣；赤眼口疮。一切疮疹，已发未发，或可服之。

熟地黄　生地黄　天麦门　黄芩　枇杷叶　山茵陈　枳壳金钗石斛　甘草已上各三两　犀角三钱

上为末。每服二钱，水一盏，煎至七分，去滓，食后临卧温服。小儿一服分作二服，更斟酌与之。此方得某一品之家，其间用犀角一味，甚有道理，百发百中。予族中有一仆，牙宣口臭，牙齿渐至颓落。予与二服，立愈。服之无不效者。《本事方前集》所未载此数方，缘得之不易。今不欲为之已有，不能广利一切，谨附此，与众共之，明医者必叹赏。

又方 解一切暑毒欲死者，使服之立苏。

半夏四两，醋一升半，煮尽醋，焙干　甘草一两　桂半两　赤茯苓二两　白茯苓一两

上为末，用生姜汁作面糊为圆，如圆大。每服五十圆，热水下。予夏月登途，尝备此药于箧笥中，诸缓急及仆价门，每日一服，终无伏暑之疾，奇验不一。

治诸风等疾

治八般头风

草乌尖　细辛等分　黄丹少许

上为细末，苇管搐入鼻中，立效。

治偏头风（王荆方云：禁中秘方）

上用好萝卜自然汁一蝉壳样，患人仰卧，右疼注左，左疼注右，或两边皆疼，皆注之。虽十年，患者亦效。王荆公患十二年，用之立效。后医数人，皆愈。

治头痛及脑风神砂圆

盐　硫黄各等分

上为末，水调生面为圆，如梧桐子大。每服十五圆，用薄荷，茶食前下。荆芥酒亦得。

又方定头疼

杨梅青　硝石　地龙各_{等分}（道按：杨梅青即空青无水者）

上为细末，搐鼻立效。上件四方得自至人，累试有验。余乡间有富室就余传此方，修合施人。

治偏正头风，夹脑风，并一切头风，不问年深日近，克日取效，名透顶散

细辛_{长白者，三茎}　瓜蒂_{七个}　丁香_{三粒}　糯米_{七粒}　脑子_{一豆大}　麝香_{一黑豆大}

上先将脑、麝乳钵内研，令极细。却将前四味碾内，事治为末，入乳钵内荡起脑麝，令匀。用瓦罐子盛之，坚闭瓶口。患人随左右搐之一大豆许量，久出冷涎一升许，即安。

清头风，去风邪，顺真气

羌活　僵蚕_{各一两}　白蒺藜_{去尖，炙一两}　甘菊_{一两}　白附子_{一两}　朱砂_{一两}　麝香_{一两}

上为细末，每服一钱，薄荷、茶、酒，任意调下。

治丈夫、妇人风虚头疼，气虚头疼，妇人胎前产后伤风头疼，一切头疼并皆治之

茵陈_{五两}　麻黄　石膏_{煅，留性，各二两}

上为末，每服一钱，脑茶下，食后服。服毕仰卧。

治风屑极燥无时

此乃气虚风侵，邪于皮表而生焉，须此药治之，甚妙。

藜芦根

上一味，不拘多少，为末。先洗头，须避风，最好候未至十分干时，用药掺定。须用药末入发至皮，方得紧缚之两日夜，次日全无，亦不燥痒。如尚有些少，可再用一次，立效。

又方

香白芷　零陵香各等分

上为末，如前法用之。候三五日后，篦去，再付三二次，终世不生。

治头风荆芥散（王大医方）

荆芥　石膏各等分，煅

上为细末，每服二钱，姜三片，葱白三寸，和须，使水一盏，同煎至七分，食后服。

治偏头风方

猪牙皂角去皮筋　香白芷　白附子各等分

上为末，每服一钱，腊茶下。右疼右侧卧，左疼左侧卧，两边皆疼，仰卧，食后服。

治急中风，口闭，涎上欲垂死者。一服即瘥

江子二粒，去皮膜　白矾一块，如大拇指大，末之（按：江子即巴豆）

上二味，于新瓦上煅，令江子焦赤为度。为末，炼蜜丸如

鸡头大，每服一圆，用绵裹丁患人口中，近喉，如良久，吐痰，立效。

治头风，头晕目旋，太阳穴痛，不思饮食

藿香　茯苓　香附子各一两

上为末，每服二钱，茶清调下，日三服。

清头目，避风岚气

苍术四两　荆芥　甘草各一两

上三味为细末，每服一大钱，沸汤点，早晨服。凡入烟瘴之地，宜修合随行。余昔入广，合合一剂，每日一服，及归不染瘴。而至仆价门亦尝与之，无染瘴疾者，又况能清头目，效验多端。

治大人小儿惊风退热，取涎牛黄散

朱砂一钱　麝香一字　脑子真者，半两　水银一钱　牛黄一字
狗黄一字　雄黄一字　令香半两（道按：狗黄即狗宝，令香即零陵香。）

上为末，将前四味为末，顿处，后四味末放一处，临时和匀，每服一字或半钱，薄荷汤入金银箔同调下。如用取涎，入江子二粒，去油，药二钱，和匀，可服半字，薄荷茶清调下，量大小虚实，加减与之。

生津液玉液膏

紫苏四两　板桂半两　甘草　白梅肉各二两

上，将前三味为末，捣白梅肉为圆，如鸡头大，每服含化三圆。

治一切头疼

防风　川芎各一两　附子七钱, 重者一个, 炮, 去皮脐

上为末，每服一字，荆芥薄荷茶调下。

治伤寒头疼并太阳头疼及一切头风

川乌炮　草乌各半两　麻黄一两半　川芎　防风　羌活　土龙去土　全蝎十个　雄黄三钱

上为末，每服半钱，食后清茶调下。

又方

川芎一两　细辛半两　香附子　羌活　苍术各一两　薄荷二两　甘草三钱　白芷二两　甘菊一两　荆芥二十文　茵陈五文

上为末，每服二钱，茶清调下。妇人产后伤风头疼，用当归末、石膏末同调下。

头风方

香附子一斤, 炒赤　乌头一两, 炒赤　甘草二十文

上为末，炼蜜，圆如弹子大，每服一圆，葱茶嚼下。

治缠喉风

白矾半钱　乌鸡子清

上二味，调匀，灌入喉内，立效如神。此方活人不记数，幸勿忽。

治中风手脚不遂，此方甚妙

穿山甲二两　川乌头二两　红海粉一两

上为末，每服半两，用生葱自然汁调成膏，厚作饼子，约径寸半阔。左患贴左脚，右患贴右脚。贴在足掌心内，用旧绢片紧扎，定于密房中无风处椅子上睡。用汤一盆，将有药脚浸于汤中，用小心人扶病人。若汗出，即急去了药。出汗遍身，麻木即轻减，渐至无事，此妙不可言。

治大风神效追命散

川大黄　皂角刺各半斤　川郁金五两

上三味为细末，每服三大钱，用真大枫油入无灰酒，温，调药末，临睡时服。脏腑转时只就地上取下虫。如疾多年，其虫色黑，日近者其虫色赤。隔三两日再服，直候无虫，方是病瘥。即止其药，只服平常风药及诸补药，此药大有奇效，下药切不可许病人知，恐虫藏匿则病难愈。六十日内，用清斋，戒房色，歇却一切俗念，亦不可嗔怒，常净口念阿弥陀佛及救苦难观世音菩萨，遍数百万声最好。缘此疾乃业障果报，若用药医得病可之，后恐促其寿，故用念佛忏悔。伏幸听信斯言，至祝。

治风解毒雄黄救命散

雄黄二钱，重　川郁金二钱，重　巴豆四十粒，去油

上为细末，用醋糊为圆，如绿豆大。每服三圆至五圆，茶

清冷下。治病于后：治缠喉风，走马风，喉闭，卒中仆地失音以至牙关紧急，不知人事，每服七圆，热灌茶下。甚者不过二服，吐涎立苏。有至死者，但心头暖，用铁物抑开口，之药咽喉，无不活者。或吐或泻，些少不妨。或上膈壅肿，并宜服之。小儿惊风，量太少，加减与之。

治一切风中及左瘫右痪，口眼㖞邪，一切风疾

皂角三茎，刮去黑皮并子。一茎酒浸，一茎烧留性，一茎炙　薄荷三两黑牵牛三两　何首乌十二两

上先将皂角为末，入水得其中，熬成膏，却入后三味，捣一二千杵为圆，如梧桐子大。每服二十圆，茶酒任下。

卷　三

宋·许叔微先生著

绍兴吉生裘庆元校刊

治诸气冷等疾

治一切气疾，丈夫妇人撞心冷风并治之

香附子一斤，炒　　陈皮四两　　甘草一两

上为末，每服二钱，空心盐汤点服。

治妇人血气刺痛、大小腹痛并血脉不调，走疰疼痛并治之

川当归　　白芍药各二两　　香附子半斤　　山慈菇三两　　熟地黄
二两　　甘草一两

上㕮咀，每服三钱，水一盏，乌梅一个，荆芥少许，同煎
至七分，温空心服。如腹中冷痛不止者，加阿胶二片同煎，
立效。

治妇人室女血气刺痛不可忍、夜叫唤可怜者，一服见效

云台子　肉桂　良姜　没药各等分

上干焙为末，每服二钱，乳香酒调下，热服，不拘时候。

和气散治丈夫、妇人一切气疾，他不瘥者

甘草炙半两　白芨一两　地骨皮一两　藿香半两　山蜈蚣一两

白芷一两　红内消半两　木香半两　山慈菇一两（红内消即何首乌）

上焙为末，每服二大钱，空心盐汤点服。余乡曲有一老医数世习医，凡妇人气疾，唯凭此药，百发百中。家有十口，只以此药养家。

治小肠气痛不可忍者

乌药捣研，好旧酒浸一宿　高良姜　茴香舶上者，三味各一两　青皮二两

上为末，每服二钱，遇发时热酒调下。

又方

杏仁一两　葱白和根捣，焙干，半两　舶上茴香一两

上为末，每服三大钱，空心温胡桃酒调下。

治膀胱气

青矾一两　白矾一两

上用小瓦罐子一只入药于罐内。用麻皮缚紧，盐泥如法坚牢固济，炭五斤煅令通红，尽炭为度。取出入地穴内，去火毒二宿。为末，醋糊为圆，如绿豆大。每服十圆，空心盐汤下，

或白汤亦好。

治疝气

官桂半两　蛇床子一两半　柴胡　细辛　白芷各二两

上㕮咀，每服五大钱，水二升，葱白和须二茎，椒五十粒，同煎至七分。于瓶口上薰合，微汗出，再暖通手，洗。妇人带下赤白，薰之亦效（妇人用可加紫苏一握）。

又方

大蒜三个　韭菜一握　鲜菜一握（道按：鲜菜即生菜用菘叶）

上用大砂瓶内煎令百沸，乘热薰之，候入得手则洗之，如冷则再暖，日三次，立效。

治痰气立效散

川芎　川楝子　青皮　舶上茴香　桃仁

黑牵牛已上各一两，焙

上焙干为细末，每服二钱，无灰酒一盏，煎至八分盏，温服。

灸法：治肾气外肾肿，小肠气痛，腹内虚鸣

灸风市穴五七壮，灸气海穴七壮，灸脐左右，各去一寸半，两穴各七壮。

上，予曾患此疾，灸之立效，后来不发，甚妙。

治腋气

夜明砂不拘多少，为末

上用豉汁调涂，立效。

又方

铜青　米醋

调成膏。

上，先净洗腋下，用轻粉掺过，却使上件膏涂之，立效。

又方

腻粉　明矾　红丹各等分

上为末，临睡时抹之佳。可使半月日去根。

治小肠寒方

枳壳一两　舶上茴香一两

上为末，每服三钱，临发时空心热酒调下。

又方

木香一两　天南星半两　良姜半两，与天南同用麸炒，令赤色

上为末，每服二钱，水、无灰酒一盏，煎三两沸，空心服。此二方曾医生专修合，货卖供五口。

治小肠气痛撞腹，面青唇黑，欲死者

木香　茵陈　芫花　甘遂各等分

上件为末，每服二钱，水一盏，煎至七分，去滓温服。服此药后，应犯甘草药，皆不得吃，恐与甘遂相反故也，其药甚妙。缘处方者有理，屡有效验。

又方

川楝子　茴香　川乌炮　破故纸各等分，各炒，令黄色

上焙干为末，酒糊为圆，如梧桐子大。每服二十圆，盐汤、温酒任下。忌生冷、动气、一切毒物。

治远年小肠气，众医不瘥者

硫黄　舶上茴香炒令黄，不可犯铜铁器，各等分

上为末，每服五钱，用热酒调，空心温服，永除根本。

治膀胱气，金莲散

巴豆一百粒　川楝子二十四个，汤浸去薄皮，切作片子

上二味用麸二升同炒，令黄赤。去麸与巴豆不用，只将川楝子一味为末。每服三钱，温酒调，空心下。余阅古今一切名方，无如此方奇特效。

治诸腰痛等患

治腰痛疼用转下脓水

黑牵牛　白术各一分　桑白皮一两　木通半两

上为细末，每服三钱，茶清调下，四更时服，转了粥补。

又方治久患腰痛

石甜瓜一两　附子炮了，半两　冬瓜皮半两　槟榔　木香　乌药各半两

上为细末，每服一大钱，温酒调下，临睡服。此日只午后申时先吃了晚饭，申时当后不得吃食，专候临卧时服药。

治腰脚筋骨疼软无力，酒浸牛膝圆

牛膝三两，炙黄　川椒半两　附子一个，十钱重者，炮去皮、脐

上咬咀，用生绢作袋子，袋盛，缝结其袋口。用无灰酒一斗，春秋浸十四日，夏浸七日，冬浸十日。每日空心饮一大盏，候饮尽酒后，出药为末，醋糊为丸。每服二十丸，空心温酒、盐任下，忌动风等物。

治五般腰疼

巴豆五个，每个用湿纸裹煨令熟，去壳取肉，去油，只使半出油，半微去油　五灵脂半两，炮　黑牵牛瓦上炒　白牵牛同，各三钱重　狗脊半两　萆薢三钱重　没药三十文　胡桃两个，取肉研为膏

上件为末，将前胡桃膏入醋糊为圆，如梧桐子大。每服十五圆。风腰痛，豆淋，无灰酒下。气腰疼，煨葱白酒下。败精腰痛，茴香酒下。失血腰疼，当归酒下。打扑腰疼，苏木酒下。

又方治五种腰疼

狗脊　萆薢　菟丝子各二两，酒浸，焙干，别研

上为细末，炼蜜如此圆大。每服三十圆，用萆薢二两，浸酒三日，取酒服药，空心食前服。

又方　治遍身皆痛，如劳证者。伤寒身体疼者，不可服。但少年虚损冷惫、老人诸疾，并皆治之。

黄芪　人参　甘草　附子炮　羌活　木香　知母　芍药

川芎　前胡　枳壳　桔梗　白术　当归　茯苓　半夏_{各半两}
柴胡　鳖甲_{各一两}　桂心　酸枣仁_{各一分}　杏仁_{半两}

上为末。每服一二钱，水二盏，姜三片，枣子三枚，乌梅三个，葱白三寸，同煎至七分，空心温服。

异功散　治妇人血冷气痛，心胸烦闷，不思饮食，四肢无力，头目昏疼，寒热往来，状似劳倦，并皆治之。

牡丹　芍药　白芷　干姜_{已上各三钱}　当归　陈皮　官桂
乌药　玄胡索　川芎　苦梗_{已上各半两}

上为末，每服二钱，生姜三片，酒、水各半盏，煎至七分，温服。初生时宜服此药，每日三服，七日后渐减服数，至十日满，永无疾病。服后些少腹痛不妨事，勿嘈嘈。

治诸脾胃等疾

开胃进食丁香汤

藿香_{半两}　巴豆_{二十粒}　丁香_{四十九粒}　粟米_{一合}

上先将粟米、巴豆肉同炒，令赤色，去巴豆不用。只使粟米与丁香、藿香同研为末。每服二钱，米饮调下。

大黄汤　治冷涎翻胃，其候欲发时，先流冷涎，次则吐食。此乃劳证，治之不早，死在旦夕。

大黄_{一两}　生姜自然汁_{半茶盏}　炙大黄_{令又淬姜汁中，如此淬尽，切焙为末}

上每服二钱，陈米一撮，葱白二茎，水一大盏，煎至七分。先食葱白，次服其药，不十日去根。

又方治翻胃吐食

白矾二两　黄丹一两

上二味为末，入瓦罐子内，煅令如蒸饼虚空，取出，以净纸承顿地上盆盖，一出火毒，再为末。用药饼为圆，如绿豆大。每服三五圆至七圆，空心温酒下。更量老少虚实与之。

又方　治宿食不化，呕吐酸水，胸膈痞闷，冷气腹痛，肺寒咳嗽，并皆治之。

陈皮四两　生姜一两半　甘草一两，炙

上㕮咀，炒令黄赤色，焙干，研为末。每服二大钱，盐汤点服。

又方

乌梅二个　缩砂三粒　胡椒二十四粒　丁香十四粒　巴豆四粒

上为细末，研饭为圆，如此圆大。每服七圆，橘皮汤下。

治脾疼，不问新久

高良姜　红芍药各等分

上为末。每服三钱，水一盏，煎五七沸，食后服。

治丈夫、妇人、老少远年日近翻胃吐食方

五灵脂

上一味，不拘多少，为细末。用黄犬胆汁为圆，如龙眼大。每服一圆，好酒半盏顿汤，瓶头温磨开服，不止再服，不过三服即效。

又方治胸膈不快，酒食所伤，渐成翻胃，令干呕。

丁香　巴豆　乌梅各二十个, 好完合者

上三味皆不去油壳并核，捣三五千杵成膏。入早米饮一两，同捣又二千杵，令极匀细，众手圆如圆大，慢火焙干，净纸承顿地上，出火毒。每服五圆或七圆，茶酒熟水任下。如呕吐酸水、心腹气痛膨胀者，橘皮甘草汤下。

治伤积有滞食，呕酸榖气，心腹气膨，小腹不仁，或时溏泄

高良姜　陈皮　莪术　乌梅　生姜　甘草　干姜已上各等分

上用好红椒二十粒，去子，同研为细末。每服二钱，水一盏，姜三片，煎至七分，温服。

治丈夫妇人心气刺痛不可忍者

头发烧灰存性, 为末　丁香七粒

上为末。酒一盏，煎十数沸，温服立效。

治恶心翻胃

厚朴姜汁浸, 炙　苍术　橘皮　甘草各三两

上为细末，每服一大钱，空心盐汤点服。

东京王先生传脾疼药方

江子半两, 新瓦器中炒令黄色　杏仁半两, 同　牵牛半两, 同　橘

皮一两，同

上件并为末，用醋糊为圆，如此圆大。每服十圆，姜汤下。妇人血气，醋汤下；产后气痛，艾汤下五圆。丈夫酒食所伤，随物下。小儿惊热，饭汤下；疳积，饭饮下；蛔虫腹痛，使君子七枚为末，汤下。

治脾疼不可忍及疗冷气疼

陈茱萸二两　浮椒一两　蚌粉一两，炒赤色

上件为末，散糊为圆，如梧桐子大。每服五圆，用浸酒盐汤任下。遇发时服。甚者不过二三服，立有功效。

治脾积气痛，妇人诸般气痛

香附子五两　莪术　甘草各二两

上事治令净，研为细末。每服二钱，入盐少许，百沸点，空心热服。

又方

良姜四两　甘草一两　桂花半两

上为末，每服一大钱，入盐汤点服。

治脾疼神效方

荔枝核

上一味，不拘多少，为末。每服二钱，热醋汤调下。

官方七香圆

丁香　檀香　丁香皮　木香　陈皮　甘松　三棱　莪术

缩砂　白豆蔻_{已上各半两}　香附子_{四两}

上为末。用曲饼汤泡和药为圆，如绿豆大。每服二十圆，细嚼生姜汤下。

治中酒不醒兼有酒食伤

巴豆_{一粒}　乌梅_{二个}　丁香_{三粒}　胡椒_{五粒}

上同捣为细末，入饭同杵二三千下，为圆，每服五圆七圆，细嚼，丁香汤下。小儿一圆与服。

卷　四

宋·许叔微先生著

绍兴吉生裘庆元校刊

治诸口舌牙齿等患

治上膈热极，口舌生疮

腻粉一分匕　杏仁七粒，不去皮类

上二味，临睡时细嚼，令涎出则吐之，用温汤漱口，未全可久合用。

又方

胆矾一块子

上用百沸汤泡开，含漱一夕，可瘥八分。

又方

五倍子不拘多少

上为末，糁在口疮上，后用茶清灌漱，立止。

治口舌生疮

甘草五文　白矾十文

上为末，含化。咽喉痛亦治之。

治满口生疮，此因虚壅上攻，口舌生疮

草乌一个　南星一个　生姜一块

上焙干为末。每服二钱，临睡时用醋调，掩子贴手心、脚心，来日便效。

治口鼻生疮

上好生姜一块，临睡时细嚼含，睡不得开口生气。眠著不妨睡觉，治一切牙疼。

川升麻　当归　川郁金　细辛各等分　荜茇　白芷　荆芥已
上比前药三分之二，各等分

上七味为细末，用瓦合子贮之，紧闭合口。每用少许，揩在患牙痛处，温荆芥汤灌漱立效，甚者只二次。

取牙痛令落不犯手脚

草乌十五文　荜茇同　川椒三十文　细辛同

上为细末。每用少许揩在患牙里外，不过三五次，揩其牙自落。

又方定牙痛

上用三脚牙，不拘多少，盐泥固济，火煅通红，出火毒，次碾为末。每月些少顿蛀牙孔内，立效。临用药时，入乳香少许，令匀同用。若先将乳香交和之后，恐过即（即当作却）药性，其效较缓，是故临用和匀。

治牙疼

雄黄　没药等分　乳香少许

上为末。若左边牙疼，用药搐左鼻孔，次将药吹入左耳；右边牙疼，则搐右鼻孔及吹入右耳，无不效验。

治牙齿动摇（摇下有髭字），**须黄赤，一服髭乌牙牢妙**

生姜半斤　生地黄一斤，各洗令净，研取自然汁，滓留取

上不蛀皂角十茎，括去黑皮并节。将前药汁蘸皂角，漫火炙令黄，用药汁尽为度。并前药滓同入瓷罐内，用火煅，留性为末，牙齿动摇，用药揩牙龈上髭黄，用铁器盛药末，用三钱汤调。过二日将药汁蘸须。临睡时用，次早已黑，三夜三次用之，其黑如漆。妙甚！妙甚！此方乃得自阎知府宅，贵宦常用，屡有效验。

治牙疼

鹤虱　细辛　白芷　甘茄各等分（道按：甘茄即寻常茄子也）

上件为末。每用少许揩痛处。如有蛀孔，用饭圆药末塞入孔中，立效。

取蛀牙本分法

硇砂三钱匕　朱砂一钱　鹏砂成块，一钱匕　附子尖十四个　信

砒二钱匕，色黄白，有光星者，已上各末　川乌尖七个　蟾酥七个，已上同为末

上和匀，五月五日合者佳。点药于牙根上，良久，用手指揩下，次用后傅药。

防风五文　荆芥同　乳香十五文

上为末。揩牙落处，并用些子塞牙落孔子。此三方，余见一道人货药取牙，一日常货三两贯钱。余厚赂之，始传得妙。

治蛀牙疼

上川乌大者一个，旧糟内藏著。候一月日透内后，出，切，焙干，入细辛，同为末，揩痛处效。

又方

川乌　草乌各一个　白附子半两　附子脐三七个　朱砂少许，别研

上为末，和匀。每服二钱，酒水各半盏，同煎至七分，候冷服。临卧时不得再吃热物。

治一切牙疼，风䶛，热龈，常出鲜血，渐至崩落，口臭不可近人者，并皆治之

大黄米泔浸　生地黄

上二味旋切，各用一片二片合定，贴所患牙上，一夜即愈。未全可，则再如前法再用。如说话，恐引风要津液清痛处。

治牙痛

川乌　阿魏　朱砂各等分

上将阿魏醋浸，入蒸饼，搜作团子，切片，焙干。同三味为末，傅牙龈上，不可漱口。良久或咽下去亦不妨，药清尽，又使。其效如神。

治牙疼

土驹一个（道按：土驹当作土狗，考《本草》蝼蛄一名土驹。）

上一味，用旧糟裹定。次将纸裹，浸火内，令焦，去糟。只将土驹为末，付牙疼处，立效。

治牙崩

信砒　红丹

上先将砒霜顿在铁香匙上，却以红丹盖定。文武火上煅，令烟尽为度，研为细末。先用枳壳荆芥汤灌漱，吐去，将前药末揩牙上，不可吞。直候涎多吐下。又须用前汤灌漱，立效。

治诸眼目等患

治诸眼患　因热病后毒气攻眼，生翳膜遮障，服此药后遂旋消退，不犯针刀。

青箱子　防风　枳壳已上各一两　茺蔚子　细辛各半两　枸杞　泽泻　生干地黄　石决明各一两半　黄连半两　川当归二两　车前子　麦门冬二两

上各如法修事，焙干为末，炼蜜，圆如梧桐子大。每服三十圆，饭饮吞下。忌一切毒物。

又方 治因五脏热毒壅盛，气攻两眼，赤肿疼痛，或生翳膜，怕日羞明，迎风滴泪，并皆治之。

黄芩 大黄 石膏 羌活各一两 蛇蜕一条

上为锉散。每服半两，朴硝少许，通草二寸，水一大碗，同煎至六分，临睡温服。泻一两行不妨，次将温粥补。自后每服只三钱重，不用朴硝，水煎服。忌热物及不得啼哭使怒。

又方

防风 白蒺藜各一两 羌活一两半 甘菊三两

上为细末。每服二钱，盐少许，百沸汤点，食后服。

又方 治肾经虚冷，水候不升，不能上荫肝木，致令眼目昏暗，或赤肿痛痒，须用此药方能治。

川芎 荆芥 天麻 川乌 乌药 羌活 黑牵牛 川当归 金钗石斛已上各等分

上为细末，炼蜜，圆如豆大，朱砂为衣。每服一圆，薄荷茶嚼下。

治丈夫、妇人、室女、小儿诸般赤眼、针头圆

川乌尖七个，怀干 白僵蚕七个 鹏砂十文

上为末，用猪胆取汁调药，不令稀用。成软块摊在碗内，荆芥、艾各一两，皂角一茎，烧烟，将药碗高覆熏之。常将药膏搅转，又摊又薰，皂角、荆芥、艾尽为度。再搜成块，油单裹定，入地中出火毒。冬天两日，夏天一日夜，春秋一夜，取出，圆如针头大。每服一圆，入眼中妙。

治眼疾穿针散

木贼半两，去黑，不要尘者　香附子　细辛　菊花　羌活各半两

上为细末。每服二钱，用好茶少许同点，食后服。

治清盲、雀眼法

上令患人至黄昏时，寻雀儿宿处，惊令飞起，即念咒。咒曰："紫公紫公，我还汝盲，汝还我明。"如此三日，自可。此法虽传，得后不曾试，尚恐有妄。

治眼生翳膜及内外障

乌贼鱼骨一名海螵蛸　生箸脑少许

上二味，碾令极细。铜箸点，热汤洗铜箸三五次，点立效。

又方治眼目赤肿或痒或痛，上膈壅热而成

大黄　苦葶苈各一两

上焙干为末，炼蜜，圆如龙眼核大。每服一圆至二圆，用山栀子仁汤嚼下，量大小加减与之。

又方解热眼

大黄　甘草　当归　赤芍药

上为细末。每服二钱，汤调下，食后服。或以一钱末，汤

洗尤妙。

治暑月或行路目昏涩，多眵，黏者

生龟龟当作龙脑　薄荷五七叶，手揉烂

上用生绢烈汁，滴入眼中妙。

治眼洗肝散此与别方不同钱

大黄　甘草　黄芩　赤芍药　甘松各三钱　干葛　当归
熟地黄　山栀子仁各半两

上为细末。每服二大钱，第二次米泔调。

治风痛眼洗肝散

黄芩　甘草各半两　菊花　人参各一两

上为细末。每服一钱，熟水调下。各用忌毒。

治久患壅毒风热翳膜并内外障眼

真宣连去毛　黄柏　秦皮

上三味等分为末。每服一钱，水一盏，煎五七沸，用夹绢
滤去滓，承热汤洗。候药冷便住。再暖又洗，滓又并煎洗。

治气毒，赤肿热，痛眼

好真连半两　生龙脑自然汁半盏

上二味煎取一盏，点洗之。饱食后服一呷。须用人实壮可
服，虚薄者不可服。

洗眼明睛散

马牙硝一两　青矾少许

上二味，研匀，用水调文武火煎干。出火毒一宿。次用蔓荆子、防风二味为极细末，各三钱重，入前二味，同拌匀。每服一字，用百沸汤泡洗。

治风毒眼患

何首乌　荆芥　甘草各等分

上为细末，用砂糖为圆，如弹子大。每服一圆，食后薄荷茶嚼下。

治眼慕慕当作暴 **赤泪肿疼痛**

木贼半两　细辛半两　草乌一两　龙脑半两

上锉。每服三大钱，水一大盏，黑豆半合，煎至一两沸。入砂糖一块如大弹大，煎至八分，去滓。食后温服。忌毒、煎油面、鲊酱、热物及不得嗔怒、房色等事，则使易获痊安。

治赤肿眼

上以白姜末水调，贴脚掌心。又以土朱蜜调，睡贴眼上。

又方清眼疼难忍者

川当归　防风　细辛　薄荷各等分

上为细末。每服二钱，麦门冬熟水调下。食后日午、夜卧各一服。

又方

白芷　赤芍　防风　细辛各等分

上为末。每服三钱，水一盏，砂糖二钱，同煎七分，去滓。温服，不拘时候。

治久年眼生黑花不忍者

椒目一两，炒　苍术二两，炒

上件为末，醋糊为圆，如梧桐子大。每服二十圆，醋茶送下。不过十日取效。

点眼水膏

鹅梨（道按：鹅梨即梨肥大者）一个　鹰爪黄连半两

上用砂瓶一只，先入梨，次入黄连末。候初冬第一次下雪时，取雪满铺入砂瓶内。油单封口，入地五寸深。候立春日交春时候过了取出，点眼或温过洗，妙。

治眼目诸疾点眼膏子

羊胆一个

上一味，入蜜一钱在胆内，线扎定，坩锅内满，入水煮熟，冷水内浸，取出候干。顿入角罐内，竹箸点眼四角，立效。

神验点翳药照水丹

朱砂半两　海螵蛸一钱

上二味乳钵内细碾，水飞过，澄取。又用黄蜡少许溶，旋入药。待要用时，就火旋，圆如萝卜子大。临睡时，用一圆点入眼角，紧合眼睡著。次日用温汤洗下。未全退者，更用一服，极妙。用此药后，或更以所吃药与之尤妙，明医者自能斟酌，但眼患比他疾不同。

治男子妇人血灌瞳仁及睛疾

生干地黄　大黄各二两　朴硝一两　没药半两

上为细末，每服一钱，熟水调下。

治倒睫烂眩

蜜一两　虢丹五钱重

上二味，漫火熬成膏，入轻粉五文，令熬黑色，逐时泡沫点之。

点冷泪眼二霜膏

南鹏砂一钱　蕤仁十四粒，出油　姜霜末半钱　脑子少许

上乳钵为细末，用糖半两研匀为膏。铜箸点之，立效。

治诸般眼患菊睛圆

甘菊花　川芎一两　甘草一两　天门冬四两

上为细末，炼蜜为圆。每服十五圆至十圆，熟水吞下，日三服。余寓衡阳日，有一妇人患眼十年余，与此药十服，瘥。

卷　五

宋·许叔微先生著
绍兴吉生裘庆元校刊

治诸喘嗽等患

治远年日近喘嗽

皂角<small>不蛀者，三大茎</small>

上一味，刮去黑皮，刀切开，去子。每子仓内入巴豆肉一粒，合就麻皮缚定，用生姜自然汁和蜜涂，令周匝漫火炙。又涂又炙，以焦黄为度。擘开，去巴豆不用。以好明矾一两，枯过，萆麻七个，姜汁和蜜涂炙前三味为末。却以杏仁二两去皮、尖，研成膏，却与前药和匀。每服一钱，用梯（梯当作柿）子干炙过，候冷点药，细嚼。临睡服。忌热毒，鱼、鲊、鲑、鳖，油、面、酒、米、醋、煎、煿、熟、毒等物。

治十六般哮嗽

黄明胶二两,锉炙　马兜铃　甘草炙　半夏姜汁浸三日　杏仁去皮、尖,已上各一两　人参半两

上为末。每服一大钱,水一盏。随病有汤使煎至七分,临睡食后服汤,使于后。心嗽,面赤,或汗流,加干葛煎服（早吃晚饭）。肝嗽,眼中泪出,入乌梅一个,糯米三（三当作十）四粒煎服。脾嗽,不思饮食,或一两时恶心,入生姜三片,煎。胃嗽,吐逆,吐酸水,入蚌粉煎。胆嗽,令人临睡用药半钱,茶清调下。肺嗽,上喘,气急,入桑白皮煎。膈嗽,咳出痰如圆块,生姜自然汁调药咽下。劳嗽,入秦艽末同煎。冷嗽,天晓嗽甚,葱白三寸,同煎。血嗽,连顿不住,当归末,枣子同煎。暴嗽,涕唾稠,入乌梅、生姜煎。产嗽,背甲疼痛,甘草三寸同煎。气嗽,肚痛胀满,入青皮去白同煎。热嗽,夜甚,蜜一匕,葱白同煎。哮嗽,声如移锯,入半夏二个同煎。肾嗽,时复三两声,入黄芪、白饴糖煎。上件十六般嗽疾依法煎服,无不效验。此方乃都下一家专货此药,活十余口,余因中官,厚赂钱物,方始传得,屡试有验。

治远年日近哮嗽妙方

砒一钱　面一钱　海螵蛸一钱

上三味,为末,水调作饼子。漫火炙黄,再研令细。每服一字,用井花水调一大呷,空心服。良久吐出为度。小儿加减

与之，忌食毒物。

治鱼哮

古老钱七个　白梅肉七个

上水一大盏，浸两宿。每服一茶脚许，空心服，良久吐恶物。

治膈上有痰，川芎圆

川芎二两，细锉，漫火熬熟　川大黄二两，蒸令极熟

上件焙干为末，用不蛀皂角五七挺，温水揉尽，绢滤去滓，瓦器中熬成膏。和前二味为圆，如绿豆大。每服十五圆，生姜汤下，小儿三圆。

补肺法

地黄二斤，生净洗　生姜四两　杏仁二两　蜜四两

上捣如泥，瓦合盛饭上，蒸五七度。每日五更挑三匙咽下。

治气喘咳嗽

大黄半两　葶苈子一两，净洗，瓦上炒

上为末，炼蜜，圆如梧桐子大。每服五七圆，用桑白皮汤下。

又方

草乌五钱重　麻黄三钱重

上为末，每服三大钱，萝卜一个同煮，令熟，只吃萝

卜妙。

又方

天南星二个, 大者　蚌粉　甘草等分

上为细末。每服一钱，水一盏，姜三片，煎至七分，临卧温服。

治暴嗽

白矾一两, 细研　砒霜一钱

上为细末，砒霜安放茶盏底，却将矾末铺盖，火煅为末。乌梅肉圆，如绿豆大，朱砂为衣。每服二圆，紫苏汤下。

治久年日近喘嗽

蝉腿一两, 去头足　五灵脂半两, 生　虻半两, 生用　雄黄生 杏仁去皮、尖, 各半两　轻粉一两　淡豆四十九粒　马兜铃一两, 生

上件除出轻粉，研为末。用生姜、荸荠自然汁合药圆。每服一圆，临卧细嚼，生姜汤送下，忌毒。

定喘

天南星　半夏　青皮（炒令黄）　白矾炒, 各等分

上为末，每服一钱，好北枣去核，入药在内，细嚼咽下。

治诸般嗽

甘草十三文　滑石　葛根　桂枝　桂花各十文　瓜蒌一个, 和皮子使　山药二两　蚌粉黑色者　苦参各五文

上为末。每服二钱，姜五片，枣子三枚，水一大盏，入蜜

同煎至八分，服。

治劳嗽

青黛三钱　辰砂一分　雌黄　雄黄　白矾　信砒各一钱，并
生用

上并为末。淡豆豉一百粒，汤浸去壳，研如膏。入前六
味，圆如梧桐子大，每服一粒，临睡，冷茶清下。

化痰涎方

明矾一两，枯过　白僵蚕半两，去头脚丝

上为末。研生薄荷，令烂，和圆如绿豆大。每服二十圆，
薄荷汤下，日三服。

治嗽

不蛀皂角去黑皮　干姜　板桂去粗皮，各半个

上为末。炼蜜为圆，如梧桐子大，每服十五圆，姜汤临睡
时下。

治诸般嗽疾

天南星　半夏各一两，各使姜汁浸一宿　猪芽皂角去黑皮并子
杏仁去皮、尖，面炒黄　青黛各半两　焰硝三钱　巴豆二十一粒，去壳
生用

上一处为末，姜糊圆，如绿豆大。每服七圆，临卧姜
汤下。

治诸瘰疬等患

治诸瘰疬

朱砂　砒霜　硇砂　马牙硝各等分

上乳钵内研细，面糊搜如香附子状。相疮口大小作之，尽送入疮口。若肿时，用薄荷研细涂之，待收口了，却将大柏皮并白丁香并为末，尽入孔中。如边不干，却用：

江子乃巴豆也，去壳，不拘多少

上用麻油煎令赤，火气后，去巴豆，入蜡，合如膏，看疮口大小涂之，及将白及末水调，涂疮上，立效。

又方

蜜陀僧十文　青矾五文

上二味，为末，干糁，更用面糊搜药，作奄贴之。候疮干，更上药三五次。然后用白及、黄柏皮二味水调，作奄贴之，无不效者。

治鼠疬、瘰疬

刺猬皮瓦上燥

上一味，研为末，入水银粉，干傅。

又方

田螺壳烧灰留性

上一味为末，傅之妙。

又方

黄荆子<small>又名蔓荆子</small>　乳香　甘草<small>各等分</small>

上为末。每服一钱，热汤调，食后良久服。

又方

土附子<small>一个，洗</small>　盐<small>三升</small>　小便<small>五升</small>

上三味同浸半月日取出。将附子黑皮阴干为末，用黑豆烂煮研为膏，圆附子末如梧桐子大。每服七圆，温酒早晚下，二服。

治漏疬

蛇菰子不拘多少（按：蛇菰子未详，一作蛇床子）

上一味，瓦上燥干为末，用纸捻措入疮内，立效。

治诸鼻耳等患

取鼻痔

巴豆<small>十二个，去壳</small>　阳起石<small>一钱</small>　石莲肉<small>三十个</small>

上为末。每用半字许搐入鼻内，又用绵块子蘸药塞入鼻中，其痔内化烂，出了。

又方

蝎稍<small>一钱</small>　巴豆<small>五粒，去油</small>　丁香<small>五粒</small>　白丁香<small>七粒</small>

上为细末。用螺青一字和匀，用内消膏药溶开，入上件药搜，圆如龙眼核大。用一圆安鼻内。

又方

苦丁香乃苽蒂，十四个　赤小豆　丁香各十四个

上漫火焙干为末。入脑子少许，口内先含水，次将小竹管吹药入鼻中，半盏茶末多，入尽为度。候头疼时取下。

消鼻痔方

瓜蒂四钱，炒　甘遂同　白矾半钱，枯过　螺青半钱，炒　草乌尖同炒

上为末。用真麻油搜，令硬，得些，子不可烂，旋圆如鼻孔大，用药入鼻内，令达痔肉上，其痔化为水，肉皆烂下。每日一次，妙不可言。

治耳聋

鼠胆二个

上一味，滴入耳中，三次便立效。

又方

海螵蛸

上一味为末。吹入耳中，数日瘥。

治耳出脓水不止，俗呼油耳

白矾烧灰

上一味为末。吹入耳中，三次立效。

治诸虫及虱等入耳

白胶香

上一味烧烟薰耳中，令知耳孔内暖，虫自出妙。

治蜒蚰入耳

半夏生

上一味为末，麻油调涂耳门外，虫闻香自出。

治飞虫入耳

上用好酸米醋一味，滴入耳内，虫必出，不出即死。曾有一人被焦虫入耳，其虫口硬如铁，但身软，用此药滴之，立死而出。

治酒查鼻及妇人鼻上生黑刺者

生硫黄十文　轻粉同　杏仁五文

上为末。用饼药调，临卧时涂，早则洗去。

治鼻不闻香臭，多年者亦治

生葱一味

上将葱分作三段。早用葱白，午用葱管中截，晚换葱管末梢一截。塞入鼻中，令透里方得。不二三日，用之便闻香。

卷 六

宋·许叔微先生著

绍兴裘吉生庆元校刊

治诸疖痈等患

化毒方

治一切痈疽疮疖。未成者速散，已成者速溃，败脓自出，无假手挤，恶肉自去，不犯针刀。服药后疼痛顿减，此其常用者，效也。此方得自于都下异人，时有苦背疡者七十余头，诸药试遍，不获痊效，众医环立如堵，出是方示之，相目而笑曰：是岂痈背所用药耶？固谓之曰：古人用方自有意义。观其所用药性平和，纵未能已疾，必不能坏病，服之何害。乃治此方药与之，以熟酒一升许下药五六钱。少顷，顿减七分，数服后，疮大溃，脓血流逆，若有物自内托出。服之半月，疮口遂合，若未常有所苦者。又有苦腹疾者，其痛异常，医者莫晓，时意谓此药大能止痛，试与饵之。当日下浓二三碗许，痛亦逐止。思察之，乃腹痛也。又一老人，忽胸间发肿，根脚甚大，毒气上攻，如一瓢然，斜捕顶右，不能转动，遂以此药与服。明日肿毒既散，余一小瘤，如粟米大。又明日，怗然如故无事。又一人发脑，疑此不能救，遂殒于庸医手。次年其子复苦此疾，与父无异，病状一同，因惩父之失，纵饮酒，服此药而至，不觉大醉，竟日滚卧地上，及至酒醒，病已去矣。又一妇人发乳㿏肿疼痛，日夜叫声不绝，哀苦之音皆不忍闻，自谓无生理。又有一妇人，股间发肿，大如杯碗，服此药皆脱然如失物。是药济苦者不可记数，姑摭一二以示大略。大抵痈疽之作，无非气血凝滞，风毒壅结，或饮酒食热物过多，房室虚甚，荣卫不调所致。治之不早，则外坏肌肉，内攻脏腑，去生远矣。详味此方，其所用药皆发散风毒，调理气血，排脓止痛，生肌长肉等药，五毒不试而坐收疡医十全之功，其可悉述乎（悉述作尚已）。

人参用新罗者、团结重尖滋润者，洗净，去芦，薄切，焙干　防风择新者，净洗，切焙　当归取川中来者，泽大今（泽作择，今作个）。如马尾状，滋润甜辣者，香芬者，温水洗，薄切，焙干　黄芪川绵者为良，状等（状下有如字，等，箭误）。干者，长一二尺，不开者洗净，寸截，捶碎，擘如丝状，以盐汤浸透，微火炙酥，再锉，入众药中　芎䓖川中者为上，今多止是抚芎，不用净，洗净，焙干　厚朴宜用梓州来者，厚而紫，掐乏油色者佳，去鹿（鹿当作粗）皮，切　姜汁淹一两，焙炒　白芷　桔梗以有心味苦者为真，无心味苦者，荠苨，切勿误用。洗净去头，薄切焙干，入众药　桂宜用卷薄者，古法带皮桂每两止取二钱半，用一两者当卖四两，内取一两好者，不见火　甘草生

上十味，选药贵精者，皆取净，晒干极燥方秤。人参、当归、黄芪各二两，其他七味各一两。除桂外，一处为末，入桂令匀。每服三钱，渐加至五六钱，热酒调。日数服，以多为妙，服至疮口合，更服为佳，所以补前损杜后患也。不饮酒者，浓煎木香汤下。然不若酒力之胜也，或饮酒不多能勉强间用者，酒调下，并木香汤解酒，切效，当不减于酒也。

又方治一切恶核瘰疬痈疽等病及恶肿

青木香　沉香　乳香　麝香　升麻　独活　连翘　桑寄生木通　夜干（道按：夜干即射干）已上一两　大黄五两

上咬咀乃为锉散也。锉令如麻豆大也，每服四钱，水二盏，煎至一盏。已上去滓，取八分清汁，空心热服。半日已上未利，再服，以快为度。或下恶物未生肉已前时服不妨，以析毒热之气。或有人使竹沥、芒硝，恐用药之人不能斟量，是故不载。知者当自相度用之。

又方治痈疽发背、丹疹、赤肿恶肉、时行热毒变作赤杂及眼赤痛生障翳病方

黄芩　白及　麻黄去节　漏芦真者　白薇　枳壳麸炒，去穰升麻　白芍药　川当归　川牛膝　甘草各二两

上为粗末。每服四钱，水一盏半，煎至七分，空心热服。或利一二行，如未利再服，可加芒硝三钱。未成者散去，已成者立溃痈疖。药中无如此三方妙绝，余每用，济人不少。凡有患痈疖发背等疾，服此二三药获安之后，宜常服四物汤交和黄芪建中汤，空心煎服。御未来，恐疾再作。传其难又兼费财，不秘者（者下有欲天下人安故也七字）。

治发背内溃及诸恶毒冲心，呕吐、疼痛不可忍，三两服可救一命。应干疮毒痈疽等疾，每日一服，无不除愈。内托毒气，使出及外，不至内攻，乳香散

绿豆四两　乳香一两

上二物再同碾极细，每服一钱，新汲水调下。水不宜多，要药停在胸膈也，甚妙。

治诸水肿气疾

治十肿水病并根源证状方法

一蒸水，先从左右肋肿，根在肝，药是大戟。

二赤水，从舌根起，根在心，葶苈子。

三黄水，从腹肿起，根在脾，甘遂。

四白水，从脚起，根在肺，藁本。

五黑水，从阴（外肾也）肿起，根在肾，连翘。

六玄水，从面肿起，根在外肾，芫花。

七风水，从四肢肿起，根在骨，泽泻。

八石水，从肾肿起，根在膀胱，桑根白皮。

九蒿水，从满腹肿起，根在小肠，巴豆。

十气水，或成或衰，根在腹，赤小豆道按：成当作盛字。

上十般肿病，各有根源，种种不同。看十肿病根，除一味用，将九味等分，遂味用。制者依法修治，焙为细末，炼蜜为圆，用赤茯苓汤吞下，不拘时候。其圆如梧桐子大，每日三服。忌盐一百二十日。缘盐能化水故也。然忌鱼鲊、面食、一切毒物及生冷等物，及不得行房事。此病去生甚远，取死将近。或得良医医者，得余此方，慎勿轻贱。虽千金难换，但余欲天下人安故也。用此方获瘥之后，更用后来补药：

补药方

肉桂去粗皮　青皮去白　干姜汤洗　莪术醋煮软　川芎　肉豆蔻　鸡心　槟榔　桔梗各等分，依法制治

上等分，事治为末。每服三钱，百沸汤点服，空心食。前日午食、前晚食前各一服。前项二方治水肿病。余见乡人有患水疾，半年后得名医获瘥。余遂日计来此医人，多酬黄白之物，遂得此二方。余试用之，百发百中，获济者无数。世间所有水病方药无此二方之右者。余初出《本事方》前集尚有此，后集二帙，初深秘之，今见前集已盛行于世，此后集今亦略传一二。仁者使天下皆得，跻尽天年，毋罹枉毙云。

治妇人经脉不通，即化黄水，水流四肢，则遍身皆肿，名曰血分。其候与水肿相类一等，庸医不问源流，便作水疾治之，非唯无效，又恐丧命。此乃医杀之也，宜用此方力效

人参　川当归　瞿麦穗　大黄湿纸裹，二升米上蒸，米熟去纸，焙干　赤芍药　桂去皮　白茯苓已上各半两　苦葶苈炒，二分

上为细末，炼蜜，圆如梧桐子大。每服十五圆，空心米饮下，渐加二十圆，止于三十圆。每无不效者。

治诸泻痢疾（附大便秘）

治冷热痢疾（无疾字，有等患二字）。

罂粟壳二两　白姜三钱重　甘草五钱重　芥叶半两（白姜即干姜）

上件咬咀，分作三服。每服入蜜十文，用水一盏，煎至七分，温服，空心下。

治一切痢

砒霜　黄丹各等分

上同研细，用黄蜡溶和药末为膏，旋圆如绿豆大，每服三圆，饭饮下。小儿圆如粟米大，饭饮下。忌荤腥。

治赤白痢

赤芍药　香附子炒，去毛　地榆等分

上三处为末，留心认记。赤痢用赤芍药末，一钱，香附

子末半钱，地榆末例用一钱，蜜一匕，水一盏，煎五七沸，空心温服。白痢，香附子末一钱，芍药半钱，地榆一钱，蜜一匕，水一盏，同煮至七分，空心温服。日二服，小儿加减与之。

治脾胃有积，脏腑不宁，冷热相搏，遂成赤白痢疾。不思饮食，腹痛不可忍，并皆治之。

罂粟壳四两, 蜜炙　川当归半两　甘草同炙　白芍药　桂去粗皮　诃子　白善土（道按：白善土即白亚土）煅，各半两

上为细末。每服五钱，沸汤点服，空心服。或用生姜二片，枣子二枚，同煎至七分，空心服尤妙。

又方

茱萸　黄连　阿胶　白芍药等分, 同炒令焦黄色

上为细末，面糊为圆，如梧桐子大。每服三十圆，陈米饮下，小儿十圆。

又方

黑豆五十粒　陈皮半两　罂粟壳十四个　甘草三寸

上四味，半生半炒，用水一碗，药散四钱，煎至七分，空心温服。尽此一剂，无不效者。

治泻痢

白石脂　干姜等分

上为末，面糊为圆，如梧桐子大。每服三十圆，饭饮，空

心送下。霍乱吐泻,浆水下。

治水泻并赤白痢

草乌_{大者,一两半}

上将一半烧灰,一半生用,为末,醋糊为圆,如绿豆大,每服七圆。赤痢,甘草汤下,白痢,干姜汤下,水泻,并花水下,并空心服。忌腥腻(腻下有热毒生冷四字)。

治大便秘结

大黑腰枣(三个)

上将枣子擘开,去核。水银粉于枣核孔中塞满,湿纸裹煨。用生葱、茶清嚼下。

治大人、妇人膈上虚发,肺腑痰壅,调三焦,开胃口。大小便秘结不通及肠风等疾并皆治之。

麻仁八钱重(按:麻仁上阙他药)

上为末。除出麻仁研为膏,次入前药,炼为圆,如梧桐子大。每服二十圆,空心茶酒任下。

治大便秘结,搜风宽肠

青皮_{去白}　威灵仙_{去头,洗,各二两}　大黄_{一两半}　大戟_{一两}
牛蒡子_{四两,新瓦上炒}

上为末。每服一钱,人实壮每服三钱,蜜酒调下,服毕漱口。

治肺脏风毒，热壅，鼻塞，口干，大便秘

枳壳一两，面炒，去穰　川朴硝一两　川大黄同　牛蒡子半两，炒　芎劳二分　郁李仁一两半，去皮

上为末。每服一大钱，蜜水调下。忌一切热毒等物。

治大小便不通，行滞气，五宣散

瞿麦　木通　甘草　虎杖　滑石各等分

上咬咀。每服二大钱，水一盏，灯心数茎，煎至七分，临卧时温服。

治大小便秘结日欲死者

推车七个（车下有客字。道按：推车客，蜣螂一名）　土狗同（如男子病，推车客用头，土狗用身；如女人病，土狗用头，推车客用身）

上新瓦上焙干，为末，只一服。用虎目树皮（虎目树，椿一名）向南者，浓煎汁调服，经验如神。

治赤白痢

罂粟汤一贴，局中者　加白术半两

上将白术分作二分，罂粟汤全贴，只作一服。煎入白术一半，服毕。再将滓加白术一半，甘草三寸，木瓜三枚，同煎又服，立效。

极妙痢药

石榴皮　陈皮　甘草　川当归　罂粟各半两

上将前件五味㕮咀。用水十盏，煎取三盏，次用下药。

茯苓七钱重　粉草同　北枣子七个

上为末。将煎药汁入此三味，再煎。五七沸，去滓，空心温服。甚者不过两剂，小可痢则一剂效。

治痢，妙应圆

黄丹三钱重　巴豆四十九粒，去油

上二味，研为末，黄蜡溶开，入药调匀。候冷取出，安瓦合子盛。要用时，旋圆如绿豆大。每服四五圆。赤痢，甘草汤下；白痢，干姜汤下；赤白痢相杂，干姜甘草同煎汤下，可加乌梅同煎；水泻，米汤下；疟疾，桃叶七片揉水，面北，五更初下，发日服。

救命延年，治丈夫、妇人一切重痢

黄连六两　干姜　当归川者　阿胶各三两

上三件为末。用米醋煮阿胶，令消尽（须用，则料得醋恰好，不可剩）。将药末搜醋，圆如梧桐子大。每服三十圆，饭饮吞下甚妙如神。痢方中之魁也。

治痢疾

黄连　巴豆去壳，各三两

上二味，和炒赤色，各研为末。以绿豆打糊为圆，作记认，二处安顿（巴豆末作一处圆，黄连末别作圆）。白痢，黄连圆二十粒，米汤米泔下；赤痢，巴豆（豆下有圆字）二十粒，用井花水下。

治妇人胎前产后赤白痢

生姜年少者百钱重，年老者二百钱重，时自然汁　鸭子一双，打碎，入姜汁内搅匀（时作取，双作只。）

上二味，煎至八分，入蒲黄三钱重，煎五七沸，温汤空心服，立效（此二方授于抚州章道人。道按：鸭子即野鸭卵，俗名阿比留多方古）。

卷 七

宋·许叔微先生著
绍兴吉生裘庆元校刊

治诸痔疾（并论五痔）

大凡五痔，皆因虚怠，恣食五辛五味、鸡鱼而成。热毒壅入大肠，津液不通，气血凝滞。久坐久忍不粪水，冷入河水洗，酒后行房，及暑月行路坐诸热地，又移坐冷，种种能成斯病。

一者肛肠生肉，肾痔鼠妳，或似樱桃，或似大豆，时时出血，又如出脓，名曰鼠嫁痔。

二者肛边大乳痛肿，无脓血，名曰酒痔。饮酒便发。

三者肛边努核，疼痛难忍，粪则有血。或因忧愁思虑，冷热不调，无时而发，名曰气痔。或大便涩难，气结不通，下血面黄，食少无味，名曰劳痔。

四者大便后下诸脓血，更加痛涩，肛肠努出，名曰脱肛痔。

五者气攻两肾腧，大便不通，粪血色，下赤黑，毒热不消，肛门湿痒，一似虫行，名曰风热内痔。

五痔者，因房室大劳，多食鸡鱼陈久之物，即成斯疾也，熏洗痔方。

枳壳不拘多少

上为末。每服二钱，水一盏，砂瓶内煎百沸，先去瓶上坐熏，后却泻出，通手热洗，妙。

治痔下肿痛

枳壳一两，陈粟同炒令黄赤，粟不用　青木香一分

上为末。每服二钱，饭饮调下。

治痔漏疮方

鸡子一双，煮熟去黄，取白，切，焙　白矾明者，如皂角子大，匙上焙过用，三两

上为末，先用温汤净拭干。用纸捻点药，送入疮孔内，立效。一日三易。

治痔方

信砒一两，煅令烟尽　谷精草三钱　白矾一两　硇砂三钱

上为细末，绵块点药扑上。如痔干，可用调傅。

治因痔疾阻碍大便秘结

牵牛　青皮　威灵仙　大戟　大黄

上为末。量人大小，每服一钱、二钱至三钱，用蜜酒调下，须用冷熟水漱口。

治男子妇人诸般痔漏

黄牛角　狼毒 等分

上为末。粪花漏，每服一钱，甘草汤下。合官漏，酸醋调一钱。滴珠漏，山栀子三个煎汤，下半钱。荣漏，姜汤调下半钱。肠风，米饮下一钱。

治痔

神香（道按：神香即香木类返魂香一名）明者烧灰，多烧则有灰。

上一味，烧，苦竹沥调傅。

治痔诸痛

大蜈蚣 一条　大青州枣三个　白矾 一块，如枣大

上将蜈蚣、白矾二味为末。用枣肉圆，分作二圆。烧烟，用竹筒透引烟熏痔，妙。

治肠风痔漏

赤芍药　官桂　甘草 炙，已上等分

上咬咀，每服二钱。生姜二片，白矾一块，水一盏，同煎至七八分，去滓，空心服。

又方

鸡冠花_{不拘多少}

上一味，浓煎汤，每服一盏，空心下。

治痔漏，此因大肠感风热而生

生砒_{一字}　水银_{一粒，如米大}　腻粉_{一字}　真麝_{一粒，如小豆大}

上件并入乳钵内，研令极细。如痔或有珠子者，将白矾汤净洗，拭干，用手捻药，揩在痔肉上，揩得痒时便是药行。一日二次，用又洗去，五日后住药，见效。如咸有孔，即用纸捻子引药送入，令彻其内，更用纸塞孔。前一日两次，使药自能生合。

治风痔漏不问有头羌羌头定三日安

藜茼_{烧灰，半两}　白角针_{只用针不用皮、条，炒，二钱}　天麻_{半两}　干姜_同　莲子草_{一两}　真麝_{半钱}　橘子　硫黄_{一两}　明矾_{同研}　苦瓜蒌_{一个，大者}　（道按：藜茼即黎芦，白角针即皂角刺，莲子草即旱莲草）

上将瓜蒌开一孔，如小钱大，入矾并硫黄在内，却将元掩合定，藤纸糊，却瓦罐子盛坐砖上，炭火煅令烟尽为度。瓶内闭死，候冷取出，研细。同前六味药末和，令匀，炼蜜圆，如梧桐子大。每服十圆至十五圆，空心温酒下，日三服，三日见效。忌油、面、腌脏、牛马肉、鱼腥、生冷、行房、行远、劳力，一切忌之。

圣方痔药

白矾　血俞　石竹各半两　胡椒二十粒（血俞即蛞蝓，石竹即瞿麦）

上用瓦罐盛泥固济，猛火煅通红，取出，去泥用药，细研为末。五更时用，不语，津调傅痔头上，不过三服效。

治肉痔大肠头痛

仙茅　白术　石卷柏各一两　郁李仁三钱

上件为末。每服一钱，薄荷酒下。

治痔方

白矾　乳香各一两　泥矾少许

上为末。用好醋二升熬成膏，痔上点之效。

治痔头疼痛有疮脓水不止方

朱砂三钱　砒半钱　麝好者，二分　巴豆一粒，去油　安息香一分　阿魏一分，面裹煨熟

上为末，蒸饼为圆，如绿豆大。每服空心枳壳汤下一圆，不过十日取效。

理痔方

五灵脂四钱　腻粉半两　麝香三十文

上研为末。先用甘草汤洗，后用津唾调抹痔上，痔湿则干扑。

熏痔方

官桂五钱　蛇床子半两　蛇蜕一条

上为末。每用一钱，汤煎熏洗。

传痔方

斑蝥十个　轻粉半钱　马牙硝三十文　好红椒一钱　黄皮半钱（道按：黄皮即陈皮）

上为末，先用皂角、荆芥洗令净，拭干。用麻油调药傅。

收痔方

白敛　白及各一两　黄皮二两

上为末，入轻粉、麝香各少许，麻油调傅立收了。此药不能去根，但缓急展限而已。

治肠风痔漏

鲫鱼一个

上将鱼破开，去尽肠，入白矾令满，瓦上烧过，并为细末。用鸡毛卷药，傅之立效。

治肠风痔漏

大黄　当归川者　苦参　牙皂去皮

上等分为末。醋糊圆，如梧桐子大。每服二十圆，空心温酒下。

治痔疾肠风

半夏（汤泡洗七次）　黄芪　枳壳（去穣）

上为细末，姜汁糊圆，每服三十圆，温酒空心下。

治痔漏下血不止及收痔

城市河中水

上一桶水，脱衣坐水中频洗，即止痔亦可。不过三五次，立效。

治诸痔疾

涂杉即杉木涂土被埋者　朴硝　大黄　侧柏各等分

上咬咀，瓦罐内煎二十沸，安身于罐上，坐熏其痔疾。堪手下则洗之，效。

又方

枳壳　甘草　香附子炒，去毛

上各等分为细末。每服二钱，米泔调下甚妙。此方乃吴知府宅方。

治肠风痔漏

穿山甲一两，火煅焦烟　麝香一钱

上为末，每服一钱，空心饭汤下。

熏痔方

鼠郎度（道按：鼠郎，和名伊多知）

上一味，瓶内烧烟，坐身于瓶口，熏三五次，除根。

又方

上用降真香烧烟，熏妙。

卷 八

宋·许叔微先生著

绍兴吉生裘庆元校刊

治诸打扑伤损等疾

治打扑伤损

川乌　草乌各一两

上为末。用生姜汁调作掩子，贴损处，又线缚定。

治打损接骨方

接骨木半两乃蒴藋是　好乳香半钱　赤芍药　川当归　川芎

自然铜各一两

上件为末。用黄蜡四两溶入前药末，搅匀，候温软，众手圆如大龙眼。如打伤筋骨及闪扭著疼痛不甚忍者，用药一圆，好旧无灰热酒一盏，浸药，候药渍失开，承热呷之，痛绝便止。若大段伤损碎折，先整了骨，用前药贴了。然后服此，表里两次，无不效者。此二方是一副，不可分开。余得之费数十缗，今不敢秘。

治打扑伤损

草乌_{五两}　没药_{三钱}　自然铜_{半两}　青皮_{二两}　苦丁香_{十个,}甜瓜蒂是

上为末。每服二钱，用温无灰酒调。吃黑水牛肉、萝卜，只得使盐。此二物之外并皆忌之，不得吃。

治打扑伤损定痛掩

木瓜　术　蜜陀僧_{等分}

上为末，入面少许，调作糊，贴痛处。

又方

草乌　白僵蚕　苍术_{各等分}

上为末，姜汁调，贴痛处。

治打扑肉损筋骨疼痛

没药　乳香　芍药　川椒_{去子及闭目者}　川芎　当归_{各半两}自然铜_{三钱半, 炭火烧}

上为细末，用黄蜡二两溶开，入药末，不住手搅匀，温圆如弹子大。每服一圆，用好酒煎开、消尽，乘热一服吃尽。看那处痛向痛处卧，霎时服三五圆，立效。

治打扑伤损

生葛根

上一味，捣烂，用米醋调开，摊痛处，绵缚定。

又方

上野柳树根细杵，用米醋调开，摊痛处。古甘橘叶、白酒糟，杵细、缚痛处。或大段痛，用火烧，令用红醋并米泔泼地上，急铺席。患人去席。上卧，蒸出汗。内则服药，外则贴掩，则易安。

治打扑伤损筋骨

上夜合树皮四两，炒干，末之，入麝香、乳香各一钱重，每服三大钱，温酒调，不饥不饱时服。

治刀箭伤血出不止并骨折

槟榔一个　木香　胡黄连各三钱重

上为末，傅疮口上，血止又接得骨。

治筋骨诸疾、手足不遂、行动不得、遍身风疮，左经圆

草乌白者去皮脐　木鳖子　白胶香　五灵脂各三两半　川当归
斑蝥百个，去羽足，醋煮

上为末。用黑豆去皮，生杵，取粉一斤，醋糊，共搜杵为圆，如鸡头大。每服一圆，温酒磨下。筋骨疾但未曾针伤灸损者，三五服立效。此药曾医一人软风不能行，不十日立效。专治心、肾、肝三经，通小便，除淋沥，通荣

卫，滑经络。此方传自净因寺圣僧处得之，大有奇效。

治打扑伤损肿痛伤风

天南星　半夏　地龙各等分

上为末。用生姜薄荷汁调，贴痛处。

治诸寒疟等疾

治脾胃有积，久不克化。或原有此证，遂成寒疟之疾，或先寒后热，或先热后寒，或但热不寒，或但寒不热，或疼谵语。除伤寒之外，是疟疾者皆治之

人参　木香　官桂　白术　茯苓　黄连　附子　柴胡　黄芪　厚朴　甘草　麻黄各三钱重　肉豆蔻十个　槟榔五个

上㕮咀。每服三大钱，水一盏，生姜三片，乌梅一个，同煎至七分，入酒少许。又煎三五沸，温服此药，兼治虚弱之人。

又方

白姜　良姜半炒半生，各半两

上为末。每服二钱，猪肾、酒调下。

治久患劳疟

柴胡　恒山各一两　秦艽　甘草各半两

上㕮咀。每服五大钱，酒水各一小盏，童子小便半盏，同煎至五分。当发日，五更初，面北服。

治久疟久癖

川乌_{大者二个，生，去皮、脐}

上为末。每服一大钱，水一碗，枣七个，煎至七分。五更时，冷服。

又方

粉霜　朱砂_{各一钱重}　绿豆粉_{七钱重}

上件为末，糊为圆。每服一圆，冷水五更初下。忌生冷物。

减疟丹

螺青　硫黄　官桂　白矾　巴豆_{去油，各等分}

上件药，取五月五日为末。面南用粽子角为圆，如梧桐子大。每服一圆，用新绵裹，男左女右耳内安，发日用之。

又方

良姜　白姜_{各等分}

上二味，火上留性，为末。每服三钱，雄猪胆一个，水一盏，温和胆汁调下，立效。

治寒疟劳疟方

龟甲_{不拘多少}

上一味，醋炙，令黄为末。每服二钱，温酒调下，空心食前及临卧时各一服。

治疟疾方

大蒜一头，分开四方

上每一片内入巴豆肉一粒，湿纸裹，煅熟。去巴豆，研入黄丹为圆，如鸡头大。每服一圆。先发寒，用桃枝七寸，东向者煎汤，发日五更向北服。如先发热，用冷水送下。未全安次发，又可进一服，即除根。

卷　九

宋·许叔微先生著

绍兴吉生裘庆元校刊

治诸肠风酒痢等疾

治肠风泻血

牵牛五两　牙皂三两，不蛀者

上二味，水浸三日后，除皂角，将酒一升煮令干，焙为末。炼蜜圆。每服七圆，空心温酒下。空心日午夜卧各一服，或转下黄物不妨，病可后常每日服五圆，饭食送下。

又方

皂角树荂（道按：荂字觳通音）

上新瓦上焙干为末。每服一钱，温酒下。

治丈夫泻血妇人血崩，溃人大肠出血

豆蔻　槟榔各炒紫色　罂粟壳烧灰

上三味，等分，不拘多少为末。每服二钱，饭饮调下，空心服。

治肠风下血

核桃壳　茧退　皮鞋底　赤鸡冠花各等分

上四味，烧灰为末。每服一钱，温酒调，空心下。

治肠风

小赤豆一升

上一味，瓦上炒令黑色，为末。每服三钱，粥饮调下。日三服，各饭前服。

又方

瓜蒌三个

上一味，烧灰留性，为末，每服三钱，米汤调，空心下。

又方

蕨菜花（道按：蕨菜花即蕨菜嫩芽也）

上不以多少，文武火焙干为末。每服三钱，饭饮下。

又方

金星草三两　陈干姜同

上为细末。每服一钱，新汲水调下空心。

治肠风

绵瓜_{不拘多少，一名蛮瓜，一名天罗，又名天丝瓜，其实皆绵瓜也}（道
按：绵瓜即丝瓜）

上一味烧灰存性（性下一有温字），酒调二钱，空心下。

治肠风并脱肛及有血

蛇床子_{不拘多少}

上一味炒为末。去大肠脱垂处，贴立收，妙甚。

治肠风及脱肛不收，有血下

不蛀皂角_{五茎}

上一味，捶碎，水一碗，揉令皂角消尽。绢二重滤过，取
十分清汁，将脱肛肠浸在药水中。其肠自收，不用手荡。如大
（道按：大下脱肠字）收了，更用汤烫其腰肛上下，令皂角气
行，则不再作三次荡。

治肠风

五倍子　白矾_{各半两}

上为末，顺流水圆，如梧桐子。每服七圆，空心饭饮下，
忌酒。

治肠风脏毒，丈夫妇人皆治

大蒜_{二头，纸裹煨熟，研成膏}　淡豆豉_{二合，水润去皮，研成膏}

上为圆，每服二十圆，米饮送下空心（上字下有同字）。

治肠风脏毒酒痢下血

黄连　生姜

上二味煎汤下二气，再次服五块圆，圆方于后（再字作丹字）。

五块圆

五倍子　槐花_{尘者}　白药_{好者，各等分}

上焙干为末，酒糊为圆。每服二十圆，空心米汤下，日三服。

又方

川当归　枳壳　侧柏叶　尘槐子　芍药　百草霜_{霜下有各一}两三字

上锉同一处，炒令烟微起，末之。每服二钱，空心温酒调下，日午米汤调下，各饭前服，甚妙。

治诸寸白虫等患

取寸白虫

锡灰　木鳖_{各一两}　芦荟_{二十文}　黄丹　轻粉_{各十文}

上为末，猪膏油圆。先斋一日，晚莫吃饭，次早五更温水吞下，分作二服。

又方

锡灰_{十文}

上为细末，用枣肉为圆，如梧桐子大。只作一服。先斋一日，次日五更（更字下有先字）吃烧炙淡猪肉一片，次用温水送下。

又方

用生芥叶细杵，井花水解，取汁一盏。五更初先吃炙猪肉一片，次服芥汁，巳时下了。

取寸白虫

芜荑十文　鸡心槟榔二个　榔芽草半两（道按：榔芽草即狼牙也）　雷丸三文　轻粉少许

上为末。每服二大钱，四更时茶清调下。隔夜点取茶，四更时取清。

摧取寸白虫方

巴豆七粒, 去壳出油　皂角去皮取末, 一钱

上用京墨磨醋糊为圆。只作二服，五更初，橘皮汤下。

取寸白虫方

苦绵瓜子不以多少

上研为末。每服二钱，好酒半盏，空心调服。

取寸白虫方

画粉（道按：画粉即白垩土也）　蜜陀僧各等分

上为末。每服二钱，用麻油调服，空心下，顷刻成涎取下。

又方

定粉（道按：定粉即锡粉）

上细研。每服一钱，生麻油调。五更服，晚取下。

治妇人诸疾

治妇人血脉不调，往来寒热，状似劳倦

川当归　川芎　甘草　黄芪　桂去粗皮，各一两　熟地黄一两
半　白术半两　白芍药二两　柴胡半两　阿胶半两

上为细末。每服五钱，枣子一枚，水一盏半，煎一盏，空
心温服，白汤点服亦得。常服不生带下，调血脉，养子宫，终
身无病。

治妇人冲任处损，月候不匀或来多不断，时复淋沥，或过
月不来，或房中去血过多。又治损娠，小腹急痛，发热，下
痢，手心烦热。又治久无子息，并宜服之。

吴茱萸三两，去闭目者，沸汤洗净三次　川当归　半夏各二两半，
制　麦门冬去心，五两　芎劳　人参　芍药　牡丹皮　桂去粗皮
阿胶炒　甘草炙，各二两

上为锉散。每服三钱，水一盏半，生姜五片，煎至八分，
去滓热服，空心食前。

治妇人赤白带下

龙骨半两　舶上硫黄三钱

上为末。每服半钱，无灰旧酒空心调服，三服。不问远年
日近，尽令痊效。

卷 十

宋·许叔微先生著
绍兴吉生裘庆元校刊

治小儿诸疾

治小儿十种丹瘤肿毒所起形候并方法

一飞灶丹，从顶头起，肿光；

用葱白研取自然汁涂。

二吉灶丹，从头上红肿，痛；

用赤小豆末，鸡子清调涂。

三鬼大丹，从面起，赤肿（大作火）；

用灶心土、鸡子清调涂。

四天火丹，从背起，赤黑；

用桑白皮末，羊脂调涂。

五天灶丹，从两臂赤肿，黄色；

用柳木烧灰，水调涂。

六水丹，从两胁肿；

用生铁为末，猪粪调涂。

七胡次丹，从脐上起，黄肿；

用槟榔为末，醋调涂。

八野火丹，从两脚赤肿；

用乳香末，羊脂调涂。

九烟火丹，从两脚，有赤白点；

用猪槽下土，麻油调涂。

十胡漏丹，从阴上起，黄肿；

用屋漏庭土，羊脂调涂。

上此十种丹毒，变易非轻，治之或缓，能终不救。余不惜此方能逐一仔细辨认，依此方法治之，万不失一。如经三日又愈，病入脏腑则终不可救，不可缓也（又愈二字当作不治，病字作攻字）。

治小儿急慢惊风、四肢逆冷、眼张口噤、涎不止，保命丹

虎睛一个，将瓦上安之，以豆盖定，漫火逼干　箭头朱砂半两　蜈蚣二条，去头尾，赤脚者　麝半钱　全蝎半钱　天麻一分

上为细末，炼蜜为圆大。瓦罐贮之，又入脑、麝窨定。急惊风，薄荷蜜汤化下；慢惊风，薄荷汤化下，各三圆。更量儿

大小加减与之，些少惊悸亦可服之（按：慢惊属虚证，与急惊未可同治）。

又方

赤脚蜈蚣一条，去头、尾　蝎稍　草乌尖七个　半夏三个

上焙干为末。入麝香三十文，轻粉半钱匕。用生姜自然汁圆每服三圆，金银薄荷汤化下，次用生朱砂调涂病儿脚中心，妙。

治小儿毒气攻腮，肿赤可畏者

皂角二两，去根（道按：根当作核）　天南星二钱，生用　糯米一合，为末

上为细末。姜调涂，立效。

治小儿惊风

茯苓　甘草　朱砂　青黛　腻粉

上各等分，入麝香少许。每服一钱，蜜水调下。

治小儿惊热

蝎七个　天南星取心为末，一钱　人参　蛇蜕各三钱重

上为末，薄荷、蜜汤调下。

治小儿风毒

白牵牛一两，半炒　大黄三钱　青皮　甘草　朴硝各一钱重

上为末。每服一钱，砂糖水调下。

治小儿遍身浮肿方

黑牵牛三两，炒　青木香　青皮　防风　槟榔各一两

上为末，面糊为圆，如芥菜子大。每服二十圆，桑白皮汤下。

消毒顺气饮

人参　茯苓　甘草　升麻各等分

上为细末。每服半钱，生姜一片，枣子半盏，煎至一大呷许，温服，不计时候。

治小儿吐泻不止

龙骨火烧留性　滑石　定粉各等分（道按：定粉即锡粉）

上为末。每服一钱至二钱，热水调下。

治小儿痫疾

天南星

上一味，炮裂出火毒，去黑皮，不拘多少，为末。每服半钱，生姜、薄荷、蜜、酒调下。

治小儿疳积，黄瘦，吐食

川乌一钱　定粉三钱　芥灰二钱　龙骨同上

上为末，滴水为圆，龙眼核大，作饼子。每服一饼，饭饮磨下。

治小儿疳积秘方芦荟圆

芦荟　荆芥　黑牵牛　青皮各等分事治

上精细事治，炮制为末，面糊为圆，如大粟米大，儿一岁以下一圆，或二圆亦不妨，自加减与之。

治小儿颠痫欲发、眼暗、瘦疾、声恶、嚼舌，雌黄圆

雌黄　黄丹各一两，少炒　麝香一钱，研

上为末。拌令极匀，用牛乳汁半升熬成膏，入前件药末，杵三五百下，圆如绿豆大，每服三圆，温热水下。一日三服。此方得自于明医之家，后余尝传与一贫医，因是药医道大行。

治小儿惊风积热

全蝎七个，去毒　蝉蜕二十一个　甘草　天南星大者一枚，炮令香

上为末。每服半钱，水半盏，薄荷七小叶，煎至七分，温服。

治小儿惊热

寒水石二两　甘草一两　马牙硝四两重　朱砂一分

上件为末。令极细，次入脑、麝各三十文，炼蜜搜和。圆如龙眼核大，用瓷罐盛之。每服一圆或半圆，量儿大小强弱与之，薄荷汤候冷调下。

治小儿哮喘

黄丹　砒霜

上各生用为末。用枣肉为圆，如麻子大。每服三圆，临睡冷茶清下。

治小儿赤热肿胀

川大黄　白矾

上二味等分为末。用冷水调作奄子，贴眼上，立效。

治诸杂病等方

治骨鲠

白茯苓

上一味，临时细切，研为末。以所鲠骨煎汤调下。

治果报面生瘰疬方

上用艾圆灸十粒，即用醋磨雄黄，涂纸上，剪如螺蛳奄子大，贴所灸处。更用膏药重贴。二日一换，候痒，挤出脓如绿豆粉，即愈。

治盗汗

威灵仙　甘草各半两

上为末。每服三钱，温酒调下。

治盗汗外肾湿

人参一钱　苦参三钱重　龙牙草同上　（道按：龙牙草《纲目》马鞭草下出之，俗云金水引草）麻黄根同上

上件为末，炼蜜圆。每服三十圆，炼麸汤下。

治脚汗

白矾　干葛等分

上二味为末。每服半两，水三碗，煎十数沸，热洗。逐日一次，经三五日自然无。

治疗不以新久方

白芜荑—两　槟榔　吴茱萸各半两　硫黄二钱重，别研

上为末。麻油调，抓破揩。载《袁州公使库本》。

宣积手心握药便通

巴豆　干姜　韭子　良姜　硫黄　甘遂　白槟榔各等分

上为末，研饭为圆。用时早朝使椒汤洗手了，麻油涂手掌口握药一粒，移时便泻止，即以冷水洗手。

宣积药

巴豆—百粒，去壳，水洗四十九次　五灵脂　白姜　赤茯苓茯苓下有各一两三字

上为末，用醋糊圆，如绿豆大。每服五圆，冷茶清，五更初服。或欲泻止，冷水洗手、面、脚三处，立佳。

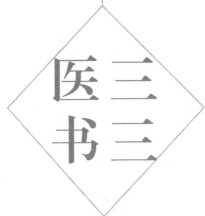

三三
医书

肘后方

明·喻政 辑

提要

《㐌后方》一卷，喻正之大令传。喻公从政夙有清水明镜之誉，复怜贫病困顿，乃出斯篇流播。书虽不分类，而普通病症大略粗具，灵验成方亦皆选入，穷乡偏壤马背船唇得此一帙，裨益多矣。周序谓：喻公侍其尊人疾，精思旁索，猝遇异人，传以是书而愈。则知此篇必为明医所辑，断非他种验方可拟。今之医士辄鄙之不寓目，庸知用之得当，覆杯而愈，有胜于经方、时方者矣。

序

　　郡伯喻公，下车间民所疾苦，旋定安集之，不匝月而声称旁魄。乃犹深念夫箐壑岩洞之叟，悃口款启之民，能亲诣吾堂下者有几？万一疴困之呻吟，不啻冤抑之靡控也。床笫之辗转，不啻犴狴之阁逾也。于是出《胠后方》，付之梓人，以广其传，譬之舍利子除一切苦厄，真实不虚，而贫者可立辨于咄嗟，愚者可谛验于证态，则其功尤传焉。故中衢致尊，过者各以其分，多少斟酌，不足以拟其普遍也。流不虞，一壶千金，不足以拟其简要也。使君之为政，荡垢剔秽而公平乐易，大率类此。昔殷中军妙解经脉，中年都废，后一愈人百岁母，便悉焚经方，渊源褊态固尔，此诚不足道。即狄梁公以一灸立起赘庞之富人，子麾千金不顾，斯真相度。然方书不少概见，卖剑者必无独知，不知梁公何辞以解耳。惟孙思邈护昆明弟子，要取龙宫方行于世，老燹心切矣。又不若使君所布方，则从侍其尊人疾，精思旁索，猝遇异人，而后得之异人，天所启也。向既已起其尊人于几殆，而又秘之帐中。诗曰：孝子不匮，永锡尔类。其喻使君之谓乎？异日之相业直出狄梁公上，复何疑？

西陵周之夫序

目录

尰 后 方

南昌正之喻政辑

绍兴裘庆元吉生校刊

佛点头

寸浮腰腿胸头痛，沉细浑身骨节疼。脾胃脉微艰饮食，肺大应知水泄真。尺浮无力梦渺漠，尺大水火涩难行。人迎洪大应先汗，气口脉洪下即轻。心数肾涩痨病也，纵是卢医救不生。就中迟缓犹堪救，急数如弦活不成。六部俱安肝独小，明春一定见阎君。伤寒六日一传变，脉缓何愁药不灵。右三脉小左浮紧，此是伤寒受痛因。脾中浮紧亦同断，六脉紧浮痈毒深。伤感风寒并隔食，脾浮又紧是明征。肺若紧分为受湿，肝如弦紧疟来侵。经浮散因伤暑，春月心浮不用惊。六部乍长又乍短，鬼邪伏肺自无凭。女寸若无月家病，肝肺俱浮胸膈疼。

若是两关沉细紧，三更腹痛到天明。如何两尺全无气，此病分明是闭经。赤白淋漓长带下，小肠涩痛刺如针。如何两尺忽然涩，此是经来可放心。肝大肺小应有孕，肺大肝小孕不成。眼见火星腰肾痛，孩儿十月离娘身。药王大法谁人会，佛也点头说有灵。

四季正脉

春贵肝弦心贵浮，肺微脾缓肾宜濡。夏心当大脾微缓，肺短肝长肾似珠。秋肺当微肝贵小，心微肾伏候脾虚。冬月肾沉肝要紧，脾肺心经濡有余。春肝切忌涩濡浮，心脉濡沉见夏忧。脾土独忧弦与急，肺经洪大忌三秋。严冬诊得肾脉缓，十死无人到白头。

收药法

人参须和细辛，冰片必同灯草。麝香宜蛇皮裹，硼砂共绿豆收。生姜择老沙藏，山药用干灰窖。沉香真，檀香甚烈，包纸须重。辛烈者，免走泄。甘美者，无蛀伤。

制药解

酒制升提，姜制发散。入盐走肾脏，仍仗软坚；用醋注肝经，且资住痛。童便除劣性降下；米泔去燥性和中；乳制滋润回枯，助生阴血；蜜制甘缓难化，增益元阳。陈壁土制窃真气，骤补中焦；麦面皮制抑酷性，勿伤上膈。乌豆汤甘草泡溃曝，并解毒，致令平和。羊酥油、猪脂油涂烧，咸渗骨，容易脆断。有剜去瓤免胀，有抽去心除烦。

煎汤药解

加酒煎去湿，加生姜煎补元气，加大枣发散风寒，加葱白去膈病，加蜜止痛。

为丸法

凡丸药用蜜，每药末一斤，用蜜十二两，文火煎炼，掠去沸沫，令色焦黄，滴水成珠为度，再加清水四两和匀，如此匀成，庶可曝干，经久不烂。

凡药末，入蜜和匀，须令力士于石臼内杵捣千百下，自然软熟，容易丸成，不然，或散或粘。

凡通大便丸药，或有巴豆，或加硝黄。丸成者，必用川蜡熔化为衣，取其过膈不化，能达下焦，方免伤脾胃，诚为良法。如人体气壮实，毋以此拘。

凡丸药，或用朱砂末，或用金银箔为衣饰者，必须丸成乘湿粘上。

服药法

凡病在胸膈以上者，先食后服药；在心腹以下者，先服药而后食；病在四肢血脉者，宜空腹而在旦；病在骨髓者，宜饱满而在夜；在上者，不厌频而少；在下者，不厌顿而多。少服则滋荣于上，多服则峻补于下。

明火候法度口诀

眼疾者，前弦性火，用鼻吸气满足，口猛出气。

头眩作痛者，坎宫神火，鼻吸气满足，气从耳出。

上下筋骨疼痛者，后弦精火，鼻吸气满足，气从马口出。

上下皮肉生疮者，五脏火，鼻吸气满足，气从肛门出。

睡卧不安，饮食少进，心恍忽者，中央意火，鼻吸气满足，气从脐出。

口疮牙痛者，阳明火，口猛吸气满足，鼻微出气，行数十次。

五积散 治阴阳两感，内伤生冷，外伤风寒，头疼呕吐，满身拘急，腹痛，憎寒发热。

肉桂 干姜 当归 白芍 半夏 枳壳 桔梗 白芷 麻黄 川芎各等分

上咀片，姜、枣、葱下。

治伤寒发狂

用好玄明粉二钱，朱砂一钱。

为末，冷水调服。

救济丹　救四时瘟疫之症。

黄芩乙庚年为君，黄栀丁壬年为君，黄柏丙辛年为君，黄连戊癸年为君，甘草甲己年为君。

此方自制于冬至日，修合此五味，各随运气，为君者多，用一倍余，四味与香附子、紫苏为臣者，减半。上七味皆生用，为末，用锦文大黄三倍，煎浓汤，去渣，成膏，和匀，如鸡子大。用朱砂、雄黄各等分为衣，金箔贴之，每用一丸，取泉水浸七碗，可服七人。天行时气，有力之家舍施，阴德无量。

人马平安散，一切时瘟

川乌草乌一枝梅（一个乌梅），猪牙皂角狗头灰（即狗头壳灰存性，以上各一钱），硇砂止许一分儿，麝香少许任君加，张牙骨眼点眼角，草结须用鼻中吹，瘟猪二分吹鼻子，男女小儿只点眼。

疫疾神效

雄黄一钱　冰片一分

共研末，麻油调之，点眼四角。再服姜汤一碗，一身汗出即好。此一料可救五六十人。

不染瘟方

用光明雄黄细研，以笔浓点鼻内两傍中，则疫气不能入。亦辟诸恶怪梦。

时常感冒，伤热头运，心中烦闷，口苦，饮食无味者，只宜服益元散加石膏三钱。滚水泡匀，俟冷服，除胃中邪热。传变后不可服。

霍乱

用芦粟壳煎汤服。

绞肠痧

樟木　陈皮　陈壁土

各等分，煎汤服，立止。

熏洗远年近日风湿筋骨疼痛等症

陈皮　花椒等分

煎水熏。出汗即以水洗，频频加向东桃、桑枝，共煎。

风寒湿气，左瘫右痪，三五年不能动履，如手拈效

苍术一斤　羌活四两　独活半斤　牡丹皮四两　黄芩四两　地茶半斤

各药成片，用袋盛药水一担，封煮三香，令患者坐盆内先蒸，汗出，候水温和，下手洗完，方贴后膏（蒸时四围用席围住盖密，方汗出）。

膏药方

牛皮胶一斤　姜汁半斤　瓦上白霜二两　苍耳草汁一碗

共熬成膏，布摊贴。

内服散

苍术四两　草乌　川乌各五两　细辛　防风　羌活各二钱半

白术三钱

共为细末，调服一钱五分。取汗忌风。

风痰牵引手足，或致不仁俱可服

嫩桑枝，每遇节候，于四更时向东采，如三月三日清明，即于三月二日四更时去采，采来寸断，砂锅中炒过，黄色香气为度。每一两加杉木节三钱，老茄子子三钱，炒过，桂枝三钱，煮酒，加童便服。

中风不省人事，急用此通关

大黄一钱　干姜五分　巴霜五粒，去油

煎汤灌下，上即吐，下即泄。

中风不省人事，及痰厥，四肢气闭隔塞

白矾一两　牙皂角五钱

为末，每服一钱，温水调下。

又方

明矾二钱，为末，用生姜自然汁调下。

龙蛇换骨丹　治半身不遂，风瘫骨疼，麻痒不仁等症。

生草乌半斤，去皮、尖，切片；生姜半斤，切片。共入锅内，焙炒干，共为细末，加麝二分，加白荆皮研末，与前药等分，平对每服六分，酒调下。如伤风寒，不对白荆皮末。每服三分，俱卧时，酒调服。忌风取汗为度。

中风，麻木不仁，半身不遂等风痰皆治

青藤根—两　五加皮三钱

白酒煎服。忌风，取汗，极效。身作痒，勿怕过二三日，又一服。

治暴感风嗽

款冬花五分　鹅管石三分　白矾二分　甘草二分

上为极细末，以小竹筒吸入喉内，临卧时清茶送下，次早再服如法。此劫药只可服三分为度，虽久嗽亦可愈。服药后须数日断厚味。

化痰止嗽丸

寒水石四两，火煅，为末　朱砂五钱　玄明粉五钱

共为末，炼蜜丸弹子大，每噙化一丸，痰自化。

治咳嗽方

萝卜子—酒杯　生姜—大块

二味共捣烂，浆水煎，连吃二三碗，时咳立止。

噙漱方

蕲艾二钱　花椒二钱　黑豆二钱

连须葱七根，共水三碗，煎熟豆为度，温噙漱。

又方

乌药　炒栀子　石膏等分

水煎服。

龟疾，神效，断根

白砒五钱　用面四两，作粑包裹，火煨干，以烟出为度，摇响是的，去砒用面为末　贝母一两　苏子一两，炒

三味共末一处，再用生面打糊为丸，梧子大。初服二十丸，渐至三四十九，滚白水送下。服完此料，全好。每服三日后，服绿豆粉一次，以解砒毒。

龟方

一斤重鲫鱼一个，抠出胆，入南星、半夏、贝母、白附子各四钱，为粗末于内，仍对鱼口用草筋泥固炕，加炭火煅，青烟尽，白烟至，即止火。取出研末，每服八分，苏子汤下，神效。

龟疾

乌梅肉四两　巴豆仁一两

同水煮三日，取起。有痰嗽者，乌梅肉二两　巴豆仁一两，去油、皮，共捣烂为丸绿豆大，每服七丸，烧酒送下。无痰者，止用乌梅肉二两为丸，滚白水下七丸。一服十五丸，黍米大。

治痰迷心风

梳腻　桐油脚

二味等分为丸，指顶大，每用丸滚白水下。吐痰一盆即醒。

治痰卒发，或昏仆，或膈胀，或眩晕

生姜二两，取自然汁，合童子小便，调匀服之。姜能开痰，童便降火最妙，更入竹沥尤妙。

中风中痰，急慢惊风

初伏一日，用健猪胆，每个加明矾打碎入内，阴干。每用二分，姜汤送下。

惊悸化痰

生姜自然汁二倍　真麻油炼熟，一部

调匀，无时服之，二日即好。

风痰，痰火

大黄一斤　烧酒五斤

煮过，用车前草根捣汁，浸大黄，晒干。每一斤加沉香一两，炼蜜为丸，弹子大，每噙化一个。

眩运者，宜服礞石滚痰丸。常时服六味地黄丸加人参、沙参。大抵真水衰，不能制邪火耳。

礞石滚痰丸

大黄酒蒸　黄片芩酒先净，各八两　沉香五钱，水飞过　礞石一两，搥碎　焰硝一两，从小砂罐内，及硝盖之，铁钱练定，盐泥封固，晒干，火煅红，候冷取出上为细末，水丸梧子大，每服四五十丸，量虚实加减，茶清、温水任下。临卧食后服。水泻、双身者，忌服。

二黄散退潮热

大黄一两　雄黄一钱

共为末，每服五分，夏天冷水下，冬天温水服，小儿减半。

吐血

童便二杯　韭汁半杯

用郁金磨之，再加无香京墨少许服，引血归经即止。

阴症方

用乌豆一酒杯

捣碎，将滚烧酒冲吃，极妙。

又方

用艾如黄豆大，灸小指外侧边头一节上，男左女右，其效如神。

种子助阳滋肾

黄柏半斤，盐水炒　山栀仁六两

俱生为末，炼蜜为丸，梧子大。每服七八十丸，酒送下。滋肾水，泻肾火。

治远年近日偏正头风，诸药不效，收功如神

白芷三两　川芎三两

上为末，黄牛脑子一个，搽药在磁器内，加酒熟熟，乘热和酒食之，尽量一醉，卧后酒醒，其疾如失。如无牛脑，猪脑子亦可。竹叶包罐煮熟，将药和丸，梧子大，每服三四十丸，酒下，食上服。

治头痛，茶调散

白石膏一钱　川芎一钱　白芷一钱

共炒为末，茶调服。

头痛神妙方

条芩一钱　大黄三分

共为末，酒调服。服完即梳头一百下即止，神效。

洗面上酒刺赤面

枣肉　白果　蓖麻　白丁香

肥皂共捣洗面。

眼科秘诀

气主昏矇不足，虚则珠泪生花，热则赤脉涩痛，风则肿痒便加，内瘴多因色欲，食毒脂瘴来遮，上下拳毛倒睫，脾胃风热堪嗟，攀睛胬肉出血，酒洗心肝伤邪。

论热主病

心热血灌瞳人，肝热胬肉攀睛，胃热时时刺痛，肺热睖膜时生，膀胱热生倒刺，肾热睛痛肿疼，大肠热生赤膜，脾热胞肿不宁。

论凉主病

心冷目昏气闷，肝冷冷泪常流，脾冷目闭不开，肺冷睛气光莹，肾冷瞳仁大小，胃冷视物不明，膀胱冷常昏暗，大肠冷则昏沉。

明目丸

羊肝，鲜带血的，加百草霜捶为丸。每服三四十丸，水酒下，不拘时服。若干，加蜜为丸。

眼药方点三样眼

一起白芦甘石四两打碎，童便十碗。

煮干为度，水飞研末，点风眼。

一起芦甘石四两，打碎，用晚蚕砂四升。

炒，研末，水煮干，水飞，点黳子眼。

一起芦甘石四两，用草决明、石决明、青葙子、木贼、黄连、谷精草、蕤仁、菊各等分，煎水煮干，水飞研末，点火眼。

目黑珠坠落

病名肝胀，不可剪断筋脉。止用单羌活一味，煎汤服，即止。

又方

以山栀、枯黄芩为君，泄肝经之火；连翘、薄荷、荆芥、防风，轻清之剂为臣，以除头目之热；桔梗舟楫之剂，载诸药而不下沉；甘草解毒，加药为佐使。再剂而安，而目珠属肝，诸痛皆属火，火太盛，故珠坠苦痛。

烂弦风眼

上好芦甘石一两，用银罐二个，

仰覆盛之，炭火煅红，用三黄浓汤半杯淬在内，待干又煅，红用童便半杯，如此淬之，再煅红，再淬，一黄汤，一童便，如此各七次。每一两加枯矾六分，研极细末点之。

眼目晕并垂帘胀等症

川芎五钱，勿犯铁器石，打碎　草决明五钱　谷精草三钱

布包，悬胎煮公猪肝一付，汤淘饭，肝食二服即安。

洗眼方　治时行害眼，并风眼有泪，及小儿痘内风眼，四边红赤诸症。

用皮硝六钱，水一瓯，煎七分，候冷澄清，收磁罐内，勿令染尘。又用杏仁三个，去皮、尖，铜绿七八厘，二味以铜器捣烂，后用新领白绢扎成弹子。井水一酒钟，浸一周日。临用先以皮硝水洗三四次，即用杏仁水亦洗三四次，每日四五次即效用。

暴发眼疾

黄连多用　当归梢　防风　甘草　枯矾

水泡洗眼。黄连为眼科圣药，故以为君；佐以当归梢破热下流，防风除风，甘草解毒，枯矾清利目眵，亦解毒多效。

火眼药方

用皮硝一斤，用黄豆五升，打腐一团，平腰截作上下二块，中间安硝，上下盖台，腐入甑中，下安一大钵，火蒸之。其水落钵中，取起，入瓦罐中，候冷。取硝，每两用明官硼砂三钱，用少许点火眼，神效。若点翳障，用乳香，去油一钱，用铜绿烧红，入童便中，淬过五七次，用少许，共为末，点之。

治火眼

黄连二钱　黄柏二钱　大半夏一个　杏仁七个，去皮尖　胶枣五个

用水一碗，煨至半碗后，滤去渣，澄下面末点。如备下济人，先以前药，或日晒，或火烘，成胶，临时以清水调点。

眼药

黄连　桑白皮少许

共浸水一日，去渣，次日用此水熬成膏，后用酒杯量有一杯，用雄胆三分，麝三分，调匀点之。

小儿害眼

黄连

捣水，敷脚心。

脑崩鼻息，乃风寒起也

用艾二两，将绢一幅，先将艾五钱铺大碗一块大，用朝脑一两五钱铺艾上，又将后艾一两五钱盖在上，将余绢包盖上面，安头顶中。绢外周围用面条围之，用索悬一茶壶滚水坐药上，待鼻中艾香即止。如不香，水冷再换。滚水一次即好，两次断根。壶底要窝，神妙神妙。

又方

以甘草四两煎汤，用有嘴壶盛。以壶嘴向鼻嗅之亦效。

鼻血流不止

用暑袜带子一根，将手指逐节根下一路捆住，独无名指犹加紧些，捆完捻拳下垂，锥紧，即刻住止。左鼻捆右，右捆左。

鼻息肉

土木鳖二个　甘遂一分

共捣为丸，塞鼻中，嗅其气，息肉白化血水流出。自消觉喉中痛，去甘遂，止用木鳖捣丸塞鼻，以消为度，效效。

口疳方

年久小便缸底有霜厚者，火煅过七钱，黄连一两，共为极细末，口疳、鼻疳、口中生疮，以竹筒吹进，外则搽之。

口舌生疮

真胆矾五钱

入银锅内煅赤色，出火毒，次日细研，每以少许傅之，吐去酸涎水，一二次即好。

口中走马疳疮

雄黄　火硝各等分

先将米泔水洗净，拭干后，用药末搽之，神效。好后再用生肌药搽。

舌胀肿出口外

用蓖麻油蘸纸捻灯上烧，取烟熏舌即消。一用雄鸡冠刺血，盏盛，浸舌就咽下。又用冬青叶煎汁浸。

舌上疮及口疳

吴茱萸为细末，醋调，敷两足心，时刻见效。

牙痛试效方

大黄二钱　羌活一钱五分　薄荷一钱五分

水煎漱口，吐出又漱。

又方

青盐　食盐　川椒　小蜂房一个

好烧酒四两煎。漱口，连漱即止不发。不可食下。

又方

朝脑一钱　朱砂三分　胡椒三粒

先擂椒，次擂砂，后擂脑，共为末。先以清水漱口，后用此药末擦牙，噙少时，吐去涎，又以水漱之极妙。

牙痛

用樟脑为末，搽患牙跟。仍用花椒煎水温漱。如虫牙，用细辛煎水漱，不用椒。

牙痛，内服神效

当归八分　生地黄酒炒，八分　牡丹皮，去骨，一钱五分　黄连酒炒，一钱五分　黄芩一钱　石膏二钱　细辛三分　防风四分　荆芥七分　薄荷六分　细茶三钱　姜三片

水煎服，如火在上，加升麻三五分；在下，加大黄三五分。

又方

乌药　栀子炒　生石膏各等分

水煎服。石膏宜多些。

牙疼，常用搽牙

雄鼠一个，去毛，去肚中肠杂，内以青盐填满，缝之，用草纸水湿包裹；仍用泥糊之，煅过，成末。加当归、熟地黄、细辛、甘松、山奈、煅过石膏各等分，共为末，搽牙吞之。

乌须固齿

地骨皮一两　川芎　白蒺藜各七钱　没石子四钱　香附子三钱，以上五味炒　青盐一两，用紫土罐瓦火煅，不响为度　细辛三钱　旱莲草四两，二味炒黄，不犯油气

共为细末，每早擦牙咽下，至老不白，亦不落，极效。

一次散 治喉肿痛，并口舌生疮。

白矾一两，生熟各半，生矾烧枯熟者，用蓬砂三钱，共为细末，每末一钱，加冰片厘半，每用少许，以笔筒吹入（芦荻筒更好）患处，即愈。

双单蛾风，先以箸挑开上牙，按紧舌根，看疮有黄紫泡者，将筷子破开，藏针于内，露针杪一分，用线紧缚，挑破疮泡。待血水尽，用梁上扬尘煎水数碗，吞漱恶水后，复用一次散吹之。

双单蛾，鹅缠喉风，中风

牙皂七钱，去筋　玄胡索炒，一钱

共为末。滴水为丸，入筒内，又将水半茶匙湿之，男左女右，吹入鼻中，少顷，吐痰即愈。

治喉闭

雷公胚（即螳螂子，如蚕茧样，禾稼上、深草上时有之）用二三枚，火煅存性，温水调，灌服三四口，即愈。

喉风

大皂角一条，瘦者去子，用水煎取浓汁，入麻油半盏，同灌下，吐去痰涎，立效。

气头方，舌尖散

海带　海藻　海昆布　牛掩骨　猪掩　羊掩各二两　黄柏一两　甘草一两

共研末。每用少许，饭后放掌中舐食，每日二三次，不过一二两，全消。

诸气散　治心胃腹痛等，兼治吐血，女人小腹痛。

大蓟一味，水洗净，刮去皮，晒干，为细末。每用一二钱，临痛韭叶煎汤，入炒盐少许，调服。或烧酒亦可，妇人红花汤下。

心气痛

茜草根三钱　煎酒服。取汗一身，或吐黄涎水数口即愈，且除根。

桃花散　治心气痛。

大黄末一两　风化石灰二合半

共炒红色，每七分，酒送下即止。又能撅有水疮。

又方

胡椒七粒　胶枣二个去核

入椒在内烧。纸裹数层，煨熟，研末，烧酒下，断根，柘树菰（树上生，黄色者），磨，烧酒服，即愈。隔食亦如此服，全愈。

治番胃　即饮食不得者。又治喉闭。

大面酒一斤　土牛膝草二两

煨酒至十二两，取出草根，以酒入土内一宿，次日温服。小盏，日服三次。

香橘顺气愈胃汤　治翻胃。

陈皮去白，八分，茯苓一钱，枳壳麸炒，五分，青皮麸炒，七分，半夏姜汁煮，四分，桔梗五分，香附　童便炒，一钱，川芎四分，苍术米泔水浸炒，一钱，厚朴　姜汁炒，五分神曲八分，甘草炙，三分，茴香盐水炒，八分，引煨姜三片。

胃脘痛加草豆蔻三分。

胃气痛

七个乌梅七个枣，十个杏仁一处捣，端午为丸梧子大，盐酒一服立时好。乌梅、枣俱去核，杏仁去皮、尖，端午日捣为丸，每服十二三丸，盐一匙调，酒送下。

又方

山栀子仁，以姜汁炒褐色，研末。细茶煎汤，每调二钱服，神效。

膈食方

厕缸中粪硝二两，用火煅过，用生姜自然汁一碗，煮干，每服二钱，烧酒调下。一服即能饮食，四五服全愈。

肺痈

茵陈一味，切碎，一握，加大黄六七片为一服。水煎服。一服即效，二三服好愈。盛者五六服，先炒猪心肺与食。若食得者，其肺管不朽可治，如食不得，不可治。

肺风

苦参一斤，切片，初用米泔浸一昼夜，晒干。次用童便，浸一昼夜，三用好酒浸，四用好醋浸，晒干。又用火焙干，地上去火毒，为末，面糊为丸。每服四十丸，滚白水下忌煎、炒、酒。

痰火、痰革、痢疾、水泄、心疼，古灵丸

多年古樟石灰，愈久愈好，取来研末。醋炒，又烧酒炒，研碎，醋调，米糊为丸。每服三钱，淡米汤送下。心气疼，烧酒下一钱五分。外用，或黄丹、朱砂、青黛为衣。

遇仙丹　治邪热上攻，痰涎壅滞，翻胃吐食，十隔五噎，蜗哈酒积，虫积血积，气块诸般痞积，疮热肿痛，或大小便不利，妇女面色痿黄，鬼胎癥瘕，食吞铜铁银物，悉治之。五更时用冷茶送下三钱，天明可看去后之物药。有积去积，有虫去虫，不伤元气，不损脏腑，功效不能尽述，小儿减半，孕妇勿服，亦可治痢。

白牵牛头末，四两，半炒半生　白槟榔一两　茵陈五钱　蓬术五钱，醋炒　牙皂五钱，炙，去皮　三棱五钱，醋炒

共为细末，醋糊为丸，绿豆大，行后随以温粥啜之。忌食他物。如前积不下，再以冷茶催之。

遇仙凡治蛊症并气膈胀食积等症

茵陈　槟榔　牙皂　三棱　莪术　枳壳　广木香各五钱

萝卜子一两　牵牛头末四两，半生熟

大皂角煎水，打面糊为丸，每服三钱，茶送下。如血虫，先服桃仁承气汤，后服此丸。

红花　桃仁　三棱　莪术　桂枝　芒硝　大黄　甘草

各等分，水煎。

凡看虫症，先将指按腹，有挡不起者，水蛊；按之随起者，气蛊也。肚有红筋者，血蛊。又酒蛊，用血见愁草，捣烂敷脐，吃汁少许，其水尿出，以消为度。

治痞积血瘕方，阿魏丸

阿魏五钱　雷丸一两　天竺黄七钱五分　芦荟七钱五分　胡连一两　麝香一钱　牙皂一两　乳香三钱，去油　没药三钱，去油　硼砂三钱　朱砂三钱　钢砂一钱五分　大黄一两，酒蒸晒干

共为末。生鹅血为丸，梧子大，空心每服一钱，韭菜煎酒送下。外贴后膏。

痞积血瘕膏

麻油一斤　陀僧半斤

为细末，将油熬滴水成珠，取起，冷定后加末药。

阿魏四钱　麝香三分　僵蚕四条　蜈蚣四条　全蝎四钱，去头足　朝脑一两　甘松二两　白芷一两　草乌一两

共为末。入前膏内搅匀，用狗皮摊贴痞上，外以布条扎住。

痞疾服药，神妙单方

莴蓝叶并根，即菜蓝。扬州、南京俱有。捣汁半酒杯，用广木香磨酒半杯，共和一处，再加谷精草末一茶匙，搅匀。如痞形活者，用枣子塞两鼻，莫使他知闻其气，恐走别处，通口一服，其痞即落下。二日又服一杯，消一半；三日再一服，全消。

黄蛊症

广木香末一钱

捉一虾蟆，放香于口内，再用一猪肚，将虾蟆入于肚内，缝住，煮熟。去蟆，食肚与汤，三四日即消如常。

肠胃燥涩秘结及风热隐疹壅滞，并皆治之

防风　川芎　当归　赤芍　大黄　麻黄　薄荷　连翘　芒硝各一分半　石膏　黄芩　桔梗各五分　滑石一钱半　甘草一钱荆芥　白术　栀子各一分二厘半

上㕮咀，作一服。水二盏，生姜三片，葱白一茎，豆豉三十粒，同煎一盏。去渣，热服。其大黄、麻黄、芒硝三味，对症旋入。自利，去大黄、芒硝。自汗，去麻黄。

化痞

野红壳豆藤一把，将半斤重小鸡公一个，竹刀杀死，勿犯铁器。去肚内物，入藤在内，铜锅水煮熟，去藤，食鸡并汤。小儿一只，大人二只，即好。

胆黄

用螺蛳，不拘多少，捣烂，每茶钟入姜五钱，亦捣烂，以滚生酒冲之，去渣，服酒。数服即愈。

又方

苦瓜蒂为末，吹鼻中，流尽黄水为愈。

黄肿并吃茶一切黄者手酸脚软气急方

红矾五钱（以皂矾用荷叶包，糠火煅二日，以红为度，即红矾）　香附末一两，不制　无名异糠炒，三钱

醋打面糊为丸，梧子大。每日三次，水酒送下五十丸。吃茶叶者，加针砂三钱。

水肿

石干一钱　木香七分

共为细末。五更空心滚水调服，行三五次，立消。

治水肿，大小便不通，气逆极验

蛤粉一钱

和老蒜捣烂为九丸，量人虚实作一二次服。浸蒜醋下，或以粥汤下。

治肿神验方但下阴未肿破者皆可活

鸡粪一斗　用无灰酒十斤

同酒煎滚，去渣，渐次服。一泻其肿自消，但忌食盐四十日。即滴盐不可用，用盐复发，不可为矣。

治腰痛

杜仲 姜汁炒 牛膝 破故纸酒炒 当归 川芎 荆芥各
等分

用雄猪腰一对，将竹刀剖开，去内白膜，同生酒煎服。加
菟丝子酒炒亦妙。

噤口痢

石莲子煨去壳，三个，姜汁浸 黄连三钱

以陈壁土炒干焦，共为末，绿豆面糊丸，酒吞，神效。

又方，先服通利，后用此

黄连五分 人参三分 甘草分半 莲子四十九粒，连心打碎 水
煎熟，加姜汁一匙服。此治痢之神剂。

痢疾方

五倍子，不拘多少，为末。

醋炒黑色，醋打米糊为丸，梧子大。每服一二百丸，红者
白滚水，白者砂糖或姜汤再红者，黑者或苦茶汤下，杂色者米
汤下，噤口者，用乳香烧烟熏鼻，胃口自开。

赤白痢

诃子为末，每用七分。赤痢，甘草汤下，白痢，生姜汤下。

噤口痢

红木槿花，阴干为末，同面作饼，热服之。

又方

人参二钱　莲肉五钱　山药五钱　茯苓五钱,俱炒　老米陈者,半升

水浸湿,炒熟,共前药为末,加白糖四两和匀,每用一匙,挑入口嚼化,其胃即开。此一料可救十数人。

痢疾脾泄神效,朴黄丸屡试屡效

用锦文大黄十斤,冷水洗净,全湿透,以竹刀切碎,入大砂窝内。将上好无灰酒浸满,用桑柴火慢慢煮三昼夜,干则添酒,俟黑烂成稠膏,取出。用川厚朴,去粗皮,锉碎,姜汁拌炒,磨成细末,筛过,取三斤足。又用广木香,石臼木杵捣细末,取三两,与厚朴末和匀,总入大黄膏内,务捣千余下,均匀,或膏或丸,任意用之。不拘男妇老幼,寒热,红白日久,脾泄重者服二钱,轻者服一钱五分,小儿一钱,淡姜汤下,一二服即全愈。若酒食热痛,一次立见消。

粪后出血

青鱼胆草七根,洗净,用酒半钟,水半钟,煎熟,后下砂糖一匙,入内,温服即愈。

肠风下血

乌梅一个　艾叶五钱

用东流水煎,空心服。

又,冬瓜皮阴干为末,每服二钱,空心酒送下。

脾泄

响糖四两　莲肉四两　锅粑皮八两

三味共为末，滚白水调一杯，每日三服，一二日即止。

水泄方

烧过石膏一两　枯矾六钱

为末。米糊为丸，如绿豆大，淡米汤，睡时服四五十丸。如肚腹痛，加飞盐少许。

又方

黄丹，不拘多少，胶枣捶为丸，胡豆大，每一丸用针穿灯上，烧过，为末，姜汤送下即安（名烧针丸）。

治水泻兼可治痢

苦参　小甘草

各为细末。五月初五日均分相合，随将滚水或茶调服即愈。急用备之。

脱肛

牛屎内虫名推屎壳郎，炕焦为末，搽之即收。

又方

蜘蛛烧磨，搽肛口即收。

脱肛不收

用五倍子末三钱，入白矾一块。

水一碗，煎汤洗之，立效。

矾砒丸

明矾半斤　白砒四两

二味共为细末。火煅过，烟尽为度，为末，滴水为丸。

痢疾，冷水吞下七丸。水泄，木瓜汤下七丸。胃脘痛，炒栀子汤下。久患足上顽疮，擂末搽之。笔圈癣皮，略擦破用末搽之。九种心疼，牡蛎粉冷水调，下七丸，忌热物。疥疮用腊猪油调搽，又能搽坐板及黄水疮。忌搽头上疮。

疟疾方

桃仁七个　胡椒七粒　茄花七个

时酒半钟，水半钟，饭上蒸热，未来先服极妙。

疟疾不拘久近一服神效

常山三钱　陈皮一钱　槟榔一钱　甘草一钱

水半钟，酒半钟，煎七分。头夜先服一酒杯，次日早服一杯，来时又服一酒杯。忌生冷鸡鱼，一七极效，极效。

疟疾神效方

公猪胆一个　大龙爪葱三科　雄黄少许

捣烂极细，加生面为丸，小指顶大，朱砂为衣。临来日早塞鼻，男左女右，端午日合炒。

又方

黄连五钱　体厚者八钱

无灰好酒二钟，煎至一钟，露过一夜，未来时温服。

小肠偏坠疝气等症

老君须四两　乌角沉香三钱

二味生白酒七斤，文武火煮二炷香，存三日，出火气，每日空心将酒热服，约重二两。年久者二七日好，年浅者三七日全愈。

疝气

柑子核一钱，瓦焙　荔枝核一钱　小茴香一钱

共为末，酒调服。即一止痛，亦消肿。

又方

用杉树子，每岁一粒，酒送下，断根。

疝气方

茴香　胡椒　青盐

共为末。入猪腰子内，烧熟，空心同酒服，效。

治阴囊肿健并疝方

用陈艾，于左脚内臁，以手从脚板中心量至五寸处灸三壮，即愈。奇效（即复溜穴）。

气胞木肾

用黑黄豆、酒麸糟浸，加野芋头，同捣烂，敷患处。一次皮皱，二次全消。

遗精不收日夜不分者

莲肉一斤，去心　盐一钱

将滚水泡莲肉，搓去粗皮，待莲肉胀，糯米饭上布盛，蒸熟，取起，拌陈壁土，炒干，去土，为末。每服五钱，用鲜上茯苓煮猪蹄浓汤送下，日进三，服三四两，见效如神。猪蹄任食。

梦遗

破故纸二两，炒为末

每服二钱，人乳空心调服，五六日即愈。

麻症

槐花二钱五分　车前子二钱　小茴香一钱五分　牵牛一钱

俱炒为末。每服一钱五分，水酒送下，空心服完即好。

治小便不利及里急后重

用瓦松洗净，捣烂，酒浸汁饮，即通。

小便不通

荆芥一两　大黄一钱

煎服即通。

又方

车前子新叶，自然汁饮之即通。

鹤膝风

用杉木烧着，将刀压在上，取刀上油，旋擦旋消，神妙。

牛皮膏　专贴鹤膝风并湿气。

皮肤不拘多少，用生姜与葱取自然汁溶胶，摊于布上，以热贴患处，要棉花包暖，神效。

柳条风气脚

青蒿一担，捣烂，童便一桶，入锅，熬去渣，待成膏，下皮硝一斤，慢火熬成膏。时取有瓦器盛之，油单纸摊，隔纸膏刺眼贴之，一日一换，极痒，取出汗即消。

瘦胎散

人参三钱　当归二两　川芎　白芍　赤茯苓　枳壳各一钱香附米　紫苏叶　小茴香各五钱　大腹皮　陈皮各七钱　甘草二钱

每贴姜一片，已上均作七贴。看妇人受胎四个月二帖，至五个月二帖，至六个月二帖，至七个月一帖，方免临产之难。

催生

杏仁（一个，去皮，勿去尖，勿破，一边写日，一边写月字），以黄蜡为皮，包裹成丸，男人用左手递与孕妇，用右手接，用黄历头一页烧纸灰，调水送下，即产。其丸子手拿法。

又方

用黑黄牯尿，去头尾二节，只要中节，大半钟，加酒半钟，饮之即下。

治妇人生产已破，水衣不下

陈皮三钱　苍术三钱，米泔水洗　厚朴三钱，制过者　甘草三钱四味先煎，次下百草霜，即锅底灰三钱　芒硝三钱

碗内擂碎，和前药浸服。如不下，用原药煎，再加霜芒共

六钱，服之即下。如死胎，去芒硝加焰硝三钱　以合成药，煎毕，递送妇人服，不得换手，引用灯草七根。

催生方

烂铁锁筒或铜的不用锁，须烧红，淬酒吃即下。

又方

知母，去毛，一两，生酒煎服即下。

又方

好酒一碗，蜜、香油各一小盏，同煎滚，温服。

产难方

巴豆三个　草麻子七个　麝香少许

同捣烂，贴脐上，即产下。胞衣尤速（或云三麻四豆）。

又方

用蓖麻子四十九粒，捶碎，成饼，贴于脚心即产。产后即忙洗去。若盘肠生者，烘热贴头顶，心其肠即收。

又方

用鱼螵胶火烧存性，每岁一分，酒下。或用金物磨水服，立下。

又方

用石燕二枚，令产妇两手各执一枚，即下。

桑寄生散

桑寄生散除胎漏，经血妄行无止时。参术芎归胶续草，茯神香附寄生随。

安胎和气饮

安胎和气便虚滑，腹胀疼为胎冷因。白术丁香阿橘草，良姜芍药米须陈。

芩术散 安胎神效。

小条黄芩_{浸炒，一两} 白术_{去芦} 陈壁土_{炒，去土，一两} 砂仁_{炒，三钱}

上为细末。每用米汤调下二三匙，每日服二次。

安胎饮

安胎三月妊娠期，恶阻常憎饮食稀。胎动不安时下血，心神倦怠欲扶持。茯苓四物和甘草，白术阿胶地骨皮。更有黄芩煎共服，保全胎产及其期。

胶艾汤

胶艾汤医妊娠妇，或因颠仆动其胎。腰腹疼痛浑如产，此药和安救得回。芍药当归并艾叶，阿胶熟地草同偕。黄芪又与川芎配，养血安全十月胎。

生产胎衣不下

用生鸡子白三个，米醋调，灌下，即吐胎下。

横生逆产

蓖麻子 杏仁 半夏_{各七枚}

一处捣，贴脐下。

妇人小产并常用

川芎八分　当归尾一钱二分，酒洗　熟地黄一钱，酒洗　生地黄一钱，酒洗　绵黄芪一钱六分，蜜炙　白术八分　甘草三分　丹参一钱二分，酒洗

上咀片，水煎，加童便一杯，酒半杯服。

妇人产后百病

四物汤加蜜炙黄芪煎服，即愈。

通乳方

用陈柑子核四十九粒，炕干，为末，空心生酒调服，其乳如雨濡。若呵乳者，用新柑核如前。

又方

铺地绵草，煎酒服，妙。

回乳方

用乌龟壳一个，烧红，放地上，用碗，盖将水酒一碗在外充，取起擂碎，上下碗盖，充水酒服之，去末。

乳肿痛行经者可治，经断者不可治。

瓜蒌一个，连壳研碎　当归五钱　乳香二钱　甘草节一钱五分　皂角刺三钱，去尖　青皮三钱

共一服，水二大碗，煎至八分，食后的服之。服时入酒半杯于药内，善者即散，恶者不成浓，止毒气化为黄水即愈，大小便俱臭。

乳肿内呵

玄参煮酒服，取汗，肿自消。不退再服。

又乳痈初发者

栀子仁去壳，用子灰面停对，葱、蜜捣成膏，敷之即愈。

妇人血气疼

白芍　吴茱萸　川芎　红花　归尾　白茯苓　广木香少许
玄胡索　粉草少许

上咀片，水一钟二分，煎七分，食远服。服完饮酒一二杯，不能饮者半杯，神效。

妇人郁结积滞腹痛等症

香附子一斤，四两酒浸，四两炒盐，水浸四两，醋浸四两，童便浸，炒为末　枳壳一斤，水泡去瓤，每个安巴豆仁二个，线扎，水煮三香，去仁，将壳晒干，为末　大皂角一斤，去筋丝，为末　乌药半斤，切片，酒炒为末

醋打面糊为丸，梧子大。每服十九丸，盛者二十五丸，或姜汤，或酒送下。

白崩

棉花子，炒焦取仁，为粉。用酒打荞糊为丸，酒下三钱，数服即愈。

赤崩

单狗脑烧过三钱，酒调，空心服。

又方

四物汤加艾一钱、阿胶一钱即效。胶用蛤粉炒。

红崩

酒浸香附，去毛，捣粉，酒为丸，每日空心酒送下。

血崩妙方

乌胞茨根一二两，酒煎去渣服。重者不过二三服即愈。亦能治粪后红并肿毒。

赤白带

酸梅草取汁，用好酒调匀，红者白糖，白者黑糖，服之甚效。

白带方

金线重楼即蚤休，又名紫河车_{四两，为末}　黄荆子_{为末，四两}
红山楂根_{为末，四两}

以上三味和匀，炼蜜为丸。每服三十丸，日进三服，神效。

棉花子丸　治血崩，白带，筋骨痛，脾泄。

棉花子_{炒焦，取仁}　米一升　香附子_{炒黑，三合}　益母草_{末，三合}

血崩用红椿树根皮_{末，三合}，白崩用白椿皮_{三合}。

苦参粉少许，打糊为丸，梧子大。空心酒下六七十丸。筋骨痛者，单棉花仁粉，每一两，生酒调服，醉，取汗即愈。脾泄者，单棉花仁末，荞粉为丸，酒下或米汤下。

妇人血崩

干莲房烧灰二钱　败棕烧灰二钱　百草霜二钱

共为细末。作二服，好酒调下，立止。

产妇血气冲心

陈艾煎汤，与醋均服，立效。

崩漏

用椿树角，不拘多少，烧灰存性，酒调服。

抱龙丸　治小儿实症惊风。

大南星一个，重一两以上者，更清水浸剖，开作两片，中间剜一小孔，内藏巴豆肉三个，合成线，扎定。外用：

防风一两　荆芥一两　薄荷一两

以清水煎煮南星，以南星无白点为度，取出去豆不用。将南星捣如泥，为丸，鸡头子大，朱砂为衣，每用淡姜汤磨服一丸。

脐风撮口

甘遂去筋，一钱　僵蚕去头足，五分　蝉蜕去头、足，酒炒，三钱
雄黄一钱

共为末。每服三分，姜葱汤下。用棉絮封脐，并治盘肠惊。

小儿风寒潮热

将大人右手大指按小儿和心中雷门，勿使动，将左手侧上

直骨自手从前后擦之，又于手侧下处自后从前擦之，又在各手指望前擦，擦后每节断筋即安（男左女右）。

万金散　治小儿发热，口干，惊掣。

嫩石膏五钱,煅过者　滑石水飞过,五钱　朱砂二钱五分　炙甘草二钱五分　金箔二十四片

共为细末。如热重，薄荷汤调，热微，荆芥汤调一匙服（当忌荤）。

免痘经验方

预先养乌骨鸡，雄雌各一，不与他鸡相杂，待生下蛋，收起。每年自立春日始，将蛋顶上开一小孔，取蚯蚓一条，入内，仍用泥封固蛋孔，灰火中炙熟。去蚯蚓不用，将蛋与孩子吃尽，永不出痘。多食三五个尤妙，二岁以后俱可。

水部郎同年景讳昉，山西人，传渠三世不出痘，皆此方之力。

稀痘方

纯阳草（又名兔儿一枝箭草），捣烂，煎汁，熬膏，或酒，或滚水，调二三匙，服三四两，其痘止数粒。

制药方

三伏天烈日，用大虾蟆一个，用板一片，钉四钉，缚蟆四足，头出板一指，朱漆盘盛水，入水银五钱在水内，令蟆看见。又用珍珠、朱砂各一钱，共为末，将醋调，每足各搽五

分，烈日中晒之，待口内吐出白沫，水上浮之，取起四足药，各记明白，将前吐沫分四处，为丸。遇发热时，认定是痘，每服用人参一分五厘，同纯阳草煎汤，送下前丸一分五厘。如右手先出服右前足药，则出右手不过五七粒，别处俱无。余仿此。

小儿喉口有痘，不能饮食

用白苋菜根全连茎半节，烧灰存性，为末，每钱加冰片二厘，以荻管吹入患处，即思饮食。

痘科退潮热

生石膏_{五钱}　滑石_{五钱}　寒水石_{五钱，慢火煅}　麝香_{半分}　冰片_{三厘}

共为末。每用一茶匙，竹叶灯心汤下，即退热。

小儿呕吐不定

五倍子_{二个，一生一熟}　甘草_{一握}

湿纸煨过，同研为末。每服五分，米泔调下。

小儿疳疾

风化石灰_{六两，水飞过}　青黛_{一两}

共为末，每一钱，调鸡蛋煎服，勿用盐，空心服，五六次愈。

治小儿牙疳

真胆矾一钱，匙上煅赤，去火毒，入麝少许，为末。傅龈上即效。

小儿口疳或破皮

荔枝一个，取一孔，入盐灌满，纸包，烧为末。将少许搽之，一二次即好。

金瓜丸

治小儿久患黄瘦，欲成疳疾，不思饮食，朝暮潮热往来，手脚无力，肚腹不宁，肠风下血，一切治之神效。先服金枣丹，每次半分，服至三分，后服此丸。

黄连一两　黄柏一两　青皮去穰，五钱　甘草四钱

共为细末。用牙猪胆数个，将末药和匀，入磁罐盛住，浮在水上悬胎，煮六七滚，取起，放当风处吹一宿，加麝三厘，用米糊为丸，如黍米大。每服百丸，或五七十丸，量人大小用之，滚米汤或酒下。不拘饥饱，用之一月，令儿肥白唇红气壮。有痰者，加硼砂四钱，天竺黄二钱

金枣丹　治一切外科破烂，寒伤流注等症。

雄黄一两　辰砂三钱　川乌去皮、尖，三钱　升麻三钱　蜈蚣三条　蟾酥三分　闹羊花三分　麝六分

共为细末。醋打面糊为丸，如大枣核，晒干，入罐收听用。遇疾，葱包一丸，火煨，葱熟为度，葱酒送下一丸，尽醉发汗。忌风。不拘无名，随肿者俱效。如至重者，肿或一块，再服二丸，不取汗，全消，神效。如久破烂者，每服半丸，不

必取汗，数服自愈。

大麻风

苍术一斤，切碎，葱四两，姜四两，三味共捣烂入坛内，布扎口，覆在地上。春五夏三，秋七冬十日，生毛衣为度，取出晒干　防风四两　北细辛四两　白芷四两　草乌去皮，净，四两

姜、甘草共入罐，水煮一日一夜，取出晒干。

上共五味，为末，酒打面糊为丸，梧子大。每服七八十丸，酒下。外用菖蒲根切片，晒干为末，撒席上睡，其虫即死。轻者一料，重者二料，即愈。

又方

全蝎半斤，用米泔汁浸一七，取起，火焙　黄连二两　僵蚕三两，炒去丝，黄色　黄芩二两五钱　蝉蜕二两五钱，净去土　明天麻三两　川芎三两　桔梗二两，去头　白芍二两　羌活三两　白术六两，去芦　滑石一两　防风五钱　石膏一两　荆芥一两　大黄六钱　当归六两，酒洗　栀子去壳，二两　细辛六钱　连翘去心，二两　黄柏一两　苦辛去梗，用皮，一两五钱　人参去芦，一两　沉香一两

上二十四味，共为细末，听用大枫子三斤，去壳，用肉十二两，如少再添，照后法煮。

煮枫子药

牙茶四两　黄柏二两

共为细末。每用五钱，用瓦罐一个，水十斤，入罐内，煮

滚。将枫子入罐，加前药五钱入内，大火煮，煮得枫子如煮赤豆开口，方换水去油（法照后）。

换水去油法

用大缸一口，容三五担水的，用簏篮一个，放在水中，将煮枫子的药连药连水倾在篮内，去油，取入罐又煮，照前法，连煮二次。如煮烂饭为度，照依前法，换水去油，连煮三次，照依前，下药如糊黏为度，方可取起。照前去油，用水漂过一夜，去油，滤干，用石臼捣如面糊为度。用前二十四味药，入臼又捣，以匀为度。将米粉一升，打干糊，入臼内同捣，取起为丸，如梧子大，晒干。早服二钱五分，中服三钱，晚服三钱，用浓汤送下。忌酒、色、大荤、牛肉、蒜、韭薤。此药用尽三料，吃清肺散十服。

杨梅结毒粉毒　耳鼻落者，复生。肾茎溃卸依旧。

乳香　没药　雄黄　朱砂俱生用，各二钱　白砒用绿豆水浸一夜
硫黄　豆腐煮过，各一钱，净

黄蜡四钱，溶化为丸。每服七厘，土茯苓四两，用水五碗，煎三碗，渣再用水二碗，煎一碗，共一处，用牙皂，焙末，三分，入汤内，早用此汤一碗，下药七厘，每日服四次。若疮势轻者，每服一分。重者，反服七厘。恐服多则易好，留毒在内故也。服至一二日止痛，三四五日转痛，赶出腥臭脓水，直服至臭止水清。不服药，单用生肌药。若再服则生出凸

肉矣。如此神异。若耳鼻落者，加人元末三钱，取上部的。若肾茎卸者，加人元下部者三钱。室女经布，童便洗下，焙干，一钱，即复。原坠胎有形全者，即人元火焙过用。

又，杨梅疮粉毒

白砒一两　硫黄一两　当归　地黄　川芎　芍药女赤男白

以上各一两，共入罐，打火六香，三文三武，升盏者与坠底者各自用面糊为丸，俱绿豆大。疾在上，川芎、升麻汤送下。升盏者，一粒。次日服坠者，一粒。疾在中，归、地煎汤送下。疾在下，用牛膝、木瓜汤下，或杂在当归、地黄养气血丸内，每用一粒，参服，免人疑亦妙。

治杨梅疮，杨梅风毒，及误服轻粉瘫痪，筋骨疼痛，不能动履者，服此除根。永无后患，效验如神。

仙遗粮即硬饭团，湿者一两，干者七钱，白者佳，红者杀人　防风　木瓜　木通　薏苡仁　白鲜皮　金银花以上各五分　皂荚子捶碎，四分

如虚弱者加人参、当归各七分。

以上十味，用水钟半，煎至一钟，空心一服，午间一服，晚一服，此三服止。用药二剂，二次头煎者，将二渣并煎一服，共成三服。病浅者十日，深者一月全愈。忌牛肉、烧酒。

收口药

凡梅毒生肌药撚将完，止豆许大，不收口者，必要乌梅烧

存性，研末上之即收。别样诸疮不收口者，用油头发烧灰，或蜈蚣烧过，上之即收。

治杨梅疮，羊角散

羊角，锉末，炒焦，研末，每服三钱，夜间酒调服，出汗。次日服防风通圣散一剂，去芒硝、大黄，加川山甲、金银花，隔三日再服羊散一服，取汗，再服通圣散，隔三日又照前服，三次即愈。出汗后，其疮黑色为验，最妙。

棉花疮点药神方

白砒三钱　精猪肉七钱

以砒为细末，点水数点于砒上，将猪肉切碎，以砒拌匀，入阳城罐内，打火三香，不封固，以烟尽为度，冷定，取出为末。遇症用些，须黑上，数日即愈。干者水调点。

治梅疮

土茯苓　金银花　紫草各三钱

白水煎，临服，用酒一小盏，一日服。

便毒等症

槐花一碗，入锅炒焦，预先烧一秤锤，待槐花焦，将秤锤入锅内，上以大碗盏盖定，仍将水酒充，待水出碗弦则止。将此酒，能饮服二碗，不能饮者服一碗，沾汗一身即消。

鱼口

蓖麻子肉三钱，研烂　松香五钱

先将松香煎化，后下蓖麻肉在内，搅匀，取起，摊膏二个，左右各贴一个。又用大黄末五钱，空心好酒送下。又吃核桃一枚，即效。

下疳疮

轻粉七分　金箔二十二个　冰片半分

共为末。有水者干搽，无水者去壳搽之。外用乌金纸贴，神效。

又方

海螵硝火炮，去皮，一钱　水粉火烧过，黄色，五分

共为末，擦之。

又方

用猪骨髓和轻粉三分调擦。

又方

轻粉七分半　片脑三厘　磨镜锈一分

三味为细末，擦之三日，痊安。

便毒

用肥皂一个，去核，加雄黄末一钱，捣酒醋糟，灌于皂内，外用滋泥糊一指厚，火煅捣敷，即溃。

铁箍散

专敷便毒等。未成头者即消，已成者即穿。大黄末、鞭蓉叶为末，用鸡蛋清调敷，即效。

白癜风

枇杷叶、芙蓉花各等为末,用白鳝油调。将苎麻根蘸油火,共热,擦之,白鳝,蒸,取油,熬干水气用。

鹅掌风

用鱼腥草(即野荞麦,最腥气)并葱二味,捣一丸,两手搓之,即愈。鼻闻其气,可治杨梅疮,极效。

熏鹅掌风方

红花一两　花椒五钱　香油二两

浸前二味,炒枯,擦掌上,火烘三五次,全愈。

便毒痈疽等

甘草节一钱五分　大黄四钱　川山甲一钱,炒　金银花二钱

水煎服。泄去毒即止痛,后服防风通圣散数服。如要速好,用水胶三钱,酒煎神效。

生肌

鹿角一两,烧红即研碎,加轻粉三钱,生肉妙。

肿毒发背顽疮,任是极痛,立时止

虎掌草晒干为末,纸为捻子,点烟熏。初起患处立刻止痛,比前又肿些,过半昼,又熏一捻方消肿,又熏一捻立愈。若久不收顽破等疮,用草末一钱,加头垢六分,共为捻,熏疮,其败肉尽落下,血变为脓,自生肌,甚妙。

发背

用团鱼壳烧存性，为极细末，真麻油调，将鸭毛搽疮四围，中留一孔，且勿搽药。待毒将裂，用飞过食盐浓茶洗之，方上前药。待一七有脓出，洗一次上一次药，待脓出尽，方用生肌散。如毒胜药，外用铁箍药。芙蓉叶、白及、大黄、天南星，烧纸包烧，过为末。用水缸下泥，淡淡醋调敷之。如未开，用虾蟆取皮贴患处即开，便用前药。

蟾酥丸　治发背、乳痈、疔疮，止痛。

蟾酥 分，乳化开　麻黄末二分

同酥和调为丸，雄黄为衣，如黄豆大。每服三丸，真酥做者止一丸，酒送下，出汗即止痛散毒。其丸剩者，晒干可留。

发背

扁竹根，白黄花者，为末，水洗，搽上，又用作末，酒服五分。又凡诸疮已出未出者，俱用扁竹根捣碎取汁，和滚酒服，或切片煮酒服，神效。

又发背肉烂者，用虾蟆一个，破开，去肠肚，伏着贴入患处，少顷，烂者尽旋生新肉，奇妙。

发背痈疽奇方（先看四种照法，明白方能下）

取蚯蚓粪五钱，用桐油和匀，炒黑色，极枯，退火冷定，研末。再加羊油一两，和匀，研。用油纸卷成条，又入桐油内浸湿，将此点灯照看患者轻重。若疮暗黑，臭气冲鼻，难疗。

四处红活，以药调治即痊。

药方

铁甲将军二三十个（即蜣螂虫），焙干听用。绿豆，取皮三两，不炒，麻黄节三钱，炒黑色。共三味，放入大磁碗内，加人乳拌湿，浸过一夜，次日晒干，再研细末，每服一钱五分，白酒送下。令坐片刻，其痛即止。慢慢去黑败之肉，遂生新肉，每日猪蹄汤洗之，拭干，方上生肌药。

生肌药

黄蜂巢一两　鱼胶四两

二味锉碎，炒黑色为度，退火研细末，放地上，退去火毒一宿，次日取出，加冰片五厘，和匀。上药以填满为佳，重极者，亦只一月，必可痊愈。

金银花酒　治一切痈疽，发背，疔疮，乳痈，便毒，及喉闭，乳蛾等症。

用金银花连茎叶捣烂取汁，半钟，和热酒半钟温服，甚者不过三五服，可保无虞。如秋冬时无鲜者，以收下干者一握，用水一钟，煎至五分，充热酒半钟，服之神效。

发背溃烂后方

五月五日采菖蒲根，不拘多少，晒干，临用将蒲截开作四条，用青布缠裹，蘸真麻油于烂处，四下照即愈。

治痔方

蓖麻叶揉碎煎汤，先熏后洗，仍用有片眼药擦于四围，断根。熏时用罐着药水，微温，安在肛门周围，以绢绕罐口。

痔疮极效方

大黄半斤，切碎，水酒各半，砂锅煮二日，待半干，即搓成丸。每服三十丸，用腊酒一壶，黑铅四两，火化开，投入酒中。如此七次，将此酒空心送下，只用一料，即可断根。

又牛奶外痔

胆矾　青矾　明矾　芒硝各等分

瓦焙枯，用少许擦于眼头上，二三次，水出自消。

外痔方

陈茶一握，蕲艾一握，煎水五六碗，先将五倍子七个入盆内，以前煎水倾入盆内，将身坐上，用衣围住蒸之。待水温洗其疮，即断根不发。

痔漏退管生肌

白芷梢一钱五分　猬皮三钱砂炒　蛴螂一个

共为末。分三服，空心酒调下，自然退管，极妙。

治面疔疮

蜗牛一个,带壳　白梅肉半个　荔枝肉一个　黄鸡膏　银朱

捣成膏贴。

诸肿毒

草乌　芙蓉叶

二味，各等分为末，水调，敷肿处即消。

瘰疬方

用夏枯草，不拘多少，洗净，研自然汁，熬膏。将连翘、枳实、桔梗、当归、金银花各一两，研为末，和匀，入牙猪脏内，两头用线扎定，将陈火酒煮三四时，取出，用药晒干再研，细末入草膏内为丸，如弹子大，晒干捣烂。又入膏为丸，晒，如此四五次，后为小儿丸，如桐子，早饭后七丸，午后十四，夜饭后二十一丸，俱酒送下。此方屡有神效。

瘰疬神效方

白马骨根（此草似木，高不过尺，对节开枝，对节开叶，叶如枸杞，花白微小之甚，花在节间，只丛生，如益母草）　芫花

二味各等分，煎水待温，浸鸡卵。轻者十二个，浸二三日，方将药水煮食，每日一个，酒下，外贴草膏。

草膏方

荔枝草，一名长青草，又名雪里青，味极苦，多取煎浓汁，去渣再熬成膏，摊贴患处。不拘已穿，未穿俱效。若未穿，将先起的疮灸一艾，然后贴之。若已穿者，可不必灸。

瘰疬方

熟大黄一两　蜜陀僧五钱　黑牵牛五钱　葱白皮五钱　火硝五

钱　土鳖子六七个，炙干

以上各味，共为细末，蜜为丸。早晨取无根水在静室不闻人言鸡犬之音处送下。忌发热生冷之物。半月病人少泻。此药作一服，如疮已破，即敛口，如未破，即消，一月自然全愈。

瘰疬神效

土茯苓鲜者，用木器打碎，四两　防风八分　荆芥七分　蜂房七分细辛八分　白僵蚕十六个　薏苡仁二钱　肥皂子仁九个　皂角刺疮已破者七八分，未成形者三分，引经而已

若破而将好者少，用灯心三十根，水四茶钟，煎二钟，食后服，每日饮土茯苓汤，数日一服，见效，忌牛肉茶并房事。

瘰疬方

白茅藤并根煎酒，晚服取汗后，每日服之即消，极效。

梅核气

薏苡仁根煎酒，服一二次即愈。

臁疮方，名三白膏

水粉一两，为末　白蜡五钱　黄蜡一两　猪油二两

共熬成膏，照疮大小油纸摊贴。内用搽药方。

胡黄连一钱，为细末　片脑一钱　轻粉一钱

共擂极碎，搽疮上，二七痊。安臁疮久不收口，并顽疮。

银朱五分　韶粉一钱　松香一钱　冰片三厘　铜绿五分

俱为细末，用真正麻油煎一滚，取起，入前药在内，调

匀，做隔纸膏贴之，极妙。

顽疮，臁疮，捧疮

古石灰研末，一斤，用韭汁和捣为饼，阴干　加煅过龙骨五钱　赤石脂五钱　轻粉三钱　麝一分　象皮切片三钱，砂土炒

共为细末，生桐油调，摊膏贴之，即好。

臁疮及一切顽疮久不愈者

银朱一钱　千年古石灰五分　松香五钱

为细末，香油一两，化摊纸上贴之。

又方

松香不拘多少，为细末。每末四两，加冰片一分，用真香油调匀，搽患处。外用软纸包裹。扎住，三日一换，即愈。先用盐茶水，或葱水洗净。

又方

黄蜡二两　桐油半钟　花椒三钱　真轻粉三分

共熬成膏，温热时用榆腊叶拖膏贴之，洗同前。

又方

黄蜡一两，溶化，入　银朱一两

搅摊纸上，刺孔，贴之即愈。

腊梨方

南星　半夏　天花粉

三味各等分，为细末，桐油调搽。

腊梨癞方

枯矾五钱　松香五钱　轻粉三钱

香油调搽，妙。

又方

用甘柘炕焦末一两，轻粉三钱。

油调。

臁疮方并一切顽疮。

治痔方

蓖麻叶揉碎煎汤，先熏后洗，仍用有片眼药擦于四围，断根。熏时用罐着药水，微温，安在肛门周围，以绢绕罐口。

韭菜下蚯蚓粪，用火煅红，研碎为末。又用番木鳖数个，以清油煎去渣，即以此油调前粪末，搽于患处即愈。搽时先将槐枝煎水，洗净。

臁疮血风疮

轻粉、百草霜（即锅底尘），各一半，和匀，细捣为末。以香油调摊油纸，贴患处，包布，包上中下，紧扎，一日三换。钞油纸长一块，上半用针穿眼无数，下半摊前药，不用针穿孔，验过立效。

又方（不收口，用姜自然汁洗之，一次收一次，数次全收）。

黄柏四两　蜜半斤

将蜜炙柏，干，又炙得老黄黑色，切片，为末，配后药。

轻粉三钱　儿茶一钱，去油　乳香去油　没药去油　血竭各五分

共为末，用蜜调饼，贴疮口，布札，次日反覆贴之。轻者一个饼全愈，重者不过二个。如贴肉不可动，愈自落，神效，神效。

又方

用累轻烧过窑灶黄土，研极烂，入黄柏、赤石脂、黄丹、轻粉拌匀，以清油调稀，用油纸盛药，傅疮上，却以布绢缚定，纵痒，不可以手开动，直候十数日后，疮愈却去之。再加没药、浮香以散瘀血，更妙。

贴无名肿毒膏药

金星凤尾草一两五钱，如无鸭掌，金星亦可　水竹叶一两，凤尾竹叶尤佳

葱根连须头三十根　朝东侧柏叶一两二钱　白芷一两二钱

上锉碎，用真香油一斤二两，浸药一日，用火熬，看白芷焦黄为度，用棉纸兜滤去渣，拭锅干净，方入锅。用火再熬，每油一斤，上好铅粉三两，用竹杖搅匀，文武火熬沸；看起黑烟，再入铅粉一两，用竹杖不住手搅；起黑烟，又入一两铅粉，仍用竹杖如前搅；又看黑烟起，又投铅粉一两。如此四次为度，滴水中成珠不散，已成膏。取起，连锅坐土凹中，搅去火毒，任用。

肿毒敷药

五倍子末与小粉（小麦面澄洗粉）等分，共炒成团。凡遇毒，取些研末，醋调，敷之即好，神效。

诸疮膏 止痛，散血，生肌。

苦参半斤 商陆根半斤 桐油一斤，内加香油四两

将前二味入油，共慢火熬至药枯黑，去渣。再将纸托布，摅去渣脚，以锅拭净，入前药油再熬，加陀僧细末五两，陆续投下，频投频搅，滴水成珠。取起出火，加黄白蜡各五钱，待将冷倾入水中，去火毒。

疥疮洗方

用苍术一勺 皮硝一勺 苦参一勺

煎水，洗二三次即好。有虫加黄柏。

疥疮

小麦一升 用硫黄二两

陆续投炒小麦，外用：

川椒二两 槟榔一两 苦参三两 藜芦根五两 番木鳖二十个

共为末，鸡蛋煎油调搽。

杏仁二十个 大枫子四十九个 水银一钱 朝脑三钱

共捣烂，为一大丸，两手搓药，以鼻嗅之二日即愈。搽亦可。

脓疱疮

大枫子三四十粒 朝脑二钱 水银一钱 朱砂一钱

共为末，以油核桃仁捣前药末为一团，放于手中，搓之，复以鼻闻之，又以药团于疮上滚走，即愈。

缠蛇丹　龙缠疮

口嚼糯米浆，搽之即好。小儿面疮亦好。

坐板疮

凉沙泥水搽洗之即好。

用胡麻嚼烂，连津贴上即好。

又方

飞矾一两　雄黄三钱　硫磺三分

共为末，擦之。

血风疮方，烟胶散

用硝皮锅上粑为末，将生桐油调，油纸摊膏贴之，不十日即瘥（小儿头疮用香油调搽）。

又方

用蚯蚓粪，桐油调搽即愈。

肾囊风痒

猪蹄壳烧灰存性，煎水，先洗患处，后将此药搽之，亦好。

又方

青矾，煎水洗，极妙（并坐板疮亦治）。

诸疮毒

槐角子一钱　白生矾三分

共煎，酒服即愈。

金疮神效方

石灰二斤　韭菜汁二斤　甘草二两

为末，和拌，搭在壁上阴干，成末搽之。

棒疮

石灰不拘多少，用冬青树叶取汁，加桐油少许，拌，石灰搽上，待干，又照前三次。凡棒打任破烂，用热童便洗净，将药搽之，外用热豆腐片盖上，紧扎一夜，即好如失，当时止痛。

血箭疮

此疮多起手足。起于手足者，起时即将绳匝定，勿令红筋过关，将金银针挑破头，用紫背浮萍嚼烂汁吞下，其渣敷患处即愈。又名红丝疮。如不匝定，红筋手至心，足至腹，即死。

生肌散

血竭　儿茶　乳香　没药

出过鸡的蛋壳共为末，搽之。

血风疮

枯铅粉一斤　汞四两

共搋，不见星。每患脚止用一钱，入热豆腐浆内洗脚一次，黑水出来，用伞纸裹脚，包紧，勿令透风。次日又将前水温洗，三日又洗，只洗鲜血出即愈。外再撒些生肌药更妙。

接骨丹

凡打碎、跌扑、刀断等者，先要好生着实拿正其骨，即于乳香内拣出小朱研碎，干掺于患处。即将杉树皮夹正，留一些缝，乃外用骨碎补、野芋头、白酒药（即曲）、干姜各等分，捣烂，敷在杉皮之外，扎正，内服活血酒即效。

又方

桑树根湿皮、柘树根湿皮，俱用小树，加生姜四两，三味捣碎。用真麻油一小钟，将前药入锅内，陆续入油拌炒，摊少温敷上，外用皮裹皮外，用木板夹住，当时止痛。对昼去药，不然则骨长大矣。

又方

红铜一斤，烧红，淬酒，一壶饮之尽醉，酒醒即行走，神效。

又方

上鳖一个，焙干　自然铜五分　骨碎补一钱

共为末，每用七厘酒调服。

又方

李树皮四两　生姜四两　鸡毛一两

酒糟共捣一饼，包上，日对昼去药。若多一时，恐另生骨。

跌伤

熟糯米饭一碗，酒曲半个，拌匀，敷包患处。待酒香即愈，极效。

损伤骨痛

老茄子子，微炒，酒煎服。

跌伤不能动者，用松树鲜叶捣烂，热醋调，布包，搽患处一二次即见效，五六次全好。

骒马打破皮

用茜草根为末，撼之一次，收口。

接骨

用接骨虫，不拘多少，焙干，研为末。又用入土古铜钱，炭火上烧红，淬于醋内，以石椎杵擂碎。不碎者仍用火煅，醋淬，醋碎，如此四五次，以钱烂为度。将纸滤干，遇跌打损伤，将前药各等分，大人一分，小儿半分，酒调服，被盖卧，少取汗即愈。

体气

用大田螺数个，每个以水养活，俟吐开掩时，将筋夹定，用麝香、胆矾、冰片、巴豆各少许，点入壳内，将掩匣定，次日螺化成水。半夜时即以此水频搽患处，泻去恶毒，将恶毒埋于无人去处，勿令人见，即愈。

体气

用自己小便洗一次，米泔水洗二次，自然姜汁每日搽千余次，一月之后可以断根。

又方

枯白矾　铅粉　松脂_{等分}

上为末，搽之。

又方

苦荞面内用川乌、草乌为末，入面内为粑，蒸热，夹于两胁下，冷又换取去。用上好金墨搽胁下，夹定不动，待干，看有眼处，将艾作小丸安于上，烧之，连七次，结疤痕。其气不出，臭秽方止，多吃生姜。

又方

用阿魏子，每用一分，酒调，食饱饮之，药尽即愈。

汗斑

用紫背浮萍，捶烂，将酸浆草捣汁，拌萍，麻布包擦，待汗出，擦发热，洗澡，一次全愈。

又方

用自己小便洗之极效。

火疮

真麻油煎滚，入黄葵花，鲜者，十数朵在内，再煎一沸，用罐盛油，藏土中一二日，去花留油。凡遇火汤疮，擦上油，一日即好。

又方

丝瓜烧过，撫之，妙。

火烧汤泡

好大黄为末，撺之，如干，以香油调搽。

蜈蚣咬

用胡椒嚼碎，敷之妙。

蜈蚣虫伤

用香附子，口嚼烂，敷之即愈。或鸡冠血搽亦可。

风狗咬

番木鳖一个，炭火煨脆，为末　生姜一两，打碎

煎汤一碗，调服，立吐痰涎，或不吐亦效。

又方

染水一碗（染布缸中水）及清水一碗，香油一碗，共调服，神验。

风狗咬及鱼口神效

斑蝥虫去头、足、翅，或四五个糯米，炒黄色，止二分　牵牛一钱

二味和匀，酒下二分，只一服即安。

又方

用番木鳖磨水即愈。

治狗咬

用水一瓢，倾于上瓦流下，有土地上取湿土敷之，愈。

又方

用屋瓦一块，打二块，以打破处彼此相磨，以磨下灰淹之

即愈。

癣方

硼砂三分　盐精三分　砒三分

共为末，外水黄芩根切片，醋浸。又用一长根，亦浸醋中，取长者，蘸前药末，擦之。

又方

用水黄芩根，微晒，一两，砒七分，共捣烂，青布包，蘸醋擦二次即愈。

木虱方

莽草　乌头二味各一两　雄黄二两

为末，加倍炼蜜为膏，作一炷香，临卧时燃一炷于床下，木虱自死。

又方

元宵夜，用纸捻照床上各缝中自无。

彭祖炼脐法　能除百病，进饮食，长肌肤，健下元，妇人经水不调，赤白带下并效。

雄鼠粪五钱, 两头尖者是　乳香　没药各制去油　广木香以上各一钱, 为末　入青盐一两　五灵脂五钱　麝香一钱　针砂一钱

共为末，一处用苦荞麦面水和，做一圈，围定脐，约八分厚，中空如钱大，内先用前灵脂等末填脐内一分厚，次将前鼠粪等末填满上，用半分厚槐皮，去粗皮，剪员，如面圈口大，

皮上针眼盖将药上，用好陈蕲艾将棉纸卷如大指大，切作一分厚饼子，四十九个，放槐皮上灸之，每饼烧尽，方上一饼，再灸，以四十九饼尽为度。灸至八九壮，觉肉热，即更换新药。新槐皮如欲炼时，先将磁石磨酒服三四杯方行。遇肚饥只管放下用饭，后又灸。此时忌油腻，酒服三四次。

灸日：四月八，五月五，六月六，七月七，八月半。

> 崇祯甲戌秋日乌程闵齐伋遇五父
>
> 闵日观观我父同订

三三医书 辑

裘庆元

方书秘本八种 下册

鬼遗方
类证普济本事方续集
旽后方
行军方便便方
仿寓意草
沈氏经验方
村居救急方
历验再寿编

中国中医药出版社
·北京·

图书在版编目（CIP）数据

方书秘本八种：全 2 册/裘庆元 辑 . —北京：中国中医药出版社，2019.5
（三三医书）
ISBN 978 - 7 - 5132 - 4453 - 4

Ⅰ . ①方…　Ⅱ . ①裘…　Ⅲ . ①方书 - 汇编　Ⅳ . ①R289. 2

中国版本图书馆 CIP 数据核字（2017）第 236992 号

中国中医药出版社出版

北京经济技术开发区科创十三街 31 号院二区 8 号楼
邮政编码　100176
传真　010 - 64405750
河北新华第二印刷有限责任公司印刷
各地新华书店经销

开本 880×1230　1/32　印张 19.25　字数 356 千字
2019 年 5 月第 1 版　2019 年 5 月第 1 次印刷
书号　ISBN 978 - 7 - 5132 - 4453 - 4

定价　95.00 元
网址　www. cptcm. com

社 长 热 线　010 - 64405720
购 书 热 线　010 - 89535836
维 权 打 假　010 - 64405753

微信服务号　zgzyycbs
微商城网址　https://kdt. im/LIdUGr
官 方 微 博　http://e. weibo. com/cptcm
天猫旗舰店网址　https://zgzyycbs. tmall. com

如有印装质量问题请与本社出版部联系（010 - 64405510）

出版说明

　　近代著名医家裘庆元先生编辑的《三三医书》（又名《秘本医学丛书》），不仅保存了大量珍贵的中医孤本秘籍，而且所选书目多为家传秘本，疗效独特，简练实用，自 1924 年刊印以来，深受中医读者欢迎，对推动中医的发展起到了积极的作用。1998 年中国中医药出版社组织有关专家、学者对此书重新进行了整理出版，使此书得以更广泛的传播，影响日增。

　　然而，美中不足的是，原著三大卷，洋洋近五百万字，卷帙浩繁，所收的 99 种书籍又都随意编排，没有分类，给读者阅读、研究带来极大不便。有鉴于此，我们又对原著重新进行了整理编排：

　　1. 根据原著所收 99 本书每本书的基本内容，按中医学科重新进行分类编排，分为《医经秘本四种》《伤寒秘本三种》《诊法秘本五种》《本草秘本三种》《方书秘本八种》《临证综合秘本五种》《温病秘本十四种》《内科秘本六种》《外伤科、皮科秘本九种》《妇科秘本三种》《儿科秘本二种》《咽喉口齿科秘本四种》《针灸、养生秘本三种》《医案秘本十五种》《医话医论秘本十五种》，共 15 册，改为大 32 开简装本，分别刊印，以满足更广大读者的需求。

2. 全书改为现代简体横排。每本书的整理仍以上海书店影印本为底本，以现存最早刻本、影印本或近期出版的铅印本为参校本。除系底本明显由刊刻、抄写等导致的错误，经核实确认后径改（不出注），以及因版式改动，某些方位词如"左""右"相应改为"上""下"外，目录根据套书内容做相应调整，其余基本忠实原著。原书刊印时为填补版面而增加的"补白""告白"之类也予以保留。

限于水平，加之时间仓促，整理编排难免有错漏，欢迎读者批评指正。挖掘整理出版优秀的中医古籍是我们的重要任务之一，我们将一如既往，继续努力，为传播、弘扬中医药文化、知识做出更大贡献。

中国中医药出版社

2018 年 3 月

内容提要

　　《三三医书·方书秘本八种》包括《鬼遗方》《类证普济本事方续集》《虺后方》《行军方便便方》《仿寓意草》《沈氏经验方》《村居救急方》《历验再寿编》等八本著作，以方为主。

　　《鬼遗方》原为刘涓子遗著，后由龚庆宣重新整理、编次，详细论述了痈疽金疮的部位、治疗方法及多种外用药的临床应用等。《类证普济本事方续集》为许叔微生平之验方，方以丸散为主，猛剂重药亦不在少数。全书共分二十余门，三百二十余方。《虺后方》先述脉法、制药法、服药法等法度，后录五积散、救济丹、人马平安散等平正实用等方药。

　　《行军方便便方》分备豫、杜防、疗伤、愈疾、救解、遗余六门，六百余方以外伤、解毒、急救为主，辑录了军旅行军所用的各科验方，不限医家。《仿寓意草》为丹徒李冠仙的治验案，所载多为棘手之症，所用却无怪诞之方。《沈氏经验方》所载多为沈维基亲身试用之外伤跌仆救济秘法，并附"胎产良方"，以及治头痛、吐血等急救方。《村居救急方》分为外感、内伤、杂症、妇人科、小儿科、外科、五绝七门，分证著方，方便村户急救之用。《历验再寿编》所辑验方简单，药无贵品。书中辑录治疗鱼骨鲠刺喉咙、肿毒、痔疮、咳嗽、鼻血、脱肛等症的简便验方三百余首。

八种著作的方剂涵盖了内科、外科、妇科、儿科等，各有所长，以备读者不时之需。

作者简介

裘庆元（1873—1948），浙江绍兴人，近代著名医家。16岁时进钱庄当学徒，因患肺病，遂发奋专攻中医学，并广收医籍秘本，造诣日深。后渐为人治病，每获良效，名声大振。

逢国内时局动荡，遇事远走东北，得识日本医界名士，获睹大量祖国珍本医籍，深慨祖国医籍散佚之多，乃有志于搜求。民国初年返绍，易名吉生，遂以医为业，以济世活人为己任。当时受外来文化影响，民族虚无主义思潮泛滥，中医药事业处于危急存亡之秋，先生毅然以复兴中医为己任，主持绍兴医药联合会，与何廉臣、曹炳章等创办《绍兴医药学报》，兼编《国医百家丛书》，并任绍郡医药研究社副社长。1929年废止中医事起，先生赴南京请愿，积极参加反对废止中医药的斗争。1923年迁居杭州，成立三三医社，出《三三医报》。先生深慨罕世之珍本秘籍，人多自秘，衡世之书，人难得见，叹曰："医书乃活人之书，何忍令其湮没，又何可令其秘而不传。"于是，或刊广告，或询社友，征救全国收藏之秘籍，得书千余种。乃精加选辑，于1924年刊《三三医书》，共3集，每集33种，每书各撰提要，使读者一览而知全书概况。

后先生又精选珍贵孤本90种，于1935年复与世界书局商定，刊行《珍本医书集成》第一集。其第二、三集编目虽已确定，但因抗战爆发，被迫中止。

方书秘本八种

医
书
三
三

下册目录

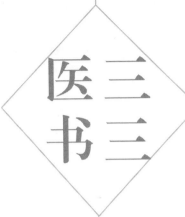

行军方便便方

清·罗世瑶 辑

提要

　　《行军方便便方》壹卷，世无传本。其编采录不限医家方，方皆极简便，既便行军，复利村落，有功世道，洵非浅鲜。查自来验方，亦极夥颐，然非闻诸道路，即系录自医籍，欲求收采广博，方方简验者，不可多得。本社主任裘君吉生，阅书甚多，少所许可，独于是编赞美不止。书由北京徐燕庭社友惠寄，内如耐饥方、枪弹自出方，胥极名贵。爰编入本集，播诸医林仁人翻印，功德无量。

目录

卷 上

新化生白虚齐白生罗世瑶集编
绍兴裘庆元吉生校刊

备 豫

诸葛干粮方 用白茯苓二斤，白面二斤，干姜一两，米二升，山药一斤，麻油半斤，芡实三斤。各味蒸熟，焙干为末。遇军情紧急，每服一匙，新汲水下，日进一服，可免饥渴，气力倍充。相传方出武侯。又方，取米之无谷者，净淘，炊熟，下浆水中，和水曝干，淘去尘，又蒸曝之，经十遍。如米一石，只得二斗。每食只取一大合，先以熟水浸之，待湿透，然后煮食之，取其易熟而便携带也（武备志）。

行军辟谷不饥法 用黄芪、赤石脂、龙骨各三钱，防风五分，乌头一钱。焙干，于石臼内捣一千杵，炼蜜为丸，如弹子大。遇急行远，不暇作食，先饱吃饭一顿，服药一丸，可行五百里，服二丸，可行一千里（静耘斋）。又方用铁脚凤尾草，同黑豆蒸熟，拣去草不用，每食黑豆五七粒，终日不饥。又方，用糯米二三合，炒过，以黄蜡二两，于铫内化开，再入米同炒，令蜡透入米内，以干为度。遇紧急时，取米随便食之，可数日不饥。俟事平，以胡桃肉二个嚼下，可照常饮食。又方，用黑大豆五斗，淘净，蒸三遍，去皮；大麻子三斗，渍一宿，亦蒸三遍，令口开取仁。各捣为末，又合捣作团如拳大，入甑内蒸，从戌至子时，止寅时，出甑，午时晒干为末。用时干食之，以饱为度。不得食一切物。食一顿可七日不饥，二顿可四十九日不饥，三顿可三百日不饥，四顿可二千四百日不饥。口渴时，研大麻子汤饮之。如要仍用饮食，以葵子研末，煎汤饮服，取下药如金色，任吃诸物，并无所损。此法亦可救荒，方见汉阳大别山太平兴国寺勒石。又方，用黑豆一升，淘拣极净，贯众一斤，细锉，如豆一般，搀和黑豆中，量水多少，慢火煮豆香熟，晒干，翻覆令展尽豆余汁，去贯众，瓦器收贮。每日空心唛五七粒，则食草木枝叶皆有味，可饱《南村辍耕录》。

李卫公行军辟谷方 用大黄豆五升，淘三遍，极净，去皮，为末，另用麻子仁三斤，绵包，用沸汤浸至冷，取悬井中，勿令著水，次日晒干，取粒粒完整者，蒸三遍，为末；白茯苓六两；糯米五升，淘净与茯苓同蒸为末。先将麻仁、糯米、茯苓共捣极烂，渐加豆末和匀，捏如拳大，复入甑蒸之，约三个时辰，冷定，取出，晒干，为末。用时麻子汁调服，以饱为度。不得吃一切物。初服一顿一日不饥，二顿四十九日不饥，三顿百日不饥，四顿一年不饥，五顿千日不饥，颜色日增，气力加倍。口渴取麻子汁饮之，或芝麻汁亦可。如仍欲饮食，用葵菜子三合，为末，煎汤，冷定，服之下其药，吃稀粥一二日，再吃稠粥一二日，可照常饮食。但吃药后，大忌房事，慎之。又方，用稻米、淘汰极净，百蒸百晒，捣末，日食一餐，以水调下，服至三十日，可一年不饥（《肘后方》）。又方，青梁米以纯苦酒浸三日百，蒸百日，晒，藏之。远行日一餐，可度十日。若重餐之，可四百九十日不饥（《食疗本草》）。又方，用白面四斤，白茯苓去皮一斤，黄蜡四两，化开三味，共为细末，打糊为饼。用时先清斋一日，食一顿七日不饥，二顿一月不饥。要照常饮食，服葵菜汤一杯。或茯苓汤亦可（《王氏农书》）。又方，八月内采取榆树生耳，以美酒渍曝，同青梁米紫茨实蒸熟，为末。每服少许，酒下，能令人终日不饥（《淮南万毕术》）。又方，用杜仲、茯苓、甘草、荆芥各等分，为末糊丸，如桐子大。每服数丸，即吃草木可以充饥，止有竹叶、甘草不可同食。若食草木叶有毒，以盐解之（《山居四要》）。

煮石充饥方　取溪涧中白石子，用胡葱汁或地榆根等煮之，即熟如芋，可以充饥，谓之石羹（《本草纲目》）。又方，

七月七日，取地榆根，不拘多少，阴干百日，烧灰。复取生
者，与灰合捣万下，灰三分，生末一分，共合一处，如石二三
斗，以水浸过三寸，以药入水搅之，煮至石烂，可食乃已
（《臞仙神隐书》）。

干盐方 随用盐多少，以水和入锅中，炭火烧之，以水干
为度。盐即坚缩不消，夏月更宜（《武备志》）。

干醋方 用乌梅一斤，以好醋五斗，浸一周时，晒干，再
浸再晒，以醋尽为度。捣为末，醋浸蒸饼，和为丸，如芡实大。
食时投一二丸于汤中，即成好醋（《齐民要术》）。又方，用粗
布一尺，以酽醋一升，浸之以醋尽为度，晒干，备用。每食以
方寸煮之（《武备忘》）。又方，取小麦面，作蒸饼一枚，浸醋
一升（或作斗），以醋尽为度，晒干备用。每食用少许煮之。

干酱方 如用豆豉三斗，捣如膏，加盐五升，捻作饼，晒
干。每食用少许，可代酱菜（同上）。

干茶方 用白糖、薄荷各四两，白茯苓三两，甘草一两，
共为细末，炼蜜为丸，如枣大。每含一丸，可行千里之程，曰
千里茶（《古今秘苑》）。又方，用白蜜一两二钱，甘草、薄
荷、乌梅肉、盐白梅、干粉葛各一钱，何首乌蒸二两五钱，白
茯苓三两五钱。共研末，炼丸如芡实大。服之不渴（《海外三
珠》）。又方，每人带油麻半升，如渴，取三十粒含之，立止。
或乌梅干酪亦可。

求泉水法　凡地生葭苇蒲菰，并有蚁壤，其下皆有伏泉。一说骆驼能知水，若行渴，以足跑沙，其下当有泉（《武备志》）。又法，如兵屯山阜，被贼围困，无处汲水，夜间用磁碗覆地，将土壅碗口，俟天晓揭碗，视之碗底有水珠，其下有泉脉也。掘地数尺，可以得水（《奇门大全》）。

诸葛种菜法　行军所止，令军士皆种蔓菁，有六利。才出甲可生啖，一也；舒叶可煮食，二也；久住则随以滋长，三也；弃不足惜，四也；回易寻采，五也；冬有根可挖食，六也。蜀人呼蔓菁为诸葛菜云（《刘禹锡嘉话录》）。

杜　防

辟蛊毒烟瘴，瘟疫时气，鬼怪、狼虎、蛇蝎、五兵、刺客等害方　用萤火，须七夕取者，酒浸阴干，抑箭羽（即卫矛）、蒺藜、雄黄、雌黄各一两，矾石火烧二两，羚羊角、煅存性，铁锤柄入铁处烧焦，各一两五钱。上药共研为末，以鸡子黄、丹雄、鸡冠一具，和捣千下，丸如杏仁大。和药时须用静室诚心虔制，勿令妇女、孝服、鸡犬见之。更择休祥时日，或神遁时日，合药尤验。行军作三角绛囊盛五丸，佩于腰中，能辟一切凶害，诚仙方也。

按：方出《遗集》，亦见《奇方类编》《神仙感应篇》等书，但《遗集》所载制药，须用奇门时日，为小异耳。考汉武威太守刘子南从道士尹公受得此方后，与虏战，败绩被围，矢下如雨，未至子南马数尺，矢辄堕地，虏以为神，乃解去。一说萤火、卫矛、蒺藜各一两，雄黄、雌黄、矾石各二两，余药及制法同。

辟虎狼妖怪丹　用羚羊角六钱，牛角四两，明雄二两，麝香五钱。各为末，烧酒打糊成丸，弹子大，葫芦收贮。凡入山野深林，恐有虎狼蛇蝎，焚烧一丸，诸恶闻之，远走。凡出军夜行，先用一丸薰衣，百邪不敢近身。

辟山岚瘴气方　用犀角、羚羊角、明雄黄各一钱，为细末，麝香三分，水调服。瘴气即解。一方单用羚羊角末，水调服一钱，立效。又方，用犀角磨水，服之良。

按：时预辟疬疫法，一方，用上品朱砂细研，白蜜和丸，常以太岁日子旦，勿食诸物，每人面向东方，用井华水各吞二十一丸，永无疫患。吞药时勿令药近齿（《静耘斋》）。一方，正月七日，用新布袋盛赤小豆，置井中三日，取出，每人各吞二十一粒，竟年无疫。一说，男吞七粒，女吞二七粒。一方，立春后，遇庚子日，用温蔓菁汁，不拘多少，每人各服少许，一年可免时疾（神仙教子法）。一方，春分日太阳未出之时，用远志去心，水煎饮二盏，取吐，即不染疫（《行厨集》）。一方，五月五日午时，采苍耳嫩叶，阴干。临时为末，冷水调服二钱，或煎水，与全军食之，能除疫疾邪恶（静耘斋）。一方，六月六日采马齿苋，洗净，晒干。元旦煮熟，同盐、醋食之，可解疫气（庸班《经验方》）。一方，腊月二十四日，五更取第一汲井水浸乳香。至元旦五更，温热，每人吞乳香一块，饮水三呷，则一年无时疫。或云此乃宣圣遗方，孔氏至今，代代用之。一方，除夕及元旦，用麻子仁赤小豆各七粒，撒井中饮其水，一年不染邪疫（龙鱼《河图》及《五行书》）。一方，除夕以赤小豆、川椒各四十九粒，投于井中，或水缸中。勿令人知，可免疫病。或以大麻子二十一粒，于元旦投井中，亦良（静耘斋）。

随时辟瘟疫法　遇军营中疫气传染，死亡相继，号曰军气。急用死人骨于上风烧之，疫气即解（《奇门大全》）。又法，用马蹄屑以绛囊盛之，男左女右，可免疫邪。又法，将初病疫气人贴肉布衫，于蒸笼内蒸一炷香，久则全军不染。又法，用松毛，细切为末，酒下二钱，日三服，能辟五年瘟（静耘斋）。又法，用好管仲二枚，浸水缸内，加白矾少许，逐日饮之，不染疫气（同上）。又法，用黑豆一撮，于清晨投于水缸，或投一大握于井中，勿使入见。凡饮其水者，均可免疫（《便元集》）。

辟瘟丹　用虎头骨、藜芦、吴茱萸、南星、皂角、雄黄各二钱，木屑二合，酒浸晒干，共为末，炼蜜为丸，如小弹子大。焚一丸，能辟邪。已染病之家，焚一丸于床下即平安（《敬信录》附方）。

辟瘴气疠疫方　用桃仁一斤、吴茱萸、青盐各四两，同炒熟，以瓶密封一七。取出，拣去茱、盐。将桃仁去皮、尖，每嚼一二十枚，即可不染（《便元集》）。

辟山精邪魅法 凡入山至山脚，先退数十步，然后上山，一切精怪无敢犯者。一法，凡入山，念林兵二字，可却百邪。凡人夜行，用手掠发，精邪不敢近（《行厨集》）。

辟鬼除邪法 如人病鬼魔者，用阿魏枣许为末，以牛乳或肉汁煎五六沸，服之至暮，以牛乳服安息香枣许，久者不过十日，自效。忌一切菜（崔行功《纂要》）。

辟蛇法 于四壁柱上，用倒流水研墨书龙字，蛇即远避（《夷门广牍》）。又法，于端午日午时，用朱砂端写茶字，倒贴之，蛇不敢近（同上）。又法，取鸡粪于上风烧之，蛇即远遁。或用荔枝核、桂圆核同烧，蛇即醉软，不能行动（《古今秘苑》）。又法，用雄黄为丸，如桐子大，烧烟，以薰衣服被褥之类，蛇不敢近（《仙拈集》）。又法，取羚羊角及人头发烧之，蛇自远避（《朝野佥载》）。

耐服异乡水土方 行军异乡，每多不服水土致生疾病，急用旧鞋底泥土刮下，和水服之，即可无患。

辟蛊毒法 凡入蛊乡，见人家门限屋梁洁净，绝无尘埃者，其家必蓄蛊毒，当用心防之。如不得已吃其饮食，即潜于初下箸时收藏一片在手，尽吃不妨，少顷，将手藏之物埋于人行十字路下，则蛊反于本家作闹，主必反求，或食时让主人先动箸，或明向主人云：莫有益麽。以箸恐棹而后食，蛊皆不能为害。凡见饮食上有蛛丝勿食（《景岳全书》）。又方，用地栗晒干为末，白汤调服二钱。能辟一切蛊毒。蛊家知有此，即不敢下。或用炙甘草一寸，嚼汁咽之，然后饮食。若中蛊者，即时吐出，仍以炙甘草三两，姜四两，水六碗，煎二碗，服之愈（《便元集》）。又法，每遇所到处念药王万福七遍，亦验（《名医类案》）。又方，用大荸荠，不拘多少，切片，晒干，为末，每早空心白滚汤下二钱，入蛊家无害。

试蛊毒法　令嚼白矾不涩，食黑豆不腥，即是中毒。或令病人唾于水面，沉者是，浮者非。又，病人头面上有光，他人以手近之如火炽者，亦是中毒。

诸兽之有毒者。如兽歧尾，鹿有豹文，或白臆羊独角，或六角马，无夜眼白羊，黑头黑羊，白头白马，黑头黑马，白头白马，青蹄牛，独角马，生角犬，悬蹄诸兽，赤足诸兽，并头诸兽，带龙形之类，均不可食（《食物本草》）。

诸鸟之有毒者，如鸭目白鸡，四趾白鸟，元首元鸟，白首鸟，足不伸卵，有八字鸟，四距六趾之类，皆不可食。

诸鱼之有毒者。如鱼目有睫，目能开合，脑中连珠，鱼无腮者，二目不同，腹下丹字，鳖目白者，领下有骨，虾鱼不弯，虾白须者，蟹腹下有毛之类，皆不可食。

诸肉之有毒者。如马肝猘犬肉；猪羊心肝；有孔马鞍下黑肉；六畜自死，首北向或口不开；肝有黑色，肉多黑星，曝肉不燥，六畜五脏著草自动；生肉不敛水；熟肉不敛水；肉不沾尘；肉落水浮；肉中有米星；肉得咸酢不变色；肉自动；肉煮不熟之类，皆不可食。

诸果之有毒者。如桃、杏双仁，果未成核，及果落地下，恶虫食过之类，皆不可食（同上）。

诸菌之有毒者，如夜中有光，欲烂无虫者，煮不熟者，煮汁照人无影者，上有毛下无瓣者，仰卷赤色之类。皆不可食（《洗冤录》）。

诸水之有毒者，水中忽生赤脉，不可断之；井中忽然沸溢，于三十步内，以青石投之立止；古井，眢井，以鸡毛投之，盘旋而舞者，其水均有毒。阴地流泉，二八月行人饮之成瘴疟，损脚力；泽中停水，五六月有鱼鳖精，人饮之，成瘕病，花池中水，及花瓶中水，饮之杀人；水经宿面上有五色者，及古铜器贮水之类，皆不可食（《食物本草》）。

戒酒方 军中偏将以次，如素有嗜酒者，恐其以醉贻误。按方治之神效。五月五日取井中倒生草烧灰，和酒中饮之，勿令其知，以后遇酒辄疼痛（《千金方》）。又方，用苍耳子七枚，烧灰，投酒中，饮之，即不喜酒（《本草拾遗》）。

戒鸦片烟瘾方 用党参三钱，白术三钱，茯苓三钱，归身三钱，建莲子十粒，去心，粟壳三钱，去毛，金樱子三钱，去核，升麻钱五分，木香钱五分，黄芪三钱，引用小红枣五枚。如有一钱烟瘾，用烟灰一分；有二钱烟瘾，用烟灰二分，照此加减。将烟灰入药同煎。每日递减烟灰，一厘不守，十日瘾尽除根。服药后自不想吃，身体弱者，此方最宜。又方，用党参五钱，高丽参五钱，白术三钱，当归二钱，黄柏四钱，川连四钱，炙黄芪三钱半，炙甘草三钱，陈皮二钱半，柴胡二钱半，沉香二钱，不见火，木香一钱，不见火，天麻二钱，升麻钱半，龙骨二钱，牡蛎二钱，杏仁三钱，阿胶三钱，川贝三钱，瓜数霜三钱，生附子七钱，要浸去盐，捣如泥。

各味共为细末，再入鸦片灰一两，和匀，面糊为丸，如桐子大。饭前服。如有瘾一钱，每服三十粒，每日递减一粒，不过一月，瘾尽除根，不致另生毛病。以上二方，屡试有效。

又方 用石莲子两半，杜仲两半，藿香七钱半，粉丹皮七钱半，黑砂糖二两半，共为细末，炼蜜为丸，如桐子大。清晨每服三钱，滚水下（《良方集要》）。

卷 中

新化生白虚斋白生罗世瑶集

绍兴裘庆元吉生校刊

疗 伤

治鸟枪伤铅子，深入肉内，危在顷刻，服此可出。并治箭簇入肉，疮口不收，金疮跌损，毒物咬伤，及破伤风努力，劳伤等症。外用香油化此药敷之。忌食生冷动火之物。

藤黄四两，红芽大戟、天竹黄（如无真者，用九制南星代之）、刘寄奴、血竭各三两，孩儿茶、雄黄各二两，乳香、宫粉、水银、麝香各三钱，朴硝一两，琥珀三钱，归尾一两三钱。

上品各研极细末，照味称准分两，方对合一处，惟水银难以成末，同宫粉在铁锅内火上热研，自成末，入药再炼，净用黄蜡二十四两，贮磁器内，坐滚水中化，开将前药入内搅匀，秘封听用。遇诸症但有微气，用药三五分，重者一钱，热黄酒调服，立刻全生。如受伤日久，至重者，连服数次，周身瘀血皆化。服药后再饮酒，出汗妙。

治中鸟枪子及箭头入肉内，用活蜣螂二三个，捣烂，入巴豆四五粒，共捣如泥，敷伤处，先定痛后作痒至骨，少刻，铅子箭镞自出。一方用土狗脑子敷伤处，亦效。

治枪子箭镞深入肉内，取象牙刮末，水和敷之即出。一方用鼠肝捣涂之效。治中药箭毒，用松毛捣烂，调冷水服之；或自溺泥中和泥水食之，他人用口衔水吸伤处，吐之，再吸再吐，立愈（《武备秘书》）。又方，以犀角刺疮中，立愈（北户录）。又方，用贝齿烧，研水，服三钱，日三服，效。

治金刃伤，出血不止，用荔枝核或桂圆核亦可。降真香、血竭各等分，共研极细末，用磁瓶收贮，勿令泄气，用少许敷之，疮口立时止血，兼能接骨续筋，其效如神（某制军檄行各属方）。又方，用好鸡骨灰（掷地铿然有声者）、明松香各等分，为末，老韭菜汁拦入，阴干，再研再拌四五次，研极细敷之，神效。若猝用，以韭菜汁拌药敷之，亦可制药于端午、七夕，尤妙。又方，用榴花半斤，石灰一升，捣和阴干，少许敷之，良。又方，用蝙蝠二枚，烧研末，服方寸匕，止血良。

治金疮伤重久不结口，用火腿爪、五倍子俱烧灰，各等分，共为细末，搽上，结口即愈（《良方集要》）。

治金疮，应急用白棉花絮烧灰塞患处，止血定疼，神效。又方，用金毛狗上之毛贴伤口，即止血定疼，伤口生肌。又方，用生明矾为末，掺上，止血定痛。又方，用生半夏六钱、白蜡四钱，为末，敷之。

金疮铁扇散。用象皮五钱，切薄片，小锅焙黄色，以干为度，勿令焦。龙骨五钱，用上白者，生研末。老材香一两（山陕等省民间无漆殡殓，俱用松香、黄蜡涂于棺内，数十年后，有迁葬者，棺朽，另易新棺，其朽棺内之香蜡，即谓之老材香）。东南各省无老材香，即以数百年陈石灰代之，其效验与老材香等。寸柏香一两，即松香中之黑色者。松香一两，与寸柏香同熔化，搅匀，倾入冷水，取出晾干。飞矾一两，将白矾入锅内，熬透便是。以上六味，共为细末，贮磁罐中。遇金刃及木石伤，用药敷伤口，以扇向伤处扇之，立愈。盖伤处喜凉恶热，夏月宜卧凉处，冬月忌卧热处，伤口不必用布包裹，以致过暖，难于结痂。并忌饮酒，致血热妄行，如伤处发肿，以鸡、鹅翎毛蘸黄连水涂之。敷药时，血流乃用扇，如不流血，即不必扇。倘日久溃烂有脓血，用黄连煎汤洗之，以东末敷之。此方系明大中丞得于山右卢医刊以传世者，文制军缓重刊之有沉雨苍者，如其方以行东于杭越，无不应手立效。惟药品有猝难购得者，宜平时预备，乃可济用。治金刀伤，用韭菜同石灰捣成饼，贴墙上，干透，研末敷，止血，效。又方，用高粱米面，水调，涂伤处，布包数日，即愈。又方，用生白附子六两、生南星、天麻子、白芷、羌活各五钱、防风一钱，共为细末，过罗敷上。伤重者，黄酒浸服一钱，外用水调，敷上。不拘一切破烂，敷之即愈（《敬信录》附方）。又方，用陈石灰、新石灰、丝瓜根叶（初开两叶者）、韭菜根各等分，捣千下作饼，阴干为末，擦之，止血、定痛、生肌，甚效。又方，用戴过旧毡帽烧灰研末，敷上立愈，且易收口。又方，用戴过多年白毡帽并头发一撮，烧灰，研末，敷之（《良方集要》）。又方，用螃蟹捣烂，搽伤处，立愈。又方，用独壳大栗研敷，或嚼敷，或生姜嚼敷，均效。又方，用矿子灰末和韭菜捣极烂，做饼，阴干，研末搽之。又方，用吃的丝烟末上之，即愈。又方，用干梅烧存性，敷之，一宿瘥。又方，以晚蚕砂为末，掺匀，绢上包之，随手疮合血止。又方，用煅龙骨、白及等分研末，刀口小，干上，刀口大，凉水调敷。又方，用百药煎炒真降香，等分研末，入伤口深处，神效（《汇集良方》）。

治金疮恶心，用白槟榔四两，橘皮一两，为末，空心生蜜汤下二钱。

治金疮肠出，用小麦五升，水九升，煮取四升，滤汁，待极痛时，令病人卧席上，含汁噀之，肠渐入而愈。

治金疮不合，用象皮烧灰敷之，立效。

治刀伤，颈颡割开大口，急用嫩鸡挦去毛，扯下皮，贴伤处，血止而口自合。一方，用白蜡为末，敷伤口即止血，数日全愈。

治扑打损伤方。以十一月采野菊花，连枝叶阴干，每野菊一两，加童便、无灰酒各一碗，同煎服，立效。又方，以未退胎毛鸡和骨生捣如泥，作饼，入五加皮，敷伤处效。又方，用小蝴蝶花根二三寸，嚼烂，冷水送下，汗出而愈。若伤重者，可捣汁灌之。又方，用黄牛屎炒热，封之，裹定即效（《食物本草》）。又方，用胡桃仁捣和，温酒顿服，立效。又方，用烟店捆烟烂麻绳烧研，每服二钱，黄酒下。重者，三服愈。又方，用闹羊花，烧酒浸七日，晒干，为末。壮者服五分，弱者三分，绍酒送下。用子更妙。又方，用生半夏、芙蓉叶，等分为末，绍酒、白蜜调敷三日，愈。又方，用干冬瓜皮、牛皮胶各一两，锉，入锅中内，炒存性，热酒一杯，调服五钱，仍饮酒二三杯，暖卧，取微汗，痛立止，极效。

治头面跌扑青紫，用生半夏磨汁搽之，神效。干者醋磨。

治折伤股臂，续筋接骨神方。但有皮相连者，用生地黄研汁，黄酒调服，一月筋皮连续，以渣捣碎，炒热，敷患处，极效。又方，用绿豆粉于新瓦上或铫内炒紫色，井水调成稀膏，厚敷损处。须遍敷到，以白布将杉木板缚定，自愈。又方，用隔年陈粉子炒焦，五倍子炒黄色，等分为末，醋调搽，再以碎纸贴药上，效（《汇集良方》）。又方，用乳香末掺极痛处，以小黄米面涂上，再用五灵脂一两，茴香一钱，共为末，厚掺之，以帛裹定，用木片夹之，少壮人二日效，老者五六日效。又方，白酒曲二两，为末，糯米半升，煮饭，候饭熟，以曲末匀拌。先将伤骨接对好，再将曲饭敷患处，紧包。又用干荷叶一个，烧灰存性，为末，陈酒热冲服，能多饮更妙，三日吃三次，后用活象鳖七个，捣烂，兑黄酒冲服，亦三日三服，极效。所敷之药，慢慢去之（《汇集良方》）。又方，用青白丝头，或丝线，烧成末，服五分或一钱，黄酒调下，良。又方，用小黄米面、皂角末、发灰，用腊醋熬成膏，贴患处止痛，效。又方，用牛蹄甲一个，乳香、没药各一钱，为末。入牛蹄甲内烧灰，以黄米粉和成膏，敷之立愈。又方，用狗头一个，烧存性，为末，热醋调敷，暖卧自愈。又，接骨消肿止痛方。苏木一两，好麻五钱，剪碎锅内炒灰，乳香三钱，没药三钱，先将苏木、麻灰、黄酒煎滚，去渣，冲入乳香、没药，内温服出汗，效。又，展子明接骨方。用旱公牛角一只，火焙，干一层，刮一层，榆树皮（白里）、黄米面俱不拘数，莜面亦可，花椒七粒，共研末。以陈醋熬成稀糊，青布摊贴，薄木片缠住，时闻骨内响声不绝，其骨即接，兼治牛马跌伤。

治损伤骨折，瘀血攻心，昏迷不醒方。土鳖（焙干）、乳香、没药、大黄、血竭、硼砂、骨碎补、自然铜（醋煅七次），各等分，为细末。每服八厘，热黄酒送下，其骨自接。瘀血在上则自下瘀血，血在上则目吐，或加麝香少许同服，神效。又方，用苏木、红花、归尾各三钱、大黄二钱，童便黄酒煎，热服。

治折足伤，用铜末和酒服之，即痊（《朝野佥载》）。又方，用白蒺藜炒黄为末，每服五钱，黄酒煎服，良。

治跌损内伤，用螃蟹尖团各一只，石臼捣烂，滚黄酒冲入，连口饮之，使其出汗。伤处，将蟹渣捣烂敷之，自愈。

治跌损外伤，用白面、高醋和成饼，冷包伤处，一时一换。重者包至一斤，轻者半斤即愈。

治跌打损伤、舒筋活血，方名：边臣十八味，用归尾（酒洗）一钱二分，乌药、枳实（炒）、苏木、丹皮、石斛、秦艽、赤芍、银花各一钱，桃仁（去皮、尖）十五个，红花（酒拌、焙）六分，紫草七分，猴姜八分，大黄一钱五分，乳香、没药（各去油）五分，甘草五分，酒水各二钟，煎钟半，热服。头项加川芎，腿脚加牛膝，胳膊、手指加桂枝，胁肋加青皮（《史公传》）。

治内挫腰痛，不能屈伸，用牙硝、雄黄、麝香各半厘，共研细末，以少许点人中。扶病者，周围行数次，腰痛如失。如未效，再点再行，痛止为度。又方。用冬瓜皮烧，研酒服一钱，愈。又方，以橙子核，炒干，研末，以盐水调，空心服之，效。

治跌伤青肿，用鲜羊肉切片贴之，愈。又，伤目表肿，用羊肉煮熟熨之，亦愈（《食物本草》）。

治损目破睛，用牛口涎日点二次，宜避风，黑睛破者，亦可愈。

治受伤有瘀血在肠，用白马蹄烧，烟尽为度，研末，酒服方寸匕，日三次，夜一次，血尽化水而愈。

治跌伤血瘀，筋骨痛，用鹿角末（酒服）方寸匕，日三效。一方，用鼠屎烧末，猪脂和敷，急裹之，不过半日痛止。

治损伤危急者，用松节一斤入锅炒，起青烟为度，以黄酒二斤，入锅内，一滚即滤去渣，俟酒温时灌之，咽下自愈。

治坠马，瘀血积在胸腹，唾血无数，干藕根为末，酒服方寸匕，日二次，愈。一方，用于荷叶为末，每酒服方寸匕，其效如神。

治损伤头脑骨破，及手脚骨折，或指头破裂，血流不止。用葱白捣烂，焙热，封裹损处，其效（同上）。

治火药伤方。急觅水中大蚌，置磁盘中无人处，口向上，俟开时，研冰片二分，麝香二分，匙挑一二分，入蚌口内，蚌肉即化为浆。再入冰、麝少许，以鸡翎先从四围层层扫涂，痛楚自减。俟火气已退，将蚌壳烧，研末，入冰片少许，麻油调搽，自愈。

治汤火伤，饮冷水必死，浸冷水中必烂至骨。急捣萝卜汁或童便服之，外用槐花，炒，研末，香油调搽，立时止痛。或用烂茶叶敷亦可。又方，预用瓶盛麻油，以箸就树夹取秋葵花入碗，勿犯人手，密封瓶口。用时取油涂患处，良。或用黄葵花捣烂，麻油调搽之。又方，用团粉（砂锅炒黄），香油，鸭翎扫敷，干再扫数次，愈（《敬信录方》）。又方，用蛇退皮瓦上炙干，成末，麻油调搽，良。又方，用鸡子清三个，好酒一杯，入温汤内，隔炖，俟冷，以鸭翎涂患处，半口即效。又方，用鸡子清磨好京墨涂患处三层，湿纸盖之，觉冷如冰，妙。又方，用鲜山药捣烂敷之，止痛结痂而愈。又方，用烧酒浸湿厚纸，摊患处，止痛，不起泡。又方，用老枣树皮烧灰，香油调搽，效。又方，用破鞋底烧灰，香油调搽，效。又方，用猪胆调黄檗末涂之，效。或大黄末水调敷，亦效。又方，用水煎牛皮胶如糊，俟冷，扫涂之。或湿牛屎捣涂之，皆效。又方，用虎骨炙焦研敷，神效。或山老鼠泥包烧研，菜油调涂之。又方，用馒头饼烧存性，研末，香油调敷之，效。又方，用酸醋淋洗，并以醋泥涂之，甚妙。愈后亦无瘢痕。

治火烧皮肉焦烂，出虫如蛆，用杏仁为末，敷之即愈。

治热油伤，用粪缸边青苔，焙干，为末。麻油调敷数次，即愈。

治火烧昏迷，发热，饮小便数碗，火毒不至攻心，童便更妙。外用狗油调水银敷之，神效。

治人咬伤方。用大板栗嚼碎敷之，频换，愈。又方，用五谷虫，洗净，捣烂，糊伤处，即愈。一方，用蚌油敷之，效。又方，用豆腐，店架上淋下，积成浆腐，刮下敷之，神效。

治人咬与马咬伤。用白煮猪肉一大片，同饭自嚼，敷之，效。一方，先以艾火灸患处，后用人粪及马粪烧存性，猪油调敷，愈。

治马咬肿痛。用鼠屎同马鞘烧灰，猪脂调敷，愈（《本草》）。又方，以硬马鞘烧灰涂之，即愈（《朝野金载》）。

治虎爪、熊爪伤。用栗子嚼烂，敷伤处，立效。又治虎伤方。服香油，其毒立解（《戒庵漫笔》）

治疯狗咬伤方。急用水洗伤口，使毒血流尽。如无血，用磁针刺出血，随以核桃壳半个，将人粪填满，以纸封之，覆伤处。用艾灸壳，觉内热即易艾炷，约灸百牡，换两三壳，乃捣韭菜汁敷上，并吃韭菜汁一碗，此后，日服韭汁，生熟皆可，一月为度。候口合生肌始止。禁风一月，禁发物三月，终身戒食狗肉。又方，用斑蝥二十一个，糯米一撮。先将蝥七个同米入锅，慢火炒勿令焦，取出，再入七个炒焦，又取出，入七个，炒赤色，出赤烟为度。去蝥不用，将米研末，作二服，冷水入香油少许，空心调服。须臾，又进一服。二便利下恶物为度。如腹痛，急以青靛调凉水饮之，解。或以黄连甘草汤冷服，不可食热物。又方，以人粪涂咬伤处，极效。须新粪乃佳（《戒庵漫笔》）。又方，急用虾蟆作脍食之，立愈（《宋书》）。

治恶犬伤。洗净，以热牛屎炒热封之，即时止痛（《食物本草》）。又方，用韭菜地曲鳝，泥水调敷，效（《暖姝由笔》）。又方，用虎骨刮末，水服方寸匕，日三服。或嚼杏仁涂之（《本草》）。又方，用乌梅末，酒服二钱，愈（同上）。

治猫咬伤。用薄荷捣汁涂上，效。

治鼠咬伤。用猫头烧灰油调敷，子以瘥为度。

治毒蛇咬伤。用白芷末一两，水服立愈。如烂入骨者，白芷末加麝香少许，日日掺之。又方，用雄黄五钱，灵脂一两，末。每服二钱，酒下，再服，效。又方，用烟管烧热，滴油搽之，屡验。又方，用扁豆叶，捣烂敷之，或以核桃捣汁饮并涂之（《食物本草》）。

又方，用蚯蚓屎和食盐水研敷，神效。或用虾蟆一只捣敷之。

治蛇伤毒攻心。用两刀于水中相摩，饮其汁即愈（《食物本草》）。

治蛇咬伤，目黑口噤，毒入腹中。用甘草、白矾，共研末，冷水服二钱，使毒不攻心。一方，用犀角雄黄饮之，毒不内入，均效。

治土虺蛇咬伤。急拔去头心红发一根，用何首乌捣汁，冲酒服。渣敷咬处，疼立止（《汇集良方》）。又方，用水牛耳中垢腻，涂咬伤处。摘或桑叶取汁，滴伤处，俱效。

治蜈蚣咬伤。用灯花落在灯盘油内者，取敷患处，即愈。又方，取锅底墨搽之，或蜗牛涎涂之，或乌鸡粪敷之，俱效。又方，用雄鸡冠滴血涂之，立效。又方，用盐汤洗伤处，痛止。以刘寄奴擦之，或吴茱萸捣敷之，效。

治毒蜂螫伤。用芋梗研汁敷之，效。或用蚯蚓粪亦可（《笔谈》）。

治蝎咬伤，疼痛难忍。用白矾一两，雄黄、人言、黄蜡各五钱，巴头三钱，共研末，同蜡熔化，搅匀，为锭。用时将锭在灯上炙，滴患处。又方，用白糖按痛处揉之，立止痛。或以银朱、鸡子清调涂，亦效。又方，用大蜘蛛，令咬出毒，痛即止。将蜘蛛放水碗中，少时待毒吐尽，放去。

治蜘蛛咬伤。中其毒者，或胸腹肿痛胀，遍身有丝，惟服盐汁即愈。

治一切恶虫咬伤。用香油浸紫苏叶，或甘草汁涂之，效。

治破伤风方。用蝉蜕去头足六钱，净瓦上焙干为末，陈酒调服，郎卧出汗愈（《敬信录》附方）。又方，用骡屎炒焦裹熨之，冷另换熨，立效（《食物本草》）。又方，用槐子一合炒黄酒一碗，煎八分，热服，汗出即愈 又方用黑鱼头，阴阳瓦上焙焦,研末服二三钱,砂糖,热酒调服。又方,用苏木为末,每服三钱,热黄酒冲服。又方,凡治破伤风症至危者,非此不除。用蝎子稍七个,为末,热黄酒调服。或用全蝎一钱,为末黄酒调服,一日三度,愈。

治一切破伤风,兼治狠狠猘狗咬伤方。用天南星、防风各等分,为末,敷伤口。再以温酒调服一钱。如角弓反张,童便调服一钱。打伤,心头微温,童便调灌二钱。癫狗咬伤,先以水洗净,用绢拭干,敷药患处,神效。又灸破伤风法。用核桃壳半边,填入粪,以艾灸之,灸至汁出,自觉大困,即愈(灸法详见灸疯狗伤)。

治金疮中风,角弓反张。用杏仁去皮、尖,研碎,蒸交汁服。并摩疮上,良。一方,治破伤风发肿。用杏仁捣成膏,厚涂肿处,燃烛遥灸之,效。

愈 疾

诸葛行军散 治瘟疫。

用绿豆粉一两,麻黄八钱,共研和匀。每服一钱,用无根水调下,汗出即愈。

治瘟疫热毒,烦躁狂言。用靛青一茶匙,新汲井水下,效。

治时气三日外,忽觉胸满坚硬,手足心热而变黄色。用苦丁香七枚，研末，如大豆许，吹两鼻中，令出涎沫，再调五分服之，吐黄水，痊（《汇集良方》）。

治肿顶大头虾蟆瘟。用僵蚕二两，大黄四两，僵黄、蝉蜕各二钱五分，研末，盖汁打糊为丸，重一钱，蜜水调服一丸，立愈（《内府仙方》）。又方用靛花三钱，鸡蛋青一个，烧酒一种，调服，神效。

治时气头痛发热，以连根，葱白二十根和米煮粥，入醋少许，热食取汗即解。治四时瘟疫。用黄砂糖、生姜自然汁、白滚水各一杯，调匀，乘热急服，盖被发汗即愈。

武侯行军散　治伤寒未过三日。

用麻黄九两，川芎、白芷、苏叶、石膏、甘草各一两，绿豆粉二两，共为细末，每一钱，无根水调服。

纯阳救苦汤　治伤寒阴症。

用大黑豆三合，炒熟，生姜二三两，切片，水一碗，煮数沸取汁服，汗出即愈。又方，用羊粪焙干，为末，每服三钱，黄酒送下，汗出愈。

治大头伤寒，用黑豆二合，炒熟，炙甘草一钱，水二钟，煎八分，热服。昔京师多患此病，有异人书此方于通衢服者，神效。又方，治伤寒无汗，用糯米粽无枣者，和滑石末杵成锭，焙干，烧灰，浸酒。又灰，热饮之，七日内者即汗，七日外次日汗（《于总宪秘方》）。又方，用白糖、茶叶入水熬数十沸，服下汗出即愈。

治伤寒谵语。蚯蚓粪，凉水调服。如腮肿，赤小豆末水，调敷，效。

治伤寒膈。膛用核桃十五枚，入砂锅，水浸一指深，烧滚四五次，取水饮之，嗝噎立效。

治伤寒时气，毒攻手足，肿痛欲断。用牛肉裹之，立愈（《食物本草》）。

治伤寒，头痛壮热，胸中烦痛，四五日不解，用乌梅十四枚，盐五合，水一升，煎半升，温服取吐，避风，良。

治伤寒热病后，口干咽痛，喜唾。用大枣三十个，乌梅十枚，各去核捣烂，蜜丸杏仁大，含咽之，甚效（同上）。

华陀救苦方 治寒中三阴，口禁失音，四肢强直，挛急疼痛，及厥逆唇青囊缩，无脉卒倒，尸厥脱阳等症。

急用葱白一握，微捣碎，炒热，用布包熨脐下。冷则更替熨之。甚者，灸气海、关元二三十壮，脉渐出，手渐温，乃可生。

治夹阴伤寒，卒死。用纹银一块，锤扁，烧红，放病人脐上，以小鸡一只，连毛剖开，不去肠肚，包于银上，用布缚住。一时揭开，看如鸡青银黑，另换鸡银再包，可活。如人未绝气，止烧银令热，放脐上，将鸡裹之，即愈（《汇集良方》）。

治风痹，四肢挛急。用薏苡仁、大粳米等分，煮粥，空心久服，自愈。

治中风不省人事。用侧柏叶、连须葱白各一把，捣如泥，黄酒一大碗，煎三十沸，去渣，候温灌服，立效。

治中风，口眼歪斜。用蓖麻子研烂，右歪涂左，左歪涂右，复正即速洗去（《汇集良方》）。又方，以鳝鱼血照前方涂之，或鳖血调乌头末涂之，正，急洗去。

治风瘫。用油核桃捣烂如泥，及黄蜡各三钱，黄酒冲服。出微汗，停三日，各用四钱冲服。又三日再服一次，愈（吕道人方）。

治中风痰壅，忽不能言。用香油二两，鸡蛋一个，调匀，灌下即愈。又方，用苦丁香一钱，温水调服，令吐出积痰，自愈。

治中风中痰。用生石膏一两，辰砂五分，研末，和匀。每服三钱，用蜂蜜调下，立愈。治痰厥气绝心头温者。取古塔上陈石灰一合（如无塔灰，古墙陈灰亦可），水一盏，煎滚去水，再用清水一盏，前极滚，澄清，灌之，痰下自醒。

治半身不遂，用番木鳖，不拘多少，以香油炸，待浮起，乘热出皮，为末。每服三分，黄酒下，汗出即愈（《汇集良方》）。

治痰迷心窍。用胆矾研末，以少许吹入鼻中，吐涎即苏。

又方，以胆南星一钱，姜汤灌下即苏。又方，用石菖蒲、生姜捣汁，灌下即愈。

治风痰癫狂，谵语如痴。以盐水一大碗灌下，吐痰，即瘥。

治中风中痰，中气中暑，干霍乱等症。用老姜自然汁一钟，童便一钟，和匀灌之，皆效。

治中暑忽然倒地，气欲绝者。用大蒜四五个，剥净，再取路上热土一块，共捣烂，新汲井水和匀，去渣，灌之即愈（《汇集良方》）。又方，大蒜捣烂，和水灌入左鼻中，少顷即苏。

治中湿作疼。用白术一两，水一钟，酒半钟，煎一钟，温服。

治中湿腿肿，不能行走。用干茄根煎汤洗之，愈。

治中湿两腿作疼。用艾二两，葱头一握，生姜一两五钱，共捣烂，布包，蘸极热烧酒，涂患处，以痛止为度。

治疟疾。用何首乌五钱，青皮、陈皮各三钱，酒一碗，河水一碗，煎至一碗，温服。无论身之强弱，时之远近，皆愈。又方，用蜜陀僧三钱，研末，用红糖熔化，拌匀为丸，三个。于将发时，整个咽下，忌食茶。又方，用生姜捣取汁，白糖和汁，开水炖热，未发煎服之，即愈。又方，红曲研末，拌白糖服，即止（《良方集要》）。又方用姜皮、陈皮、山楂、麦牙、神曲各一钱，研末，冰糖冲，水调服，即愈。又方，以向东南桃枝熬水露一宿，早起空心服，即止。

治三阴疟疾。用生姜、细茶叶、山楂、柴胡各一两，井水、酒各一碗，煎好。露一宿，早起温服，愈。老弱人减半，酌用（同上）。

华陀治霍乱方。用白矾一钱，为末，百滚汤调服。又方，用大萝卜茎叶，捣汁，饮半碗，愈（《汇集良方》）。

治霍乱转筋。用木瓜一两，酒一升，煎服。不饮酒者，煎汤服。仍用汤浸青布，裹其足，立效（《食物本草》）。又方，将凉水淋两腿，筋即不转（《汇集良方》）。

治霍乱吐泻，及转筋。用锅底墨、灶额墨各五分，白滚水冲一盏，急搅数十下，以碗盖之，稍定，大口，吞二三口立愈。

治霍乱头旋，眼运转筋，逆冷。用大蒜头捣烂和井水服，效（同上）。

治霍乱吐泻。用广陈皮去白五钱，真藿香五钱，水二盏，煎一盏，温服，效。又方，用陈橘皮末汤调服，不醒者灌之。仍烧砖沃醋，以布裹砖，安心下熨之，即治（《食物本草》）。又方，用千佛手柑煎汤饮之。又方，用净土，以冷水调饮，童便尤佳。又方，用井花水和百沸滚汤各半碗，服之效。

治霍乱呕吐。用绿豆粉，冷水调服，二三次即止。不可用热物。

治霍乱下利。用乌梅七个，冰糖二两，水一钟，煎半钟，放土坑内，候冷，取服即愈（《汇集良方》）。

治干霍乱不吐不利，胀痛欲死。急掘黄土地，作坑深三尺，以新汲水沃入，搅浊，少顷，取清者用之，名地浆水，饮五盏愈（《食物本草》）。

灸霍乱已死，腹中有暖气者。用盐纳脐中，灸七壮，兼治痧症。

治阴痧霍乱。用锡器化成一处，以水一大碗，淬之，将水饮尽，盖被出汗即愈。

治绞肠痧，痛欲死者。用马粪研汁饮之，立愈（《本草》）。又方，用食盐一两，炒热，滚水冲服，或吐或下即愈。又方，用盐一撮，置菜刀上烧红，淬入水中，乘热饮之，即愈。又方，用马兰头根叶，细嚼咽汁，立效。诸般痧症皆治。又方，童便连饮数碗效（《痧胀源流》）。又方，用丝瓜叶捣汁，饮之，兼治霍乱，效。又方，用晚蚕砂为末，白汤冷服。又方，用羊粪一握，滚水泡，盖一时，取面上清汤，冷极服之。又方，用绿豆汤，稍温服。做绿豆汤，泔水亦可。又方，用麻油一盏，灌下，牙关紧，抉口灌之。又方，用芦根汤，微温服。又方，用菜油二两，麝香一钱，昏迷不省者，灌下立苏。又方，用萝卜菜作汤饮之。又方，伏龙肝泡水饮之。又方，生豆腐浆服碗许。

治气阻寒痧。用细辛为末，砂仁汤冷调服。

治行路暑痧。用泥浆水搅澄清饮之（同上）。

治猝然肚痛胀大，顷刻即死，急用锍药二钱，滚堆，花酒调下，即消。切不可误用爆竹药，妄投寒凉。

治泄泻。用山楂肉炭、麦芽炭、红糖各三钱，连皮淡姜汤冲服。

治暑湿泄，用白术、车前子各等分研末，每二三钱，米汤调下。

治水泻久不愈者。用五倍子、枯矾各等分，研末，面糊为丸，如桐子大。每服三十丸，白汤送下（《汇集良方》）。

治水泻不止，用多年陈米熬汤，温服二三次。或加核桃叶亦可。

治泄泻暴痢。用大蒜捣贴二足心，或贴脐中，效。并治禁口痢。

治诸痢泄泻。用葱白一握，细切，和米煮粥，日日食所。

治赤白痢。用马齿苋一撮，煮熟。白痢，砂糖拌食。赤痢，蜂蜜拌食。赤白相兼，蜜糖同拌，连汤食之，效。又方，用荠菜煮烂，连叶带汁，服。若无鲜者，干的熬浓汁饮，神效。又方，用龙牙草五钱，陈茶一撮，水煎服神效。

治痢疾不拘红白远近，日夜不能睡者。用萝卜自然汁二酒杯，老生姜汁半酒杯，生蜂蜜一酒杯，陈细茶叶，煎浓汁一钟，和匀服。或用萝卜，子冷水浸透，捣取汁亦可。一服安，三服愈。

治红痢。用山楂炒黑，研末，每服二钱，砂糖拌滚水，冲服。白痢加橘红一钱，木香一钱。

治噤口痢，用五谷虫于流水处洗净，瓦上干焙为末，每服一二匙，米汤送下。或和砂糖调服，便思饮食。如汤水不下，用萝卜切片，蘸蜂蜜入口，哈咽之味淡，另换，久则思食，再进稀粥。又方，用大鲫鱼一尾和葱姜醋煎好，放鼻下薰之，胃口自开。再以莲子去心留皮为末，井水调下二钱，日二服，效。又方，用秋王瓜藤，烧灰萝卜子，炒，研末，等分，白糖汤调灌，效。又方，用陈腊肉煮熟，先闻后食之，此方兼治休息痢，效。

治休息痢。用豆腐醋煎，淡食，久则有验。又方，用猪肝一具，切片，杏仁，炒，一两，于净锅内一层肝，一层杏仁，入童便二升，文火煎干，取食，二三次效（《本草》）。又治休息痢，经年不愈。用虎骨炙焦，捣末，服方寸七，日三，效。

治久痢不止。用乌梅肉三个，水一盏，煎六分，令前服二次，愈。又方，用酸石榴一个，煅烟尽，出火毒一夜，研末，仍以酸石榴一块，同煎汤服，神效无比。又方，用杨梅烧研末，和米饮服二钱，日二，效（同上）。又方，用臭椿树皮五钱，酒二碗，煎服，立止。又方，久痢寒热已退，饮食如常，滞气未化，仍带赤白。用白马粪少许，烧灰，存性，冲水服，即愈。

治鼓胀。用年久皮鼓中间一块，烧灰存性，为末，好醋调服（《经验良方》）。又方，用活鲫鱼大小七个，去肠不用，洗以黑料豆，填满鱼肚，颖好水煮熟，连汤服，数次即愈（同上）。又方，用西瓜（冬瓜亦可），切去顶，按去瓤大半，满入蒜瓣，将原顶盖之，置新砂锅内，煤火蒸熟，瓜蒜并汤尽食之，三日消尽。消治气鼓。用马蹬钱三个，锉为细末，南荸荠三个，去泥，核桃三个，火炙去油，共合丸三个，每服一丸，黄酒、白水俱可送下。又方，用大麦芽常煎汤服，渐渐愈。

治水气肿胀，并小便淋闭。用田螺，车前子等分，研烂，熬膏贴脐中，水从便旋而下。一方，用商陆根，用葱白捣烂，填脐，水自消。又方，用狗肉一斤，切片，和米煮粥，空腹食之，自愈（《本草》）。又方，用于马粪三钱，大蒜半头，入猪肚内煮烂，食之，二次即愈。

治发黄由伤寒后得者，目不识人。煨生姜去粗皮，布包，扭汁，蘸香油，点两目大小眼角，神效。

治发黄昏迷，死在须臾者。用白毛乌骨鸡一只，干捣，去毛，破开去肠、屎，捣烂，敷心上即活。

治黄疸。用蒸腊肉数斤，稻草包烧灰，鸡子清调膏药，贴脐上，一日一换，六七日即愈（《经验良方》）。又方，用蚯蚓粪（韭菜地内觅取）焙干，和红糖开水冲服同上。又方，用茵陈同红枣煮熟为度，去茵陈，食枣与汤，效。又方，用丝瓜连子烧存性，为末。因酒病者，酒调下。因面病者，面汤调下。

治遍身黄如金色。用甜瓜蒂六月六日收者好、丁香各四十九个，净砂锅炒，烟尽为度。研细末，每用一匙，吹入鼻内，数次痊。

治吐血，血冲上从鼻涌出，用百草霜为末，水调服。三钱或米饮调服。如鼻衄，吹入鼻中（《汇集良方》）。

治吐血成斗，命在须臾。用贯众五钱为末，黑头发瓦上煅、研末、五钱，侧柏叶捣汁一钟，和药末，隔汤熨一炷香，久，再加童便一茶钟，黄酒一小钟，徐徐饮之，神效。

治吐血不止。用白茅根一握，水煎服。或用仙茅根捣汁服（《千金翼》）。

治九窍四肢诸处间有血溅出者，此暴惊所致也。毋令患人知，忽以井花水喷其面，即止。治血尤效。

治失血，取未熟青黄色大柿一枚，好酒煎至九沸，取柿食，奇验。

治虚劳失血口干。用羊脂一块，如鸡子大，醇酒半升，枣七枚，渍七日食之，立愈（《本草》）。

治吐血咯血劳伤。水牛脑髓一具涂纸上阴干、杏仁煮去皮、胡桃仁、白蜜各一斤，香油四两，同熬干，为末。每空心烧酒服二钱，服完愈。

治偏正头痛。用白芷、川芎各三钱，为细末，以黄牛脑子搽末其上，入磁器内，加酒炖热，乘热食之，尽量一醉，醒即全愈本草。又方，用苍耳炒黑为末，一服三钱，黄酒调下，即止疼。又方，用莱菔子五钱，酒酿半杯，干，摊贴患处，片刻即上。又方，用象牙、皂角、白芥子，共为末，作鼻烟嗅之，愈。并除根。

治偏头痛。用马齿苋不拘多少，煎滚，以气熏鼻，左痛熏鼻右，痛熏左，即愈。

治头痛不止。用杨梅为末，以少许，搐鼻取嚏，妙（《本草》）。

治头痛而肿，名猪头风。用野苎麻（即小麻子）根捣烂敷之即愈。又方，用桑木烧灰淋水，乘热熏洗即愈。

治目中赤翳。以白羊髓敷之，立愈（《本草》）。又方，用指甲刮极细末，点眼中翳，甚效。或用人乳汁，或用同人口津液点之，尤妙。兼治飞丝入目。

治眼起云翳。用象牙箸人乳磨浓，点翳上，日三四次愈（《良方集要》）。又方，用干桑叶、黑芝麻，共研细末，红糖为丸，每早服之，效（同上）。又方，用龙胆草于瓦器内熬成膏，除火气，点眼神效。又方，用黄丹，蜂蜜调匀，贴太阳穴。或干姜末水调，贴足心，妙。

治雀盲眼。用黑羚羊肝一副，切片，入砂锅干炒，先于气上熏目，然后食之，目渐开明。

治火眼初起。用盐绵线三寸，将手中指根箍三套，即退。

治耳鸣，耳痒。用生川乌水泡透，削作枣核样，塞耳，日夜换二三次，效（《汇集良方》）。

治耳内诸脓疮。用柿蒂烧，存性，研细，用苇筒吹入耳内，效（同上）。又方，用五倍子，炒，研为末，水调涂，搽之。

治暴聋。用铁片烧，赤淬酒饮之，再以磁石塞耳（《经验良方》）。又方，用核桃油，以鸡翎不时搽耳内，最效。

治鼻血。用大蒜捣贴足心，立止。即拭去之。又方，用生萝卜汁半杯，入酒少许，热服，并以汁注鼻中，甚验（同上）。

治舌肿硬。用百草霜、海盐等分，为末，井花水调服（《汇集良方》）。

治重舌。木舌用绿矾二钱，铁上烧红，研末服之。

治舌肿满口不能出声。用蒲黄、干姜等分为末，频掺即愈（同上）。

治舌下肿，起疙瘩溃烂。用纯白马粪，阴阳瓦上焙焦，加冰片少许，研末，涂之，愈（《本草》）。

治牙痛难忍。用轻粉少许，含。疼处流出涎沫。外用独大蒜一头，捣烂，敷在手虎口上约一炷香时，去蒜，随起一泡，立时疼止。又方，用小麦一大把，炒黄，槐枝五七段，花椒三钱，共煎汤，漱口，立愈。又方，用玉簪花根为末，点牙即愈（《经验良方》）。

治风虫牙痛。用烧酒浸花椒，片时含漱，效。

治风火牙痛。用花椒、艾，不拘多少，入醋熬漱口即止。

治牙日长难食。用白术煎汤，频漱咽，效。又方。用蒲黄炒擦，立时有功。

治牙腮肿痛。用老鼠烧灰配冰片点上即愈（同上）。

治喉闭肿痛。用巴豆一个，包好，塞左鼻孔内。又方，用山豆根细嚼含咽，凉水润喉即瘥（《汇集良方》）。

治锁喉风。以甘菊花根洗净，捣汁，灌下，即愈。

治乳蛾最效秘方。将两子大姆指旁缝内刺出血即松。又方，用姜黄（一片）、红枣（二枚去核）、巴豆（三粒），同捣如泥，唾津调为二丸，绢包线扎，一握左手心，一塞左鼻孔，卧汗，立愈。此药可治三人。又方，用人指甲，瓦上焙焦黄色，研末吹喉内即破。兼治骨鲠。

凡喉毒喉蛾，须看头上有红疙瘩，或红点，即用针挑破。或生红发即扯去，毒自解。

治急心痛。用猪心一枚，照本人年岁，每岁入胡椒一粒，同盐酒煮食，效（《食物本草》）。

治心痛不止。用败笔头三个，烧灰，无根水服之，立效。

治猝然心痛。用桃仁七个，去皮、尖，研烂，水一合服之效。又方，用橘皮去白，煎汤饮之，甚良（同上）。又方，用青靛半盏，长流水半盏，调服。又方，用芝麻一合，炒黄色，好醋一杯，煎至三分，服之效。

治九种心疼。用椿树上椿子，炒，研末，每服三钱，姜汤调下，立止。

治心下癥瘕痛。用黑猫头一枚，烧灰，酒服方寸匕，日三，效（《食物本草》）。

治心胃痛。用新棉花核，炒黄，研末。每服三钱陈酒下，三服除根。又方，用胡椒煮粥食之。

治胃气痛。用胡椒五钱，槟榔三钱，良姜三钱，共研末。每服三分，水送下。又方。用小蒜连叶七根，盐醋煮熟，疼时服之，愈。永戒甲鱼。

治腹中痞积。用牛肉四两，切片，以风化石灰一钱，擦上，蒸熟常食之痞自下（《本草》）。

治积聚胀满。用白马粪同蒜捣膏，敷患处，效（同上）。

治腹中痞块。用全白鹅之血，乘热服四五次即愈（《经验良方》）。又方用青靛一二碗，煮白头老邪食之，并将骨研末，面糊为丸，酒送下，效。

治呕吐膈气。用半夏、生姜各三钱，水一钟，煎七分，温服（《仁集良方》）。

治呕哕。用橘皮、生姜各三钱，水一钟，煎七分，温服。

治反胃。用羊卵，状若白石色如玉者，与狗宝绝类，研少许，冲汤服之。神效（《蟫史》）。

治反胃转食。用大雪梨一个，以丁香十五粒，刺入梨内，湿纸包四五层，煨热，食之，效（本草）。

治膈噎反胃。用公猪肺一具，以拣净吴茱萸装入肺管内，砂锅煮烂，吃肺二次，全愈。又方，用黄牛口内回出草，瓦上焙干，为末。每服七厘，加半夏一分，每早滚水冲服，不过五十日全愈。又方，用真柿霜拌稻米，蒸饭食之，八日不饮滴水，即愈。又方，用鸡肫内黄皮三个，焙干，为末，烧酒调服，或鸭肫内皮亦可。又方，用虎肚烧末，存性，好酒调服，立效（《于总宪秘方》）。

治噎膈不食。用醋蛾晒干，为末。每服一钱，酒调、空心服，神效。

治膈噎不食属火者。用芦苇根五两（净露者不用），锉碎水三盏，煎二盏，去渣，温服（《汇集良方》）。

治膈食胸前生二小骨，渐渐交合，则不能食。取生鹅血，乘热饮之数次，二骨自化。永戒食牛鹅。

治咳嗽方。用甜梨一个，将白蜜、贝母入梨内，蒸熟食之，即愈（《良方集要》）。

治久咳嗽痰火。用姜汁、萝卜汁、梨汁、蜂蜜、白糖各二两、紫苏、杏仁各一两，熬成膏，常服极效。

治劳伤咳嗽。用真麻油、白蜜各四两，入鸡蛋五个，煎二滚，取出。空心食之，数次愈。

治咳嗽痰喘。用胡桃肉三个，和生姜二片，临卧细嚼，饮滚白水三口，即睡，数次愈（同上）。

又方，用好甜梨剜空，纳小黑豆，令满，留盖合住，扎定。灰火煨热，捣作饼，每日食之，至效（《食物本草》）。又方，用姜、梨、蜜三味不拘多少，入水熬成汁服，即止（《汇集良方》）。

治喘秘方。用麻黄三两，不去根节，汤浴过，诃子三两，去核，用肉。二味为粗末。每服三大匙，水二盏，煎，减一半，入腊茶一钱，再煎，作八分。热服无不立效（宋刘昌诗）。

治腰痛。用橘核、杜仲各二两，炒，研末。每服二钱，盐酒汤下（《本草》）。

治闪挫腰痛。用橙子核，炒，研，酒服三钱，即愈。

治肾虚腰痛。用羊肾，去膜，阴干，为末。酒服三次，愈（同上）。

治腰痛难忍。用丝瓜根，烧灰存性，黄酒下二钱，立止。

治腰腿痛。用绵麻烧存性，每服三钱，黄酒下，二三次愈。

治腹痛。用胡椒（三分为末）、硫黄、黄蜡（各一钱）炖化为丸。芡实大。纳一丸入脐中，即愈。又方。用胡椒、绿豆各四十粒，同研，滚酒浸服，立止。寒热并治。

治腹疼有虫。用葱汁、菜油各半钟，共合温服，虫即化水，除根。

治脐下绞痛。用本瓜（三片）、桑皮（七片）、大枣（三枚），水三升，煮半升，顿服，即愈（《本草》）。

治自汗。用何首乌研末，唾津调贴脐上，则汗止。

治盗汗。用母鸡一只，磁片杀之，取净内物，入浮小麦，灌满，煮三炷香久为度。不下盐，不与人尝，食完自效（同上）。

治风癫不识人，或猝口禁，手足强直。用伏龙肝研末三钱，新汲水调服，愈（《汇集良方》）。

治狂邪发作无时，披头大叫，欲杀人，不避水火。用苦参为丸，桐子大。每服二十九，薄荷汤下。

又治中大麦毒病狂。用萝卜汁大碗灌之，立愈（《洞微志》）。

治肠风下血。用柿霜四两，扁柏叶二两，炒，研末，每五钱，藕节煎汤调服即愈。

又方，用干柿饼，烧灰研末，每服二钱，米饮送下，效。

治大小便下血。用独大蒜煨热，捣如泥，和黄连末，为丸，桐子大。每服五十九，空心陈米汤送下。又方，用陈败棕，烧灰存性，研末，每服二钱，空心好酒调下。

治大便不通。用田螺一个，捣烂，加麝香半分，填脐内，效。

治小便不通。安盐于脐上，炙之即通。又方。用猩猩草煎水服，即通（同上）。

治脚气疼痛。用羊角一副，煅成末，热酒调敷，以帛裹之，取汗而愈，永不再发（《本草》）。

治寒湿脚气。用牛皮胶一块（切细面，炒成珠），研末。每服一钱，酒下。又方，用花椒（一两）、葱（一把）、姜（三两），水十碗，煎汤，熏洗，肿消痛止。再用木瓜煮酒，空心，日日服之（同上）。

治红白淋。用葱煎汤，洗下半身数次，或灯心煎汤洗，俱效（《经验良方》）。

治血淋。用鸡蛋开孔，入生大黄末五次，银簪搅匀，蒸熟，空心黄酒下（同上）。

又方，用山栀子炒黑，研末。每服二钱，滚水下（《汇集良方》）。

治热淋涩痛。用萹蓄三钱，煎汤饮，即愈。

治五淋下白。用芹菜熬汤，温服二三次，全愈。

治遗精。用核桃仁（四两捣烂）、黄蜡（二两化开）合丸，桐子大。每一钱，滚水下。

治梦遗。用韭菜子炒过，研末。每服三钱，黄酒调服，十日即愈（同上）。又方，用雄鸡肫内皮数十张，阴阳瓦焙干，为末，热黄酒服（《经验良方》）。

治疝气偏堕，肿痛难忍。用槐子一钱，烧黑色，为末，入盐三分，空心黄酒调服（《汇集良方》）。又方，用荔枝核炒黄，为末。每三分黄酒送下。又方，用丝瓜瓤烧存性，为末。每服二钱，热黄酒下，愈。又方，用抱出鸡蛋壳，烧存性，为末，每服三钱，老酒送下，即消。

治阴茎阴囊肿疼大如升。用马鞭草捣烂敷之，即消（同上）。

治大麻风。用虾蟆一只，泥裹，烧熟，去泥，以大碗盛虾蟆，小碗盖住，乘热冲滚黄酒。饮酒汗，出为度，即愈。又方，用浮萍煎汤，浴浸半日，大效。此方可洗一切恶疮。又方，用地肤子半升，煎汤，频浴，甚效。

治鹅掌风。用自己小便常洗，至好则止（《汇集良方》）。又方，用真蕲艾四五两，水四五碗，煮五六滚，入大口瓶内，以麻布一层缚之，将手心放瓶口薰之。冷再热，大妙。又方，用天麻叶煮浓汁热洗，多擦之。如无叶，用天麻子亦可。此方兼治诸癣。

治鹤膝风（两膝作疼、头渐大，腿渐细）。用大何首乌煎酒服，以醉为度。捣渣敷膝头数次，即愈。永戒食鳅鱼、黑鱼。

治流火诸般肿毒。用韭菜地内蚯蚓粪，焙末，醋调搽患处，愈。又方，用葱白一把，盐一撮，共捣烂，敷患处，即愈。

治痈疽发背。用母猪蹄一双通草六分，绵裹煮食之（《本草》）。又方，用苍术（去黑皮）、地龙（即蚯蚓）、盐梅（即霜梅）等分，捣泥，猪胆调围四周，空头，渐愈（孙真人方）。

治发背，左右反搭。用桐叶（即打桐油树）数张，浓茶煎取叶，俟冷，贴患处。每日一换，至六七张，全愈。

治背疽初起。用黄明牛皮胶四两，和酒一碗，随意饮尽，不饮酒者，用白汤饮之。可保毒不内攻。一云内加川山甲四片，烧存性，用之极妙（《本草》）。又方，用羊脂或猪脂，切，冷水浸，贴。热则易之，数日瘥（同上）。

治发背发脑，及一切恶疮初起。采取独科苍耳，连根带子，细锉，不见铁器。用砂锅熬水二大碗至一碗，如疮在上，饭后徐服。吐定再服。在下，空心服。疮破出脓，以膏药傅之。方系京兆张伯玉出榜传人。

治发背发脑及痈疽热疖恶疮。用腊月兔头，捣烂，入磁器内，密封，愈久愈佳。每用涂患处，以帛厚封之，频换，取瘥（《食物本草》）。

治背疮溃烂。用黄黑牛粪晒干多年者，为末，八百草霜和匀，掺之，即愈（同上）。

治背疮疑似者。用人屎烧灰，醋和为泥，敷患处。干即易之，自愈。

治肺痈时吐脓血。用薏苡仁米，炒，研末，水酒和调，常服（《经验良方》）。

治肠痈腹痛。用马蹄灰和鸡子白调涂，即拔毒出而愈（《食物本草》）。

治搭背痈疽大毒。用螃蟹壳数十个，焙黄，黑色，研末。每三钱，黄酒送下。如生胸前，加橘核煎汤，黄酒酒服三五次，即愈。

治发背烂见肠胃。外用楸树叶熬膏傅之，内用云母四两，作小丸，开水服之。不累日，云母透出肤外，与楸叶相著，遂瘥。须立秋日，太阳未出时采叶为膏，更妙（《杨慎外集》）。

治疔疮恶肿。用鼠屎、乱发等分，烧灰，针破疮头，纳入良（《食物本草》）。又方，用黑牛耳垢，敷之，即效（同上）。又方，刺破疔头。用老葱、生蜜杵贴两时，疔出，以醋汤洗，神效。葱蜜不可入口，切忌。又方，用马齿苋二钱，石灰三钱，同鸡子白和敷之，即愈。

治疗疮痛不可忍。用白菊花，连根叶捣烂，敷之，痛即止。再取汁一锤，和陈酒煎滚，服死者可活。如无叶，以根代之（《汇集良方》）。

治红丝疔毒，先将红丝挑断。用粪坑年久盖板刮下朽木，瓦焙研末，赤砂糖调敷之。

治疗疮走黄。急用丁香、木香、乳香、沉香各四分、麝香五厘、雄黄六分，共研末。合药须端午午时，或天月德吉日。用时先挑破疮头，将醋一滴，用药少许，安膏上，贴三四日，愈。

治疗疮中风肿痛。用驴屎炒热，熨疮上五十遍，极效（《本草》）。

立时拔疔方。用蓖麻子（一粒去油）、乳香（一分去油），共研，或软饭，或枣肉，为小饼，放疔上，将膏药贴之，一二时即愈能拔根。

治对口疮。用猫头骨烧存性，研，每三五钱酒下，效（《本草》）。又方，用乌羊角炙灰，糖、酒拌服，立服。又方，用鲫鱼一尾，去鳞、肠，捣烂，人头垢五六钱，再捣，加蜜半杯，搅匀，从疮外圈圈入里面，留一孔，去气数次，愈（《汇集良方》）。又方，用抱鸡母出窠时热屎涂之，立效（同上）。

治多年顽疮。用黄柏末，火纸灰和桐油调搽十日，全好。又方，取桑叶，用醋煮一滚，捞起，贴疮上。生肌收口（《汇集良方》)。又方，用猫犬头骨，烧灰，研末，掺患处即收口。

治臁疮方。用柿霜、柿蒂等分，烧，研末，敷之，甚效（《食物本草》）。又方，用热豆腐片贴疮，以绢缚之，日换二次，拔出黄水，数日愈。又方，用羊屎煅红，研末，香油调敷。如痒，加枯矾、轻粉少许，效。

治坐板疮。用丝瓜皮阴干为末，烧酒调搽，效。又方，用旧皮鞋底炙热，搭痒处，痒止即住，三次愈。

治下疳疮。用芦甘石（一两，火煅，醋淬五次）、孩儿茶（三钱）共研末，香油调搽，效。又方，用甘草、金眼花、苦参、花椒、葱头（各一钱）煎汤，入小口瓶内，熏洗，效。又方，用黄花蔷薇叶，焙，研，掺之（《良方集要》）。

治脓窝疮。用黄柏一钱，硫黄二钱五分，雄黄二钱，石膏一钱，海螵蛸二钱，轻粉一钱，共为末，麻油调搽。

治疥疮痒。用热水一盆，入石灰半碗，搅浑，待温，洗之，效（《汇集良方》）。

治水窝疮。用石菖蒲研末，擦之。

治广疮。用干荷叶浓煎当茶吃，六七日即愈。

治癣疮。用豆腐干，以麻油煎，取油涂之。又方，用皂荚入醋煎三日，夜干为末，敷之，效。

治杨梅癣。用轻粉二钱，杏仁四十二个，去皮，先洗疮，拭干，研烂，搽之（同上）。

治一切瘿瘤膏药。用生姜汁、葱汁各一碗，牛皮胶四两，砂锅内熬成膏，贴之，效。

治瘿气。用大蜘蛛（一个，焙焦）播酒，顿服。或海藻浸酒，久服均效。

治血瘤。用甘草熬浓汁，以笔蘸涂周围。又以芫花、大戟、甘遂等分为末。醋调，另用新笔蘸涂于甘草围内。二药相反，不可相近。次日瘤当缩小，三四次全愈。愈后戒食甲鱼。

治瘰疬内消。用黄柏炒黑、白鸽屎，瓦上炙焦，各一两，研末，鸡子清调，搽纸上，贴之，一日一换，自消。

治鼠疮瘰疬。用猪悬蹄甲烧存性，为末，三钱，黄酒下（《汇集良方》）。

治多年瘰疬。用猫头、蝙蝠各一个，俱撒上黑豆，烧存性，为末掺之。干则油调，内服五香连翘汤取效（《食物本草》）。

治头面杨梅。用铜绿为末，干烧，酒调点之，效。

治杨梅已破。用杏仁去皮、尖二钱，轻粉一钱，冰片少许，共研末。和猪骨髓油研膏，点之。

治杨梅疮毒。用土茯苓研末，糯米面、白蜜各一斤，和匀，蒸饼食之。常以土茯苓煎汤饮。不可食茶水。

治痔疮肿痛。用枇杷叶蜜炙，先以乌梅肉焙末，煎汤，熏洗；后贴枇杷叶，效（《食物本草》）。又方，用秦椒一二十个，炒微黄，煎汤，薰洗，二三次，效。

治痔漏有虫。用狗肉煮汁，空腹服之，能引虫出。再用熟狗肉蘸蓝汁，空心食，七日全愈（《本草》）。

治久年痔疮。用熊胆涂之，甚效。一切方不及也。

治翻花痔。用木瓜为末，取鳝鱼身上涎贴之，以纸护住良（同上）。又方。用马齿苋阴干，烧灰，猪油调搽。

治鸡冠痔。用黄连为末敷之，甚良。

治痔漏有管。用白鸽粪一升，入罐内，以开水灌之即坐罐口上，须坐久，忍疼，其管自落，数日全愈。

治痔漏脱肛。用虎胫骨两节以蜜一两，炙赤，捣末，蒸饼为丸，梧子大。每温酒下二十丸，效（《本草》）。

治肛门肿痛，欲成痔疮。急取刀磨水服之，甚效（同上）。

治脱肛。用猪脂油二两，炼去渣，入蒲黄末一两，调匀，涂之即收。又方，用蝉蜕焙黄色，为末，菜油调搽，立收（《汇集良方》）。又方，用五倍子末，搽之，即收。

又方，用蓖麻子仁四十九粒，捣烂，贴顶门上即收。急洗去其药。

治暴痢脱肛，以生铁二斤，水一斗，煮五升，将汁洗之，愈。

治鱼口便毒。用鱼胶熬化，摊布上，贴之，愈。

治鱼口初起。用五倍子（炒研末）、百草霜（各等分）醋调，贴之愈。

卷　下

新化生白虚齐白生罗世瑶集编
绍兴裘庆元吉生校刊

救　解

救暴死，身冷无痰，扶令正坐，气顺自安。用皂角末吹鼻，得嚏苏。

救涎潮暴死，急扶入暖处，正坐。用火炭沃醋薰鼻，使醋气冲入鼻内，自苏。或捣韭菜汁灌入鼻中，或皂角末吹之，得嚏即醒。或急于人中穴及两足拇指离甲一韭菜叶，各以艾火炙三五炷，可活。

救中恶卒死。视其上唇内有泡如粟米粒，以针挑破出血，即活。又法，断猪尾取血灌之，并缚猪枕其头，即活（《本草》）。

救中恶、中邪、卒死，及缢死、溺死、压死、魇死、打死、惊怖死，心头尚温者。用生半夏五钱，生姜汁一杯，调灌之即苏。或单用生半夏末如豆大，吹入鼻中，得嚏即活。救热死，急取路上热土，围绕肚脐，留出脐眼，令人以热尿对脐浇之即活。或以姜汤、童便，乘热灌之，或大蒜捣烂和热水灌之，切勿令饮冷水，及卧地逼火气，入心必死。又方，用胡麻一升，炒黑，摊冷为末，新汲水调灌自苏。

救冻死尚有微气者，急用大锅炒灰令热，袋盛，熨心上，冷另换。或用米亦可。俟目开，以温黄酒、姜汤徐徐灌之即苏。若误以火炙，浴以热水，必死。如落水冻死者，急去湿衣，随解活人热衣暖包，然后熨之。

救冬月中寒暴死，身强口噤，手足厥冷。当浓煎姜汤灌之。

救溺死。用皂角捣末，以绵裹，或石灰纳下部内，须臾水出即活。虽经一宿可救。救溺水尚有微气，或胸前尚温，速令生人脱贴身里衣为之更换，抱担身上，将溺人微微倒侧之，令腹中之水流出。若水往外流，即是生机。一面用粗纸燎灼，取烟薰其鼻窍，稍薰片时，取皂角研细末，吹于鼻窍，但得一嚏即生。又凡水溺垂死，倘微笑，即掩其口鼻急拯之，至于痛哭。唯笑不止者，不治。或少饮温酒，换衣拽令飞走二三里，亦妙。

救跌压死。急撬开口，以热水灌之，免瘀血冲心。仍以棉软物紧塞粪门，随将受伤人提起，如僧人打坐，令一人将头发提起，用半夏末吹鼻，醒后以生姜汁和香油灌之，再以干荷叶烧灰存性，童便调下三钱，日三服，愈。又救碾压跌伤垂死，口鼻血出，如面色尚有生气，身体尚软，皆可拯救。先将谷道紧塞，令一人坐地，轻轻扶抱，坐之怀中，拳其两足，束其两手，急觅童便一二杯，乘热灌之（即平人小便去头尾亦可）。得马溺更佳。一面用当归、生地、白芍、川芎、桃仁、红花、大黄各一两，山楂二两，童便一碗，用急流水煎，倾入大碗内，先薰伤者鼻孔，令药气透入腹中，不致乍服恶逆，随以小钟陆续灌尽。药性行动，人必欲解，仍须紧抵谷道，必使腹中有声，上下往来数遍，方可掀之使解。俟下淤紫方可，就睡再服前药，必下尽淤紫，解中常粪，调养自愈。不可轻服补剂，滞凝为害。一方，以酒化山羊血灌之，立效（《洗冤录》方）。

救吐利不止，卒死。用马粪绞汁，灌之，干者，水煮汁亦可（扁鹊方）。

救猝魇死。以青牛蹄或马蹄，临患人头上，即活（本草）。

救惊怖卒死。以温酒一二杯灌之，即活。

救烟薰致死。用萝卜捣汁灌之，立苏。

救缢死，心口尚温者。虽一日以上，可救。切不可割断绳索，须缓缓抱起，解开，放卧。急以绵软物紧塞谷道，勿今泄气，安放平，正仰面朝天，揉其项痕，捻圆喉咙，并将其手足慢慢屈曲，胸腹款款揉按。令人坐于头前，以两脚踏其肩，揪住头发，将缢人之手拉直，令喉咙通顺，再令二人以两竹管吹气入耳，不住刺鸡冠热血滴口中，再以生人口对缢人之口，轻轻呼吸其气，又屈伸其手足摩按之。若气仍不接，将腰轻打两三拳，或用皂角末吹鼻，或以真山羊血二三分研末，绍酒灌下，教训腹，或以活鹅嘴入人口中，逼气入腹，顷刻可苏。乃稍与清粥润其咽喉，更用制半夏、川厚朴各一钱、官桂、干姜各五分，生甘草三分，广皮八分，水煎服为妙。

解中钩吻毒（一名烂肠草，岳州谓之黄藤）。凡中毒口不可开者，取大竹筒通节，以头拄其两胁及脐，灌冷水入筒中，数易水，须臾口开，乃可下药。唯多饮以甘草汁、人粪清，或断鸭头沥血入口中，或取鸡卵抱未成雏者，研烂，和麻油灌之。吐出毒物乃生。一方岭南有蕹菜，蔓生，开白花，捣汁、灌之，即愈（《洗冤录》附方）。又解中断肠草毒，宜先以蜜灌之，复灌羊血，吐出即愈（闽部疏）。解中莽草毒，黑豆汁可解，豇豆亦可（《洗冤录》方）。

解中乌头毒，以饴糖、黑豆汁调冷水服之。中射罔毒，以甘草汁或小豆叶、荠、韭汁，冷水调服，亦可（同上）。

解食苽莒中毒发狂。以甘草汁服之，立解（《金匮要略》）。

解中豚鱼毒。豚鱼毒在肝、血、脂、子并眼睛内，斑鱼亦河豚类，其毒更甚。三月后则不可食，煮忌煤尘落入，与荆芥、菊花、桔梗、甘草、附子、乌头等药相反。凡服风药而食之者，必死。慎之！如中其毒，急以粪汁解之。或饮麻油吐之，或以芦根汁灌救之，均效。又方，用水调炒槐花及龙脑，浸水饮之，皆可争（张来明道杂志）。又方，槐花炒微黄，同干胭脂各等分，捣粉调灌，即效（《陶九成录》）。

又方，用橄榄汁及蔗浆饮之，立解（《五杂俎》）。

解中鸩毒。服犀角即解（《洗冤录》附方）。

解中沾盐毒。杀羊取热血，以口接受，取吐立解。如无羊鹅鸭血亦可。或浓豆腐浆生灌下，即活（同上）。

解一切毒方。用甘草、绿豆，水煎服之，诸毒皆解。

解中食马肝。用雄鼠屎三七枚，和水研，饮之。或猪骨灰，或狗屎灰，或人头垢，或豆豉，并水服之，效（《本草》）。

解中马肉毒。用芦根汁，或甘草汁，或嚼杏仁，饮美酒，均效。

解中牛马肉毒，生疔疮。或泽兰根擂水，或生菖蒲酒，或猪牙灰水服，或甘菊根擂水服，或服人乳，均效。一云，凡中牛马肉毒，口渴，不可饮水，立死。

解中牛肉毒。或用猪脂化汤饮之，或猪牙烧灰水服，或甘草煎汤服之，或乌柏树皮酒煎热服，或早稻草煎汤服，均效。

解中猪肉毒，或用杏仁研汁，或猪屎绞汁（烧灰亦可），或韭菜汁，或朴硝煎汁，或猪骨灰调水，服之，均效。

解中犬肉毒目胀口干。用杏仁去皮、尖，研水服。或以淡热酒三碗调作三服，效。解中羊肉毒。用甘草煎水服之（同上）。

解中鸡肉毒。以醇醋或煮秫米饮之。如欲吐不出，用生犀角末，新汲水调服，即愈。

解中鸭肉毒。用糯米泔水一盏，温服。

解中六畜肉毒。或用六畜干屎末，或伏龙肝，或黄柏末，或赤小豆炒焦，或东壁上土灰末，或人乳汁，或人头垢一钱，或豆豉汁，或白扁豆末，并水服，均效（《本草》）。

解中诸鱼毒。用橘皮、芦苇根汁，或冬瓜仁煎汤，或大豆汁，或用陈皮水煎浓汁饮之，皆可解。

解食蟹中寒毒。如蛊，用靛青汁、冬瓜汁或黑豆煎服，或姜汁，或紫苏汁煮干蒜汁解之。

解中诸菌毒。急用地浆水饮之，或粪汁饮之，立解。或马蓝头叶捣汁服之，亦可。解中鳖毒（凡鳖腹下隐隐似蛇皮，其色大红，乃毒蛇化也。误食之，必腹痛欲死，手足发青而亡）。用白茯苓五钱，白蜜，雄黄各三钱，丹砂、山楂、枳实各一钱，水煎服。痛止。二剂毒消。或靛青水加食盐饮之，亦解。

解面毒方。多食生萝卜即解。

解食中蛇虫毒。用甘草煮汤频灌，吐十余次，即愈。

解食中蜈蚣毒，舌胀出口。刺鸡冠血含之咽喉，良。如中毒腹痛，以鸡涎饮之，效。

解食瓜过多腹胀，以盐汤饮之。

解食菱过多腹胀，以暖酒和生姜饮之。

解中苦杏仁毒。生熟食之都无害。略用火炒半生熟，食数十粒，即能杀人。急取吐出可解。如迷乱将死者，以杏树根煎汤饮之（《洗冤录》附方）。

解中枫耳毒。枫上生耳，食之，令笑不止。捣冬瓜蔓汁饮之即解。或以苦菜、白矾调新水，并咽亦可（同上）。

解中黄金毒。食鹧鸪肉解之。中白银毒。用黄连甘草汤解之。又洗金以盐，骆驼、马脂，余甘子，皆能柔金；羊脂荻子皆能柔银。若金银入腹中，服食前品，食柔则能便出。又中金石毒，以黑铅一斤，熔化，投一升酒中，如此多次，候酒止半升，顿服，即解。

解中轻粉毒。用黑铅五斤，打壶一把，盛烧酒十五斤，纳土茯苓半斤，乳香三钱，封固，汤煮一昼夜，埋土中，出火毒。每日早晚饮数杯，溺时以瓦盆接之，当有粉出。服至筋骨不痛乃已。

解中水银毒。水银入耳，以金枕耳边自出。若入腹内，令人筋挛，以金物熨之，水银乃出蚀金，其病即瘥。

解信石并诸毒。用生白矾、生甘草、绿豆干粉各一钱，研末，井水调服。

解中砒毒，吐泻并作。以生绿豆汁，或冷水饮之。菠棱、莴苣皆能伏砒，捣汁，灌之亦可。或以禾秆烧灰，新汲水调，滤清冷服一碗，毒当下。或以防风二两，煎汁饮之，立解。

解中砒毒，心腹绞痛，或吐不出，面青肢冷，用杨梅树皮煎汤三碗，服之即愈。或用生绿豆汤饮之，或靛花水均效。

解中巴豆毒，泻利不止。或以黑豆一升，煮汁饮之。或饮以新汲冷水，或用炮干姜、炒黄连等分，为末，服二钱，凉水送下，均效。又本草云：巴豆畏黄连、大黄、芦笋、菰笋、藜芦，各煎，冷饮皆可。

解中诸物毒。用白矾，细茶各一钱，为末，井花水调服，得吐即愈。不吐再服。

解中一切毒物齿黑，指甲青者。用猪粪方寸，冲水灌之，立活。

解中鳝、鳖、虾蟆毒。用淡豆豉一合，新汲水浸汁，令浓，温服即愈。不吐再服，解碗丝毒（饮食遇碗边有丝迹服之，顷刻喉咙胀痛）。用麻楷点着，以口吸其烟，即愈。

解中桐油毒。干柿饼食之立解。或饮热酒亦可。

解天行热气，中野菜、死马、诸肉秽毒。用头垢，丸如枣核大，含咽之即解。或白滚水送下。

解一切草药毒。用甘草煎浓汁饮之，或加白蜜更佳。或生甘草、黑豆、淡竹叶等分，煎服。或出蚕纸烧存性，每二钱，冷水调服。

解中斑蝥毒。黑豆煮浓汁，饮之。

解草蛊金石毒。用石蟹，以热水磨服。

解金蚕蛊毒。中之皆吮白矾味甘，嚼黑豆不腥，以石榴根皮煎汤服，取吐。取两刺猥到家，必能捕获。

试一切毒方，以犀角搅之，有毒则生白沫，无毒则否（《抱朴子》）。

解一切蛊毒方。用升麻、郁金各一两，煎汁服，得吐即愈。

又方，用胡荽捣烂绞汁，半升，和酒三碗，服之，能使蛊自下。

又方，用蘘荷置席下，能知。用蛊人姓名研汁，服之即愈。（《荆楚岁时记》）。

又方，用土常山、马兜铃二味，以水煎服，自愈（《岭南志》）。

又方，用石榴皮煎浓汁，或樟木屑煎汁，饮之。或热茶胆矾半分探吐。如吐出恶物，即愈。或食猬皮更佳。或米汤调郁金末三钱，令下，亦可。

又方，用蒜汁五钱，和酒服之，当吐出恶物如蛇状，即愈。

遗　余

虎颈下二肘间，有骨如乙字，长二三寸许者，破肉，取之可得。行军佩之，能令人有威（《七修数薰》）。

正月吞生鸡子、赤小豆各七枚，能避瘟气（《葛仙炼化篇》）。

凡岁时元日，取鹊巢烧灰，著于厕，可以避五兵。撒于门前，可以避盗贼（《墨子秘要》）。

凡军止处，埋鹊一枚于沟中，可辟刺客奸邪（《杂五行书》）。

凡涉大水者，当于水次破鸡子一枚，以少许粉杂香末合搅，器中水以自洗濯，不畏风波蛟龙（《抱朴子》）。

入水能浮方。取象胸前小横骨，烧灰，酒冲服，即验（《开宝本草》）。

辟一切虫虱法。吸北方之气，喷笔端，钦深源默漆五字，置于床帷间，虫虱尽除（《邵氏录》）。

蛇入窍，割猪尾血治之即出。母猪尾血更佳。

手足顽麻，用陈绵纸烧灰，黄酒调一服三钱，五七日愈。

蛇缠人足，用人尿淋之即开。

治蛇刺伤，烧死鼠为末，敷之。

凡被毒蝎螫伤，忍痛向人，曰：吾为蝎螫奈何？答曰：寻愈矣。便即豁然。若叫号则愈痛，一画夜始止（《五杂俎》）。

鳖肉与苋菜同食，生鳖瘕；与鸡子同食，恶病死（《事林广记》）。

凡六甲日，禁食鳖。凡鳖有四目者，独目者、白目者、赤足者、三足者，腹下有小字、王字、天字者，颔下有软骨如龟形者，头足不能缩者，目凹缩者，腹下有三字者，皆不可食（《酉阳杂俎》）。

凡食菌中毒，或痛，饮酒亦可解（《夷坚志》）。

凡中菌毒，必笑。用苦茗杂白矾勺新水咽之，立愈（《菌谱》）。

又方，煎鱼椹汁服之，立愈（《北梦琐言》）。

误食铜物，多食荸荠即化。荸荠淹铜过夜，即烂可验也（《七修类藁》）。

凡瓜有两鼻者，杀人（《龙鱼河图》）。

盛蜜瓶作鲜食之，杀人（《事林广记》）。

百虫入耳，用两刀于耳边相击筑声，其虫必出（《物类相感志》）。

竹木刺入肉，肿痛成疮，用蒲公英捣烂取汁敷之。如刺不出用，萆麻子捣烂敷之。

针入肉，用五倍子开一孔，放土狗一个入内，面包火煨，存性为末，凉水调贴，用纸盖上即出。或用鼠肝涂之亦出。

误吞蚂蝗，食蜜即化为水，或搅黄泥浆水饮之。

误吞针入腹，以蚕豆煮熟，同韭菜食之，针同豆菜从大便出。

治霍乱金疮方。五子实状，如梨里有五核，故名内服可已霍乱，外敷可愈金疮（《广州记》）。

治伤寒狂走。用新抱出鸡子蛋壳煎汤，服之即安睡，愈。

治疟疾法。南阳宗资墓旁石兽膊上有刻曰：天禄辟邪。昔军士有病疟者，摸天禄二字，焚而吞之，皆愈（《研北杂志》）。

治中射工毒。用豉、母虫一枚于口中含之，即瘥。豉虫大如豆，光黑，浮游水面者是（《正字通》及《肘后方》）。

凡行山虑迷，取向虫一枚，握手中，则行路不迷（《物类相感志》）。

令人自言其诚法。用竹虫三枚，竹黄十枚，和匀，每用一大豆许，烧入酒中饮之，勿令大醉，叩问其事，必言其诚也（《淮南毕万术》，高诱注）。

戒酒方。用山蛩，乌斑色，长二三寸，生林间，如百足而大，取其一节烧灰服之，令人恶闻酒气（《事物绀珠》）。

蕃碛之中有铁，名曰圣铁，含之可以辟兵（《广志》）。

牧靡山有草，名牧靡草，可解一切草木毒（《水经注》）。

治丸伤出血不止，刮紫滕香末，傅之立愈（《名医录》）。

辟蚊蚋法。用柳州所产茞草少许，置帐幕间，则蚊蝇不敢近（《一统志》）。

治腹内生应声虫。以蓝汁饮之，则吐出肉块，长二寸余，人形悉具，服雷丸数粒，即愈（《出山堂肆考》）。

治患毒蜂螫伤，急以井水调蚯蚓粪涂痛处，立止（《金台纪闻》）。

治痈肿及蜈蚣咬伤。用地蜈蚣草根叶，入盐少许，捣涂，效（《本草》）。

治损折肢体。用密剂少许食之，伤合无痕。番言：木乃伊是也（《花木考》）。

治蛊毒在上，服升麻吐之；在腹，服郁金下之。或合升麻、郁金服之，不吐则下。昔李岩侍郎煮得此方，活人甚众（《范石湖集》）。

治中鲦鲐肝毒，迷闷不堪。用橄榄汁饮之，立瘥（《汇苑》）。

治大风癞症。用长松草汁，有殊效。生五台山良（《曲洧旧闻》）。

治瘰症（颈肿）。用芡实煮食，愈。所谓鸡头，已瘰是也，鸡头别名（《淮南子》）。

治鬼箭风方。用红花、白芷、防风、威灵仙各二钱，酒煎服。三服全愈。切忌针挑火焠。

治偏头痛。用生萝卜汁一蚬壳注鼻中，即愈（《东坡杂记》）。

治两耳暴聋。用全蝎去毒，为末，酒调滴耳中，闻水声即愈（《养疴漫笔》）。

又方，以元龟薰之，或以附子、葱、涕合纳耳中，或以蒸鲤鱼脑灌之，皆效（《抱朴子》）。

治腹有虫方。榧子仁研汁服之，可疗百虫（《绀珠》）。

治腹中虫痛。用葱白捣汁一钟饮下，随饮麻油一杯，虫即化水。

治下痿落。用乌梅一个，口含即止（《敬信录》方）。

治瞳仁反背及目翳不开。用新产狗乳，以鸡翎蘸乳，轻拭眼中，一日三四次，不过七日复明。

天丝并兔毛入目，用石菖蒲擂碎，左目塞右鼻，右目塞左鼻，神效。或桑树浆点之，立效。或用大块白矾，以舌舐之丝毛，即从舌上出。或好京墨，清水研磨点之，即出。

治眼目倒毛入肉。用木鳖子一个，去壳为末，绵裹塞鼻，左目塞右，右目塞左，三日后其毛自出。

治眼边痒烂。用猪大肠内涎刮下，涂眼边，虫出自愈。

治鼻中忽生毛，长出尺余，痛不可忍方。用生乳香、硇砂各一两，为丸，桐子大，早晚水下十丸，仍剪断其毛，以生姜涂之，愈。

治口内肉球有根如线，五寸余，如钗股，吐出乃能食物，捻之则痛彻心者。用麝香一钱，研末，日三次，服之自消（夏子益《奇疾方》）。

治舌长数寸。用番木鳖四两，刮净毛，切片，川连四钱，水二碗，煎至一碗，将舌浸良久，即收。

治交肠症（小便出屎，大便出尿）。用旧幞头烧灰，酒调服五分，即愈。

治嗜酒，腹中成鳖。取白马溺饮之，鳖即化水，愈。

治麻骨，自头至心窝，或从足心麻至膝而死者。用人粪烧灰，豆腐浆调服即止。

治一切恶疮肿。用毒瓜蒌瓢一枚去皮，生姜四两，甘草二两横纹者佳，各捣碎，忌钢铁。用白灰酒一碗，煎浓服之。患在上食后服，在下食前服（《续夷坚志》）。

一云，张户部林说卿有加大黄，或木香，或乳香、没药者，先疏利，次用瓜蒌瓢二两，日以乳香、绿豆粉，温汤下三五钱，防毒入腹，外以膏涂傅之，自愈。

治疿腮。用赤小豆四十九粒，研末，涂敷，立效。

治两腮肿痛。用生大黄末，和葱汁，调涂四围，数次愈。

治风热腮肿，用丝瓜烧灰，存性，水调涂之，立效。

治鼻痔。用轻粉二钱、杏仁七粒去油、白矾五钱共为末，吹鼻中，即化水。

治鼻疮。用杏仁，去皮、尖，捣烂如膏，以人乳调涂，甚好。

治无名肿毒，疼不可忍。蓖麻子仁，捣烂，敷上，即愈。

水蜮射中人影成疮，不治则死，用鸡肠草，捣涂，经日即愈（《博物志》）。

治鬼面疮。用五倍子公母各一，每个将火筷子烧红烙眼，取儿茶末，填于内，草纸包，米泔水泡，炭火烧红。如此三次，成炭，为末，淬灯窝油，搽调，神效。

治汗斑。用乌梅肉末，唾津调搽，或姜汁潮脑揉研，汗巾擦之。

又方，用雄鸡腰子、白果，俱用生者，同捣烂，搽之。

治漆疮。用螃蟹黄涂患处，或芒硝泡浓汁，涂之二三次，效。

治秃头癣癫。用大蜂房一个，矾末填满孔内，以罐底盛之炭火，煅令矾化尽为度。研末，腊月猪油和涂之，即愈。

治患背肿方。用粗黄色石，如鹅鸭卵大，火烧令赤，入凉醋中，自有石屑落醋内，频烧至石尽为度，取石屑，曝干，捣和，醋涂肿处，无不愈者（《北史》）。

治脚气痛方。用杨梅仁研末，冲水，服之效（《挥尘录》）。

治手足冻疮。用冬瓜皮、茄根煎水洗，或鸽子屎煞水洗，俱效。

治脚底红肿热痛，名为脚隐。用大蒜头量用和盐捣敷，一夜效。

治手生蛇头疮。用元参五钱，甘草三分，为末，鸡蛋白调敷，立效。

又方，用人粪黄，泥合捣烂，敷之。或黑豆水泡，捣烂敷之，或鸡子开窍，将指入内，待蛋化水，换三次，愈。

治误吞金银。用羊胫骨，烧焦，研，三钱，米饮汤下。从大便出，神效。

治误吞铁物。用栗子树，炭，以铁锤捣细末，砂糖和细丸，服三钱，效。

治骨鲠喉。用硼砂一块，含化，咽汁立消。或山奈煎汁，徐徐呷咽。

又方，以橄榄煎汤，服下即愈。

喂马易肥方。取钩藤数寸，入小麦中，蒸熟，喂之易肥（《本草纲目》）。

治马黑汗。取干马粪置瓶中，头发覆之，火烧马粪及发薰，令烟气入鼻中，即瘥（《齐民要术》）。

治马结热，起卧战，不食水草。用黄连二两，研末，白鲜皮一两，研末，油五合，猪脂四两，细切，温水一升，半和

药，调匀，灌下。牵之行走，即愈（《农桑辑要》）。

治马生疥疮。用雄黄、头发、腊月猪脂，煎令发化热，涂之立效（《齐民要术》）。

治马伤水。用葱盐捣烂，搓成团子，纳鼻中，以手捉马鼻，令不通气，良久，泪出即止（《农桑辑要》）。

治马伤料。用生萝卜三五个，切作片，啖之，立效。

治马猝热腹胀，起卧欲死。用蓝汁二升，和冷水二升，灌之，效同上。

治马起卧肚痛。用火药半茶杯，烧酒一大杯，调和，灌之（《奇方类编》）。

治马脾胃有伤，不食水草，褰唇似笑，鼻中气短，宜速用川厚朴，去粗皮为末，同姜、枣煎，灌之（《博闻录》）。

治马心肺壅热，口鼻流血，跳踯烦躁，急用甘草、芒硝、黄柏、大黄、山栀子、瓜蒌为末，水调灌之。

治马肺毒热极，鼻中喷水，用天门冬、知母、贝母、紫苏、芒硝、黄芩、甘草、薄荷叶，同为末，米汤入少许，醋调灌下。

治马邪气冲肝；眼昏似睡，忽然眩倒，用朴硝、苗讳为末，男子头发烧灰存件，浆水调灌。

治马肾搐。用乌药、芨药、当归、元参、茵陈、白芷、杏仁、秦艽，每服一两，酒一大升，同煎，温灌，隔日再灌

（同上）。

治马气喘。用元参、葶苈、升麻、牛蒡子、兜苓、黄芪、知母、贝母，同为末。每服二两，浆水调草后灌之，喘嗽皆治（《农桑辑要》）。

治马尿血。用黄芪、乌药、芍药、山茵陈、地黄、兜苓、枇杷叶，共为末，浆水煎沸，候冷调灌。

治马结尿。用滑石、朴硝、木通、车前子同为末。每服一两，温水调灌，隔时再服。结甚则加山栀子、赤芍。

治马结粪。用皂角烧灰存性，同大黄、枳壳、麻子仁、黄连、厚朴共为末，清水泔调灌（同上）。

治马中结。用蜣螂一个，焙干，为末，黄酒调灌即愈（《集验良方》）。

治马舌硬。用款冬花、瞿麦、山栀、地仙草、青黛、硼砂、朴硝、油烟黑等分，为细末。每用半两许，涂舌上，立瘥（《农桑辑要》）。

治马伤蹄。用大黄、五灵脂、木鳖去油、海桐皮、甘草、地黄、芸苔子、白芥子，共为末。黄米粥调药，摊帛上，裹之（同上）。

治马骡打破脊梁。用鸡蛋十数个，去黄，留青，将男子头发填满，用纸糊之。外用黄泥包裹，炭灰煨红，取出，研末，搽上愈（《奇方数编》）。

又方，用真银珠一钱五分，枯矾二钱五分，五倍子一个，焙焦，去秒，共为细末。将疮洗净，用火酒喷之，敷上。此药任背鞍行走。

又方，用白矾、五倍子、黄丹各五钱，为细末。搽患处，自痊（同上）。

治马生反花疮。用地衣草，阴湿地被日晒起。苔藓，干为末，生油调敷（出《明本草》）。

治马患诸病。用白凤仙花连根叶熬膏，抹其眼四角上，即汗出而愈（《卫生易简方》）。

治马鞍压疮。用乳香（去油）、没药（去油）、血竭、孩儿茶、龙骨（煅），象皮（炒成珠），各三钱，黄丹二两，冰片一分，共为末。油搽患处，即愈（《奇方类编》）。

人马两便方。用杜蘅（一名杜若）阴干，带于身上，令人便马，马亦善走（《山海经注》）。

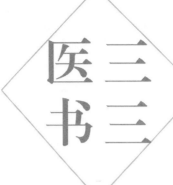

医三
书三

仿寓意草

清·李冠仙　撰

提要

　　《仿寓意草》二卷，有清丹徒李文荣冠仙著。先生表字如眉老人，有《知医必辨》一书，本社已刊入木版《医药丛书》第一集。读是书者，咸佩其议论翔实，非斫轮老手，不能道只字。本书为其治验案，所记多棘手之症，所用无怪诞之方，而论病之透辟，足与西昌颉颃。较诸《薛氏医案》之语焉不详，《临症指南》之效否不知，奚啻上下床之别，真医案之上上乘也。爰亟刊行于世，以供同好。

序一

儒者读书明理，经史而外，并及《灵》《素》小道也，而至理寓焉。非实学不足以资考订，非虚心不足以阐精微。此中甘苦，身历者知之；此中功效，身受者知之。忆自乙酉秋，余病疟，为医药所误，几莫能挽。蒙观察钱公特荐润洲文士冠仙李君来，一经诊视，转逆为顺，调治痊可，如获再生，遂成契好。厥后冠仙从余游，无往不利，凡论诊治，靡不应验，有初诊惟恐冠仙言不治者，盖一言不治，则虽远就诸医，莫能救药，知冠仙于此真三折肱矣。且其为人，亦光明磊落。相知日久，公余之暇，辄与畅谈文字，穷究岐俞，从未闻一语道及私事，知其立品端，居心正，故肄业独精。窃叹钱公推荐之初，谓为近今罕觏，洵不我欺也。兹见所著《仿寓意草》，信而有征，言近旨远，堪为有心人引伸触类之一助。爰叙其梗概，俾后来者略见一斑云云。

道光十五年岁次乙未八月既望

友生云汀陶澍书于江节署

序二

临证而不读书，不可以为医。东坡有言，药虽出于医手，方多传于古人。故惟读书多乃能辨证，亦惟读书多乃能用方。彼之不用古方者，非弃古方也，直未一见古方耳。善用方者，且读无方之书，不执方以治病，而方自与古合。余持此论以治人久矣。余读京江李冠仙先生书，而叹其能读书以临证也。喻嘉言《寓意草》未议药先议病，先生本之以作此书，记其生平治验若干篇，人心追手摹，有可取信而又矜平躁释，绝不以盛气凌人，是其高出西昌之上者也。中翰汪君药阶自京江来，携以示余，属为序。校读数过，讹者正之。先生有子，盍即刊以行世，俾世人知临证者必多读书，而后能辨证用方以活人耶？余临证亦有心得，惜不获就正于先生。而昔在京江时，侧闻有李半仙者，度即是先生也，故乐为序而归之。

　　　　光绪七年春二月元和陆悬修书于都门寓斋

叙

　　恩绥焉知医。自先世洁夫、根仙两公相继以医名，家藏《灵》《素》及《镜经》诸书，惜皆弃佚无存。然独剩时珍《纲目》残帙数十卷，每刺取其典入词章，辄见其中附铁瓮城西申先生方，怪其名字竟不传，意其为壶隐之流，必邃于医者，或亦我辈中人也。如眉老人精于文，暇读方书，间出其余技以济人，应手即活。嗣为陶文毅座宾，赏识尤有加，一时名噪遐迩。记恩绥童草时，曾见先叔秩音师假《仿寓意草》钞置案头，沫胝不已，又授以老人所著《含饴堂文》，读之俨然箴膏肓起废疾，予文遂稍进，而苦于《仿寓意草》之不敢问津。前岁客金陵，咏春丈寄视此编，读一过乃知医之理通于文。老人因病立方，绝不掉以轻心。而察脉之细，如讲《学》《庸》诸题。其识症之精，如论大题之能得主脑。而且不泥古方，不胶成见，又如文之行机参变，宜其取效之神如此。编中每叙某某症，详其来源颠末，批却导窾，咽结立剖，洒洒千百言，其笔力又足以副之。盖词藻缤纷，有足多者。信乎儒者之医高出市上衒推，诚不可以道里计，较喻氏原编有过之无不及也。

　　今咏春丈年亦八十，顾乎以传先世之著作，为事仁孝尤可嘉。两世皆享大年，知颐摄之功必有薪传。申先生邈矣！吾愿获此编者，好学深思，心通其意，不但铁瓮城中民无夭札，行见传诸寰宇，咸乐游于仁寿之天也。

时光绪丁亥闰四月下盥四日宗再侄恩绶
谨叙于都门宣武坊南之信天翁室

自叙

方书汗牛充栋，鲜不称神效者，而用之往往不验。古人岂欺我哉？抑病情变幻无穷，药不执方也？若医案诸书，成效可睹，宜足启发后人。然如《薛氏医案》，书盈二尺，择焉不精，语焉不详，一男子一妇人，真耶假耶，观者懵焉。至叶氏《临症指南》，见书不多，文义浅薄，方求平妥，不言效验，是书不作可也。惟喻嘉言先生《寓意草》，力大思深，议论精辟，明效大验，彰彰可考。书虽二帙，正足以简练揣摩，益人神智。予心摹神追，自思二十年来亦颇有精心独造，得古人法外法者。辛卯二月宫保云汀夫子留住节署，雨窗无事，随笔记录。虽所忘实多，而经过一番苦心者，尚历历可纪，已得若干篇，何年何月何病何效，大都其人具在，信而有征。嗣后倘有心得，仍当节录。盖虽无格致之功，尚有虚灵之性；虽无折肱之学，实有割股之心。喻氏有知，或不至挥之门墙外乎！爰题为《仿寓意草》云。

目录

卷　上

丹徒如眉老人李文荣冠仙著

绍兴裘庆元吉生校刊

田展初内治效

田展初五兄，予至好也。嘉庆十四年，伊远馆吴门，其内染时邪之症，医者皆用伤寒药发散，升提太过，其热不减；又皆竟用寒凉，如黄芩、黄连、山栀、石膏之类，连进多剂，热仍不减，面转通红，头皮作痛，手不能近，近则痛甚，病势沉重，医皆曰邪已传里，无法可治。又换某时医，于前药中加犀角、羚羊角，谓只此扳剂，再不应即不治。适其内兄李进之亦予至好，知予素解歧黄，邀予一诊，以决生死。予诊其脉上部浮大而空，两尺沉细欲绝，虽气微弱，不欲言语，而心尚明了，并不昏迷，询其欲饮否？曰不欲。询其二便，大便少而稀溏，小便清门，少腹有痛意。予急曰：此戴阳症也。此素本阴亏不能潜阳，今时邪误作伤寒论治，温散太过，虚阳上浮，治宜引火归源。医者见其烦躁，不知其为龙雷上升侵犯清虚之府所致，反以为热邪传里，肆用寒凉，阳即欲回，归路已阻；再用寒药，不独腹痛自利症必加重，而无根之阳将一汗而亡，奈何于是。竟用真武汤劝其速进，病者知用附子，断不肯服，以为我烦热如此，如何还服此热药？伊兄劝以汝服凉药已多，而转火炎于上，兹方称引火归源，或当有效，今已危急，何不试之？劝之再三，勉进半剂。本已十日不寐，进药后不觉安睡两时许，始寐头皮不痛，面赤全退，腹痛亦止，心中不烦，乃复索药尽剂。次日延予复诊，其病若失。细询平日本有上红之恙，生育亦多，其阴本亏，故阴中之阳易动也。改用附子理阴煎服一剂，又专用理阴煎服三剂，后以八珍加减调理全愈。半月后展初自吴门归，向予申谢，且言幸伊不在家，其妻得生，否则必死。予问何故？展初曰：如此热象，群医皆用寒凉，而子独用大热，且子不悬壶，我岂能相信哉！予曰：然则足下亦不必谢予也，是有命焉，不可强而致也。

颜凤尧内治效

田展初居荷花池巷，其比邻颜凤尧先生，丹阳名医，在此悬壶，医辄有效，诚老手也。其田姓之症，亦曾诊视，惟为群医所哗，未能独出手眼。嗣闻予治法，深为佩服，适其尊阃亦染时症。先生年将古稀，本有半身不遂之恙，恐诊脉不准，转延医诊，而医者不识其病，先生亦自不解，乃延予诊。时当盛夏，病为时邪，人事昏沉，壮热口渴，渴欲热饮，虽热嫌冷，家人以炭炉而烹百沸汤与服，独云不热。脉来洪数而滑，惟右寸见沉，实热症也，而见寒象，又非热极似寒，医之不解在此。予亦踌躇莫决，忽尔机来，因问主人，尊阃有甚旧恙否？主人曰：无。予曰：非必有大恙，或年高多痰否？主人曰：此诚有之，每日约吐三碗许，转觉爽快。问今病几日？曰：五日。病中吐痰否？曰：无。予曰：得之矣。主人问何以得之？予曰：时邪乃热症，诊亦热症，而寸口独沉者，肺气为痰所遏也。一日吐痰三碗，五日不吐，积痰当有几许？阻塞肺气，上下不通，内虽甚热，气不得上，口鼻吸入无非冷气，至喉而止，亦不得下。肺气通于喉，今为痰所阻，故肺以下则甚热，喉以上则甚冷。是非先用吐法提去其痰不可，虽然不易言也。沸汤下喉而不热，痰之胶固非常，肺之闭塞已甚，虽用瓜蒂散、栀豉汤等法，恐格格不入，不足以搜肺窍，提肺气而鼓动其痰，是非仲景麻杏石甘汤不可。主人曰：麻黄乃夏令所忌，今值六月盛夏，患时邪非伤寒，麻黄尚可服乎？予笑曰：药不执方，相宜而用，古之训也。今痰阻肺痹，非麻黄之大辛大热不能搜肺活痰，且是方也，有石膏之寒以制麻黄之热，有杏仁之降以济麻黄之升，有甘草之甘以缓麻黄之急，非同正伤寒之用麻黄汤，专取辛热表散也。主人曰：内人已花甲有余，设服之而大汗不止，得毋有亡阳之虑乎？予曰：药有监制，既已申明，且麻黄肺之药也，下喉必先达肺，肺气开提，痰涎必活，活则涌吐，药随痰出，麻黄之性轻浮，岂能入腹作大汗哉！况时邪亦须汗解，吐中有发散之意。石膏乃白虎汤之主药，《金匮》治中暑之药方，色白入肺，兼清阳明之热。兼散兼清，邪热从而得解，未可知也。主人曰：此首准得吐否？予曰：麻黄大力，入肺搜痰，痰结既开，势必上涌作吐。主人曰：理解明透，更无他疑，竟请立方。予方用麻黄八分、杏仁三钱、石膏五钱、甘草一钱，嘱其必服而去。次日未明即瘥，回忆昨日之论，自笑愚忠太过，然细思无误也。清晨不待请，即唤与往，探见其医室已开，急趋而入，主人出迎，予不及寒温，急问曰如何？主人笑应曰：其效如神。予心乃定，细问服药片刻，立即吐痰升许，不过微汗，外热已退，人事全清。予入内复诊，脉象不洪，按之仍数，不热饮而欲冷饮，舌赤无苔，知其大热伤阴。改用犀角地黄汤，一服热减，再服全愈。是症也，非细心切问，安能得门而入哉！夫望而知之谓之神，闻而知之谓之圣，问而知之谓之工，切而知之谓之巧，神圣工巧谓之四诊，缺一不可。吾见今之粗工假装时派，每至人家诊病，仅一搭脉，遂即开方，主人欲细告病情，则曰：我今日有数十家延请，岂能为一家耽搁。嗟乎！三部九候，全然不明，又不肯问，草菅人命，莫此为甚。虽庸医杀人不闻偿命，然冥冥之中，罪安可逃哉！予日懔之，兼望业此者共懔之。

笪豫川治效

友人笪东洲，一日忽诣，子曰：汝称善诊，今有一病汝能诊治，我乃拜服。予问何病，笪云：与我偕往，到彼自知。及至半途，忽告予曰：适与君戏言耳！病者为予堂兄豫川，病已不治，惟望兄诊定死期，代办后事耳。及至其家，问其病，乃患瘅疟，单热不寒，已经两月，从未有汗，每日壮热六时许，形销骨立，实已危殆。诊其六脉弦数，全无和柔之意，而按尚有根。予知其素来好内，肝肾俱亏，加以大热伤阴，阴不化汗，邪无出路。医者不知，所用不过达原饮、清脾饮、小柴胡等方，如何得汗？予曰：症虽重而并未服对症之药，尚可为也。乃用景岳归柴饮，柴胡钱半、当归一两、甘草一钱，加大生地二两，令浓煎与服，服后进热米饮一碗，不过一帖，大汗而解。

篆村侄治效兼及诸小溲不通治效

大侄篆村，小溲不通已至三日，腹膨急胀，至不能忍。先有某医连进通利，不通愈甚，急觅予诊，予见其肺脉独大而数，知其素来嗜饮，因问连日饮何酒？篆村曰：近因酒贵，常饮烧酒，三日前有小集，饮烧酒且甚多。予曰：是矣。时端阳节后，急令买大枇杷二斤，恣意啖食，另变补中益气方法，去党参、黄芪、白术、当归，惟用陈皮一钱、甘草梢八分、醋炒柴胡五分、蜜炙升麻三分，而加天冬三钱、麦冬三钱、北沙参三钱、车前草一颗，与服一时许，小溲大行一大钵而愈。伊急遽中不暇问故，予亦未言。后至松江华亭县刑席邵瓣莲有沉疴甚奇，每发当脐腹痛非常，而先必溲闭，百医罔效，必小溲自通而腹痛乃止，其症少时即有，至四十外乃更甚。适当举发延予一诊，其脉肺部独大而数，与篆村侄同，予问素嗜烟酒否？

曰：皆有之，而水烟尤朝夕不断。予曰：是矣。即以与篆村侄方去升、柴，加黄芩、知母与服，服后小溲大行，腹痛亦止。伊问予病如何，何药之灵也。予曰：肺为气之主，又为水之上源，《内经》云膀胱为州都之官，津液藏焉，气化则能出矣。有属中气者，中气不足，溲便为之变。有属肾气者，肾与膀胱相表里是也。而其实气化之权，肺实主之。肺在人身主乎天气，天气清明而下降，肺气清肃而下行，上源行乎所不得不行，下流自有所不得而止，而有所不行者，虚也，热也。虚则气不足以行，热则气反逆而上。肺气不行，则诸气不行，通则不痛，痛则不通，今溲不通而腹乃痛，肺脉独大而数：症经三十年，此先天肺热，后天烟酒，积热日伤肺阴，肺失清肃之令，故病易发而亦渐重也。以后将此方常服，且戒烟酒，可望不发。瓣莲钦服，请将所论书一通，并药方裱糊收藏。连服二十剂后，果不发。治篆村法，至松江始畅发其义。盖尝观诸禽鸟，有肺者有尿，无肺者无尿，知肺之关乎小溲者多矣。篆村佺用升、柴，而邵兄不用升、柴，加黄芩、知母者，何也？篆村曾服利药而溲更不通，气乃更结，非加升、柴以提其气转不能通，如酒壶然，壶嘴不通，揭其盖自通也。邵瓣莲未服利药而热久而重，故不用升、柴而加黄芩、知母也。虽然，勿谓癃闭之尽在清肺也。吾乡钱光斗之弟妇张氏，产育用力太过，正气大伤，三日小溲不通，予用补中益气汤全方，姜、枣引，加冬葵子三钱，一服而通。写真华秋岩内怀孕六七月，偶因下阶一跌坐地，腹中坠胀，小溲不通半日，即延予诊。予知胎气震压膀胱，亦用大剂补中益气、姜、枣引，一服而通。此皆用温补升提，治在中气而不在肺气也。其冬葵子或用或不用者，一则癃闭三日，以葵子引经通之；一则仅半日许，提其气而溲自行，毋烦通利也。后又有丹徒县署吴晴椒明府所请钱席胡晴麓，恙已愈后，大解数日未行。急欲其解，以便加餐，一日登厕数次，力努干结不出。是日晚登净桶约一更许，挣极力努挣，大便不来而小便反闭。次日自用车前、泽泻等药通利之，而仍不通，腹加胀。又次日延予，予曰：大肠、膀胱相隔一间，分道而行，本不相碍，今因直肠有燥粪阻塞，努力太过，前无出路，后有来者，广肠之粪皆集于此，直肠胀满，挤合膀胱，小溲无路可出。此非膀胱自病，虽多方通利，终不得通，徒增胀满耳。予有一法，不知肯用否？众问何法？予曰止有下法耳。下其大便，小便自通。时署中官亲朋友来问病者甚多，予有房中倡议，而房外窃议者皆不以为然。以为小便不通，反通大便，殊难相信。且病者年已六十有四，又值病后连日，怕胀，又不敢多进饮食，如何能受下剂？众口堆调，予亦辞去。第三日又来敦请，晴麓本与予金兰契好，万不能辞。至则胀已至胸，盖又杂进单方，如促织、草帽圈之类，有人无出，直至胀不能动。予曰：在书大便不通有四五十日无妨者，而小便不通五日必死。今已三日，再延二日，神仙不治。此症下或不死，不下必死，诸君奈何，必欲置之死地耶！时晴椒先生以为不可下，众皆和之，予言至此，众不复言。而其如君独奋然曰：三日以来愈治愈坏，今日竟请立方，虽死不怨。予索纸开方：西党参五钱、炙黄芪三钱、於术三钱、当归身三钱、陈皮一钱、炙草一钱、炒柴胡一钱、炙升麻六分，煨姜二片、大枣二枚，众皆诧意曰：先生说要用下法，何开此补中益气汤？予笑曰：诸公勿急，尚有加味。爰加生大黄三钱、元明粉三钱，因告众曰：大便阻塞小便，固非用下不可。然是症有三虚，年高一虚也，久病二虚也，连日不敢纳谷三虚也。此三虚者，诸公曾言之，予岂不知之，故是症非下不可，而非用补以用下不可。古人黄龙汤用参以用下，玉烛散用四物以用下，今用大剂补中益气，然后用硝、黄以推荡之，大解行而膀胱路宽，小解亦自畅行，二便俱行而正气不陷，相辅之道也。不然予岂孟浪用下者哉！众乃爽然，制药与服，一时许大便畅行，小便随至源源不绝，几半净桶，腹中畅快，病乃若失。以上五症皆小溲不通，四用东垣补中益气，而变化不同，法则仿古，用则因心。《易》云神而明之，存乎其人。岂不信哉。

牙痛治效

甥婿刘桐村，嗜酒成牙痛症，痛则牵引至额，以至颠顶，一月数发，痛不可忍。予曰：面额属阳明，牙龈属阳明，齿属肾，厥少阴会于颠顶，此湿热太重，蕴积于胃，兼伤肝肾之阴。以景岳玉女煎加西茵陈三钱，嘱服七剂，且嘱节饮，可以不发。伊一服即愈，因思不能戒酒，不若将此方多服，竟服至二十余剂，后竟永不复发。吾友赵义之牙痛缠绵，月余不已，忽诣予要方，诊其脉左关尺数，以六味地黄汤加升麻三分、柴胡五分，与之曰：此药服后未免更痛，然片刻即止矣。次日告予，昨服药而卧，忽然痛不可忍，急得骂汝，后竟安寐，天明不知牙痛之何往矣。药既对症，又多此一痛者何也？予曰：齿乃骨之余，而肾主骨，足下肾水太亏，肾火上浮，而为牙痛，故用六味全剂补之泻之。然其浮于齿牙之热，不能下降至肾也，不若用升、柴以透之，升透之时未免较痛，然所用无几，痛亦无几，而补泻之力甚大，阴能潜阳，火不复上作痛，且得安寐也。义之兄本通品，闻之拜服。后予以此方治肾虚牙痛者，无不立效，更胜于玉女煎。武生盖七下牙床作痒，至不能受，不寐者累日矣。偶值予求治，予笑曰：此大肠风也。上牙床属足阳明胃，下牙床属手阳明大肠，大肠有积热，热生风，风生痒。问大便结否？曰：结甚。以调胃承气小其制，加生地、槐花、荆芥、防风，与之一药，得大解畅行而愈。

龚玉屏治效并后不治之验

龚玉屏，予少时第一交好也，其食量最大，面量倍于饭量，肉量倍于面量。年未四十，忽得中痰，人事不知，声如拉锯，予急往视之，其脉洪劲滑数，予曰：此非中脏，乃中腑耳。中脏多虚，中腑多实。平日肥浓太过，痰多气壅。问大便闭否？其内曰：数日不解。予曰：无妨。以二陈加大黄、芒硝与服，大便通畅，痰下气平，人事遂清。后以清火化痰调理而愈。予告之曰：从此以后君能吃素，高寿无难，否则当戒猪肉，亦可延年，不然恐不过三四年客耳。君之病，痰所致，痰之病，肥浓所致，而猪肉则肥浓之尤，助火生痰者也。此病后胃气已伤，脾气亦损，清升浊降。健运为难。君若仍如往日食肉兼人，十分饱足，犹如大嚼，脾气不能运动，安得不俱化为痰？只宜八分饱，东坡之养生不使胜食气，圣人之垂训，子其戒之。玉屏曰：唯唯。半年余见玉屏面有滞色，语言不甚清楚，问之曰：连日食肉否？曰：不食。予心窃疑之，伊常住地藏庵僧学恭最善烹调，一日遇之，予问龚玉屏连日食肉否？僧笑曰：不食。因其笑也，而坚问之，僧又笑曰：不食精肉矣！因责玉屏曰：予何等相劝，子乃不信，且不食精肉，而食肥肉。奈何伊病后肝火甚旺，回予之言甚属决绝，大约万不能不食肉，再病不要予诊耳。予特开健脾清胃消食化痰丸方，劝之常服，亦置不理。年复一年，语言日加謇滞，步履日见艰难，人事日见昏愦，予虽常见，知其病非一朝一夕之故，已入膏肓。伊不问予，予亦不敢多事。三年后，忽一日痰涌气开闭，昏迷若睡一日夜，遂不复醒矣。予往唁，痛哭后，立制挽联曰：予交最久，始为文字交，继为道义交，终为性命交。彼此皆推心相与。君事犹多，上有老母事，中有弱弟事，下有诸孤事，如何竟撒手长辞。文虽鄙俚，亦可见吾两人之交情，而竟不能白首相依也，哀哉！

龚玉屏子椿官治效并后不治之验

龚玉屏子椿官，体本瘦弱，十六岁自在扬管店务当事，亦

太早。忽受暑而归，发热头眩，倦怠少气，心烦渴饮，天柱倾
欹欲倒。予用人参白虎汤，其家以时症用参为疑，予曰：先天
气弱，暑又伤气，脉象数而甚虚，非参不可，且必佳参，汝等
不信，多请先生斟酌，当可决疑。再三敦嘱而去。

是时天气炎热，病症甚多。予至晚回家，则其叔守园坐等
已久，予一见即问曰：尔侄服药何如？曰：尚未。问何以不
服？曰：君教我多请先生斟酌，我连请七人矣。问：伊等云
何？曰：止钱巍扬先生欲改用党参，徐寿东先生以为君当不
错，其余皆以为不可用参。内有焦医几以为不可，曰时邪用
参，如吃红矾，入腹必死。众言如此，不得不疑。而寒家素服
君药，无有不效，又不敢服他人之药，特再候教。予曰：予只
道此法平常，医者当无不解，今若此，更何言？但令侄今日不
服此药，明日即不救。子速回府，制药与服，倘有不测，予当
偿命。送至门又嘱曰：予愿偿命，君或不肯，此方参一钱，银
三十两，倘有不测，予当罚出。君纵不要，听凭散与穷苦，予
决不食言。若不服至不救，其责在子。次日大早往视，已一药
而愈矣。嗟乎！医道之不明也，竟至于是耶。经云热伤气，又
云壮火食气，盛夏酷热，烁石流金，未有不伤气分者，故治之
必顾气分。孙真人生脉散、东垣清暑益气汤、丹溪十味香薷
饮，皆人人共见之方，未有不用参者。至人参白虎汤，乃
《金匮》中暍门专主之方，《金匮》乃医圣仲景之书，是不足

法，更何法也。且夫椿官之症，乃中暑，非时邪也。时邪者，春当暖反凉，夏当热反寒，秋当凉反暖，冬当寒反温，为四时不正之气，感而病者谓之时邪。至风、寒、暑、湿、燥、火，此六气者，应时而至，本天地之正气，人或不慎感之，而病直谓之中寒中暑而已，不得混谓时邪也。今椿官当暑，中暑而混指为时邪，症且不知，何竟谤予之用药哉！论椿官之虚弱，清暑益气可用，因其大渴欲饮，恐黄芪、二术过于温补而燥，故用人参白虎。予本细心斟酌，尚几为若辈所误。椿官幸免矣，而当世之冤魂何可胜数哉！喻西昌曰：医至今日，生民之厄运也。诚哉是言也。

椿官二十一岁自常贩布回家，自称有恙，延予诊治，时十二月初一也。其症外似洒淅怯寒，内则烦躁觉热，舌赤无苔，溲带白浊，脉来洪数无伦，按之空象。谓之曰：子始回家，一路恐微有外感，而又亏虚，攻补俱有未便，迟数日再诊可也。因密告其叔曰：令侄此症真不治矣。奈何其叔曰：伊起居如常，饮食尚好，何至不治。予曰：子原难解，俟至春来，予言自验。予昔年受谤不辞，因能治也，今知不治，断不敢缠手招谤而受怨也。后屡请，予坚辞，且遇伊家亲友，遍告以椿官复病，予并未一诊，恐将来受谤也。伊家只得另延他医，初云无妨，继则无效而加重，屡更皆然。至次年正年十八日溘然长逝矣。予往唁，其祖母泣谓予曰：子真神仙，何一见而知其不治也。予曰：予幸立意不诊，今乃以为神仙，否则今将为府上之仇仇矣。后有他医虚心问故，予曰：此不难知也。冬见夏脉，书称不治。伊脉洪数无伦，在夏脉尚为太过，而见于冬令闭藏之日，且又无根肾水告竭，肝火独旺，木生于水，无水之木何以应春气之发生乎？如树木然，当冬令闭藏莫能定其生死，至春则生者生，而死者死，人身一小天地，肝木应乎春气，根本既拔，故知其死于春也。然予虽以先见之，故脱然无累，而与龚玉屏实一人交也。伊乔梓二人，予皆能治其前而不能治其后，每念及此，心犹恻然。

蔡姓时医治效

镇江北门外蔡姓世出时医，今其子孙虽不及其祖父，而业此者甚多。友人戴半山，蔡氏婿也，一日诣予曰：有舍舅病重，请兄一诊。时予虽知医而并不行道，辞之曰：蔡家医生不知凡几，争代人家看病，岂自家病症不能治，而反需予不行医者乎！予断不去。半山曰：其症诸蔡皆看过，皆回不治，惟予叔岳欲以附子、肉桂扳之，不能决，请兄一决耳。予曰：设至其家而群相诧异奈何？半山曰：舍亲在我金珠店管事，现在惟我作主，不必过虑。随唤舆逼予同往至其室审其症，乃时邪，十一日矣。所服之方，大抵羌、防、柴、桂、枳实、楂炭、厚朴、苍术、草果、炮姜之类。其症则燥热非常，人事昏沉，耳无闻，目无见，舌卷囊缩，死象已具。其脉弦劲疾数，不辨至数，惟按之尚未无根，病中从未大解。诊毕半山问曰：桂、附可服否？予曰：桂、附万无服理。然此人误已深，实属难治，姑请伊母出来商议。其母出见，予问曰：汝家看此人到底是死是活？其母曰：先生何出此言？予曰：汝家若以为未死，则予不敢多事，恐药不能救，归过于予，予何为来担此恶名哉！若汝家以为必死，则予尚觉有一线生路。其母曰：吾家诸医皆已回绝，先生若能施治，生死不忘。予乃曰：时邪热症治以辛凉，非比伤寒之症治以辛温，且伤寒下不厌迟，时邪下不厌早，三五日内热重，便闭，即当用下存阴，今时邪误服伤寒药，佐以温燥，意在推滞，不知愈燥愈结，火愈炽而真阴耗矣。真阴根于肝，肾开窍于耳，肝开窍于目，肾脉挟舌本，肝脉络阴器，今目瞆耳聋，舌卷囊缩，大热伤阴可知也。症本不治，而予谓有一线生路者，幸脉尚有根，非症重至此，药误实多，为今之计，仍非下之不可。然古人急下存阴，阴未伤也。今下已迟，阴已伤矣。宜用玉烛散法养其阴以用下。于是用生地一两、当归五钱，加大黄三钱、芒硝二钱、甘草一钱与服，夜下黑粪，次日热退，诸症皆退，仍进养阴清热。又次日往诊，半山出迎曰：舍亲又复发狂，奈何？予入诊，见其骂詈不避亲疏，果有狂象。予曰：无妨。仲景云下后发狂，再下则愈，一下未尽故也。仍以前方与服，明日往诊，据其家云，昨下更多，几半净桶，后继以血。予疑此方不应动血，及见原方，忽有人添桃仁三钱，予曰：此无怪乎有血矣。伤寒有蓄血症，其人如狂，下其血则愈。重则用抵当汤，轻则用桃仁承气汤，今下后发狂，并非如狂，何用桃仁动其血分，所幸脉静神安，症已无妨，惟养血药要多服数贴耳。后代立方，总以地黄、阿胶为主，幸无复参议者，而其疾乃瘳。

包式斋治效

　　包式斋患尿血二年未瘳，后觅予调治而愈。盖肾亏人也，偶然伤风。某医发散太过，转致喘不能卧者屡日，急乃延予，予曰：咳出于肺，喘出于肾，肺肾为子母之脏，过散伤肺，母不能荫子，则子来就母，而咳变为喘，肾虚人往往如此。今已肾气上冲，脉来上部大下部小，而犹以为风邪未尽，更加发散，无怪乎喘不能卧也。与以都气全方，加紫衣胡桃肉三钱，纳气归肾，一药而愈。越二年又因伤风，某医仍肆意发散，致喘不能卧者三日，又请予治，曰此与前症无异，彼昏不知，子何毫无记性耶！曰：因伊在舍诊病，偶贪顺便，不意至此。予曰：无他，仍服前方可也。其内因夫病着急，忽得笑症，终日哑哑不止，亦求予诊。其左关寸皆数甚，予曰：膻中为臣使之官，喜乐出焉，此肝火犯心包络也。与犀角地黄汤加羚羊角，次日复请予至，则笑病一药而瘳。而式斋则夜仍喘不能卧，惟下半夜稍平耳。余曰：异哉！何药之灵于当年而不灵于此日哉？细诊脉象，上部大下部小，实属肾气不纳，毫无他疑，静思良久，因问昨何时服药，曰：晚饭后。予曰：是矣。今可于晚饭前服药，当必有效。次日问之，则喘定气下，一夜安眠矣。伊问何故，曰：药本纳气归肾，饭后服药，为饭阻不能直达于肾，故上半夜全然无效，下半夜药性渐到，故稍平也。今于饭前服药，腹中空空，药力直达肾经，然后以饭压之，肾气岂有不纳者哉。嘱其多服数贴，后加十倍为丸常服。并嘱偶有外感，不可任医发散，其症乃不复发。盖尝览《石室秘录》，陈氏假托乩方，直至岐伯、雷公、华佗、仲景，古之圣神无不毕集，可谓怪诞。至其方药议论亦甚于平，而大其制，一药必数两，一方必一二斤，万难取法。惟其主意先分治法，则群书罕见，可称独得之奇。如教包式斋饭前服药，即内饿治法、下治法也。是故医书汗牛充栋，而除《内经》《难经》、仲景《伤寒》《金匮》二书，无可疵议，其余则各有所偏，亦各有所得。惟在学者之知所取，而勿尚其偏而已。然则不读书固不可，而读书亦岂不贵善读哉！

厉登铭疯症治效

厉登铭五兄，住城内演军巷，予后门外之贤邻，又予之密友也。初秋患疟少汗，予治之始以和解，继以景岳归柴饮加生地一两、姜皮三分，得透汗而解。知其好内嗜饮，阴虚居多也。疟三次即已，精神未甚减。是晚城南起火，伊命家人秉烛至大门观看，忽谓家人曰：适地坊老爷过去，汝等见否？家人曰：未见。登铭曰：如何未见，明明带高帽穿青袍，左扛雨伞，右持芭蕉扇，适才过去。我等速关门进去。是夜遂疯，喊骂大闹，掷毁什物，且持厨刀欲杀其妻，其妻躲至床下。其姆母令人夺取其刀，伊更骂詈跳闹不止。次日大早，急请予，其妻托家人声言救命。予至其室，伊正持破碗欲伤人，见予至，忽然放下，称予曰：六哥。予见其有怯意，似予有以镇之者，因更自提精神，正言厉色谓之曰：坐下。伊即坐下。曰：将脉来诊。伊即伸手候诊，予诊其脉数大不定，而左关尤大而有力，予问因何胡闹，欲杀尔妻？伊则秽语谓妻王氏与狐狸在墙内如何，又白猴子持大扇扇伊脚等疯语。予不复问，惟嘱好好坐着，不许胡闹，否则予将治汝。伊亦应承，予至厅，家人出云：又大闹矣。亲朋满座问予何法，予曰：诸病从虚而入，邪祟亦从虚而入。厉兄本疟症初愈，疟发于少阳胆经，疟后受伤，其胆必虚，适遇邪祟乘虚入胆，而成疯。且夫厉兄平日之胆最小，一语不敢伤人，琴瑟之好，称为最笃，今忽欲杀人，且为素所爱敬者，疯则胆大，岂非祟据其中而有以使之耶？夫疯字从风，有风象，然疯之或重或轻犹风之或大或小，疯之忽发忽止犹风之忽起忽息。邪祟之中人而成疯也，未尝不凭借人身内风之力，惟木生风，肝胆是也。肝胆相为表里，今邪入于胆，必将借胆之力而鼓动乎，肝因木生风，因风生火，因火生痰，痰火相搏，势乃大张，而人之魂魄神明皆扰乱而不能自守。虽然，今幸邪祟初入，譬如匪人初至旅邸，左邻右舍并无相识，其势尚孤，驱逐亦易；若失今不治，盘踞既久，巢穴已固，风鼓其势，火张其威，痰助其力，如恶人居久定而党已成，则驱逐良难也。于是用温胆汤，京制半夏二钱、化橘红八分、云茯神三钱、生甘草五分、麸炒枳实七分、鲜竹茹三钱，加粉丹皮二钱、龙胆草一钱同煎，外加朱砂三分、猪胆汁少许和服。此方专于泻胆，使邪祟不能宁居，又兼清火化痰，使邪祟无所凭借。法虽平平，竟一药而愈。后以十味温胆，以沙参代人参，以生地代熟地，且重用之，以生地能补胆，贼去关门法也。连进四帖，神志如常。此嘉庆十六年事，时尚未识王九峰先生，后先生闻知，适见脉案，深蒙许可，遂相往来。予视先生为前事师，而先生以予为忘年友矣。

陈外甥疯症治效

吾适陈四妹，其长子乳名得儿，在泰兴南货店生理多年，已二十余岁。忽一日自归，神情沮丧，郁郁不乐，吾妹问之亦不言。数日后，忽成疯疾，不似厉登铭之杀人，惟欲自戕，见绳欲勒，见刀欲刎，见碗欲敲碎自划，语言并不颠倒，人事并不胡涂，惟言有女鬼在其腹中，教之寻死，不能不依。其家日使两人持其手，否则即欲觅物自戕。数日予始知，往视之，命人放其手，垂手不动。诊其脉，乍疏乍数，而按之细弱，知其阳气大虚，实有鬼物凭之。乃用参附、理中加黄芪、茯神、鬼箭羽、朱砂、龙齿、虎骨，并加雄黄少许，麝香少许，大补阳气，兼辟其邪。用香药以透其出路，并告吾妹曰：此冤魂也，可先请高僧施食，因服此药，当可愈也。予去后，甥告吾妹曰：他人诊脉，鬼按脉不令诊，舅诊脉则鬼躲在腹底不敢上来，现嘱我口：汝舅之药必不可服，服则必死。吾妹曰：此怕汝服也，不可听信。旋即请僧施食，亦即服药。药后甥云：他夫矣。病即愈。嗣予因其阳气太虚，仍以参附、理中加远志、茯神、黄芪、枸杞、枣仁，命之多服。病愈后仍不敢独宿，服药月余，始能如常。后至予家，询其鬼从何来，始推不知，再三驳问，乃云泰兴店对门有小户少妇，代人浆洗衣服，伊亦常送衣与浆洗，不意其夫忽疑其有私，始以骂，继以打，其妇忽自缢而死。伊闻一吓，遂觉神魂不定，渡江遄归，不意其相随而来也。予问与尔有染否？坚称无有。此子素纯谨胆小，当无他事。惟年长未婚，未免有情耳。甚矣！情之不可妄动也，如是夫！此嘉庆二十四年事也。二十余年后，此子仍往江北生理，竟自缢而亡，奇哉。

吴预生疯症治效

吴鉴林名炯，诸生也。其长子预生，亦诸生，在邹同裕淮北信阳盐店管书启，其店有空房，久无人住，伊爱其静，移居其中。一日忽大疯，用裁纸刀自划胸膛，店伙救之，已伤数处，鲜血淋漓矣。其店用十人帮送，始能到家，以其力大难制，有且路途遥远也。到家虽不自戕，而狂闹愈甚，医药罔效。阅二月，予自吴门归，其父鉴林屡来探予，欲得一诊。予尝谓眷属曰：疯子见予，即不敢疯。众人将信将疑，适其家与予相近，一日傍晚得暇，令人告之，使来就诊。半晌，数人将疯子挟持而来，舞蹈而入，予出至厅，疯子即寂然不动。予如诊厉登铭法，予上坐，使之下坐，正容壮色，以诊其脉，脉象或大或小，或疏或密，或结或促，知其邪祟无疑。厉声谓之曰：尔遇我即当去，不去，我将在鬼哭穴灸汝、针汝。虽然尔来路远，我当嘱伊父多赠汝盘缠。予说一句，伊应一声。予眷属乃皆称奇，予知其邪祟重，而且久气血暗伤，先以参、地两补之，加犀角、羚羊角、琥珀、朱砂、龙齿、虎骨、龟板、鹿角诸多灵通宝贵之药，以通其灵性，以镇其神魂。譬如正人君子巍然满座，邪人自不能安。此药入腹，邪祟自逼处不安而思去。又仿喻西昌法，用羊肉汤一碗为引，使邪祟借腥膻之气味而出，惟药不与病人知，恐二竖避入膏肓也。又嘱鉴林曰：此实鬼祟信阳来路甚远，务请高僧施食，多烧冥资，以践予多赠盘缠之言，服药始灵。盖因鉴林素悭吝，故再三嘱付，时四月十九日也。二十日伊家施食服药，疯果即愈。二十一日行都天会，其次子忽至晚不归，次日遍找不见，其家因长子幸愈，次子年轻不才，亦即置之。三日后忽句容邹同裕盐店管事亲送伊回。细问情由，伊看会至晚，忽一大黑人引之前行，身不自主渐至旷野，不辨东西走了一夜，腿虽酸疼而不能不走，似将天明，忽路旁又走出二人与黑人大吵说：是我孙子，尔带他何往。且吵且走，忽已天明，而三人皆不见矣。伊远见有城，权且走进，不知何城，正在无路可走，幸盐店开门见问，始知遇鬼，始知已至句容，离家百里矣。管事者亦丹徒人，且与吴氏相好，留住二日，拨冗送回。吴预生曰：此想必附我之鬼也。前烧冥资太少，鬼尚不服，而服药又不能不去，故复祸弟。予向见人家寄库烧冥资，以为徒费无益，至治疯症屡用有效，且嫌少而争多，不可解也。此道光八年事也。

常镇道刘公治效

常镇道刘，名载，字竹湄，岭南人也。由山东济南府保举赴都。自都赴镇，于道光五年正月二十五日到任，二月初一谒圣庙行香，官属齐集。刘公言身有久病未愈，欲请一儒医诊治，未知有否。当有王惹山明府保举微名，谬谓文名久著，医理更深，惟不悬壶，必须礼请。刘公即烦王明府先容，随后差内使持贴延请。予因往诊，询其病源，乃泻泄，已阅四月，天未明泻起，至晚不过五六遍，而进京、出京一路医治，总无效验。予诊其脉，诸脉皆平，肺脉独大，按之见数，予曰：此肺移热于大肠，乃热泻也。公曰：予一路来往皆值冬寒，屡遇风雪，反致热泻乎？予曰：据公言当为寒泻，据脉象实为热泻，右寸属肺，肺与大肠相表里，独见数大，故知其移热作泻也。脉象大于他脉数倍，自诊可知。且公一路所服，可系温燥药否？泄泻时可热而有声否？公曰：皆然。予曰：岂有寒泻服温燥而不减者？岂有在腹为寒泻出转热者？岂有寒泻急迫作声者？经云：暴注下迫，皆属于热。岂人止有寒泻而无热泻乎？公自诊其脉，亦觉肺部独大，辨论既明，疑团尽释。予乃用天冬三钱、麦冬三钱、孩儿参三钱，以养肺阴，加泻白散地骨皮二钱、桑白皮一钱、粉甘草五分以泻肺热，又加茯苓三钱以为分利，怀山药五钱以顾脾肾，定方后公问可服几剂，予曰：二剂后再诊。公服一帖，日间泻止，惟余天明一泻，服二帖而天明之泻亦止。第三日因公无暇未请诊，亦未服药，而次日天明之泻又来，又急请诊，问何以故？予曰一百念日之恙，可以一药而止，不能一药除根，再服二帖，病当霍然。虽然诊公之脉沉部颇有数象，似乎尚有伏热，泻不难止，恐春气大透，木来生火，变生他症，须预为调治，未可大意。公曰：予急欲赶扬关，月余乃还，再当请诊可也，十日即返镇署，且急廷予，称有重症，予往视，见其面左部自头至项半边全行红肿，左目肿合不能开，上下唇皆厚寸许，心烦意乱。自谓此次定当告病去官，予诊其脉洪数有力，而无浮象。予慰之曰：无妨也。此症似乎大头天行，而实非也。此久有郁热，热郁成毒，春透木旺，借肝气发生，热毒上达，肝位于左，气由左升，故病在左，所喜六脉根本甚固，尚能胜病，月余可痊，无庸告病而去。于是用东垣普济消毒饮子，而去其升、柴，以症无外感，火发于肝，延炽于胃，其势已甚，不敢再为升提也。且加犀角、羚羊角清肺胃以清肝，恐其上犯咽喉也，大便屡结异常，加调胃承气以下之。十日后火势渐平，肿亦渐消，知其血阴伤，加丹皮、生地以凉之，每帖药计四五两，始多苦寒，继加甘凉，而总不用发散。其始尚用桔梗、薄荷二味，取其辛凉疏解，后并此而去之。症虽日减，而刘公见予每曰：我病莫非有风寒，先生何不散之？予曰：无有也，不可散也。嗣后跟随诸人见予至，故扬言曰：主人之病，只要发散即愈，惜未发耳。予若弗闻也者。惟每至署，见辕外有医轿一顶，密询之，乃李某也。其人虽医生而不务医学，专务结交各衙门号房，巴结家人，希图引荐，今闻刘公有病，无门可入，访予方药不用辛散，乃扬言一散即愈，托其家人耸动其主，以图进见。刘公虽未之信，而未免有疑，啧啧者所由来也。至二十日症已全愈，惟偏左头内尚觉沉闷，刘公向予叹曰：症虽承先生治好，但将来未免头风之患耳。予问何故？曰：先生总未代我发散也。予曰：诺。今日竟用发散何如？公辗然色喜。予乃用小发散方，荆、防不过数分，尚另加监制，谓之曰：公恙实不可发散，服必无效，今姑用之，以除公疑。又另开清凉养阴、镇摄肝风一方，与之曰：服前方平平则已，设有不适，再进此药则安。次日进诊，公曰：予昨日了不得！问何故？公曰：人人皆说予症当发散。而先生独不然。予因前泄泻，先生辩论精微，一药而愈。又不敢请他人，然心中实不能无疑也。昨见肯用发散，欣然煎服，不意服无片时，即觉火势一轰，似觉头面复欲大肿，头晕眼花，急忙伏枕，犹然难过。幸后方亦已煎成，服下始定。看来不能发散，诚如先生之言。然窃闻风善肿，风宜散；又闻有大头瘟症，属乎风火，亦用发散，而予症似之，其风火独不可散何也？予笑曰：公之恙非风火，家人乃火风鼎也。风火者，因风生火，风为本而火为标，散其风而火自平。火风者火为本而风为标，泻其火而风自息。试观天地之道，热极生风，得大雨施行，天气清凉而风亦顿息，俗所谓煞风雨也。今火风之症，若误作风火论治，妄用发散，譬如炉火已旺，而又以大扇扇之，火岂有不更炽者哉？公二十日来服寒凉重剂，统计约五六斤，而始进发散小剂，即如此火上头轰，若初起误进发散，将火势掀腾，焦灼肌肉，蔓延咽喉，虽有善者奈之何哉！若夫大头瘟症，予岂不知，其初起也恶寒体重，头面俱肿，必兼表象。两目鼻面肿起者阳明也，耳前后并额肿起者少阳也，脑后项下肿起者太阳也，三阳多表症，故可先加表散。公恙初起毫未恶寒恶风，面肿于左肝部也。公岭南人，地气温热，秉赋偏阳，京官十数年，饮食皆用煤火，官山东六年，亦用煤火，火毒积蕴已久，北地风土高寒，积而未发，今至江南，水土不同，又值春深肝旺，肝火冲起，久郁之火上犯阳明，致成此症。故治法只宜消毒泻火，经所谓高者抑之，不可散也。公曰：己病不知，经先生之论，恍然大悟，而今而后直以性命相托。调理十余日，头之沉闷亦愈。公嘱署中凡欲诊病，非予不可。嗣后往署诊病，亦无不应手，公意深为器重。秋七月，前任观察钱益斋夫子请予至金陵诊病，适刘少君患时邪，请予不至，家人号房遂将李某荐进，三日无效，又延他医，缠绵五月。予亦有在家时，并不过问。予知李某之必有谗间也，然不足校也。次年刘公请王九峰先生诊脉，一见即问李冠仙乃贵相契否？先生曰：然。且言医道精通。刘公曰：医道吾所深知，但其品行何如？先生曰：伊久在学中，品行并无不好，未免性傲，于同道中目空一切耳。刘公曰：果止性傲，目空一切，尚是读书人本色。仅作半面语，后不复言。先生出以语予曰：似有人在刘公前谗汝。予曰：其人予久知之，虽然问心无疚，何恤乎人言？未几，赵雨楼先生来守镇江，其号房早将李某荐进，诊病不效，复延予，予告赵公曰：予实不愿在本地衙门诊病，以后幸勿强予，反致害予。公问何故，告以刘公后来一节，公笑曰：是诚有之。李某初见，即言兄乃讼师，万不可请。吾遍访，毫无影响，且多称足下品学兼优，故敢奉屈。予乃恍然。李某之在道署谤我者，讼师也，刘公之所以绝迹也。未及一载，刘公已知李某之诬，复延予，予却之。又二载，刘公卸事住扬，不知得何病症，复再三延予，予仍却之，而刘公死矣。此中殆亦有数焉。

陶文毅公治效

宫保陶云汀夫子，于道光五年抚苏适办海运，夏秋间往来上海，亲至海隅相度机宜，旋又莅金陵监临乡试。是岁阳明燥金司天，少阴君火在泉，秋热更甚也。乃医者，尽用伤寒辛温发散，且屡用桂枝，邪不能透其热，转加致成热疟，寒少热多。医者改用柴胡，亦仍加桂，而其佐使者，无非厚朴、苍术、草果、青皮，一派温燥克伐。观察钱益斋夫子素知医道，时为监试，心窃非之。因在常镇道任内，知予善于治疟，回明宫保，专差飞请。十八日晚，予到行辕，随即进诊，细询疟在阴分，不过微寒，旋即发热。壮热六时许，解时无汗，热时烦躁，至不能受，渴欲冷饮，饮亦不多，脉则十分弦数，舌则红赤无苔，泄则其赤如血，且不寐者多日矣。予曰：此大热症，加以燥剂伤阴，阴虚作疟，阴虚不能化汗，无汗故热邪难解，阴虚故神烦不寐，治宜养阴化汗以化邪。于是即据此立案开方，惟思进见之初，未便骤用大剂，姑以小柴胡去参，加大生地五钱、当归二钱、赤芍钱半、夜交藤三钱，三更后疟势减，进药竟安寐至天明，可谓小效。次日本地陈林二医至，知服予药，密告宫保曰：大人此症，不可服当归，服则热必重出。又谓予曰：尊方用何首乌何太早？予曰：未也。意者谓夜交藤乎？此乃首乌之藤，非首乌也。且此不过取夜交之意，为不寐而设。叶氏治疟亦尝用之，以交通阴阳用意之药，虚实皆宜，非如首乌之力能温补也。君得毋见《本草备要》不列夜交藤，其何首乌注内有曰一名交藤，遂认夜交藤为何首乌乎？伊掩饰曰：恐敝地药店止有何首乌，无此藤耳。予曰：昨药系余亲见，其藤甚佳，君等或未用过耳。予知道不同不相为谋，伊等亦公然开方，并不予让。惟是日尽去温燥，改用黄连、石膏，而宫保服之，躁热有加无已。盖伊等只知用寒以治热，不知黄连苦燥仍能伤阴，石膏虽能清热而不能养阴，虚人服之，转伐胃气，虽《本草备要》之语，伊等未能全觉也。然是时宫保未能信任，总服二人之方，予屡告辞，堂官不肯放行。予曰：如此治法，必不能愈，设有不测，而予在幕中，将毋留以为二人所归过耶。堂官转禀方伯张公，公进见宫保，病果沉重，出见二医，语言荒谬。遂往告唐陶山方伯，盖陶山方伯乃宫保之同乡兼戚谊，寓居金陵而精通医理者也。二十二日早，陶山方伯来，细切脉理，遍阅诸方，出与二医及予相见，先问二医曰：先生们看大人究系何症？陈医俯首不言，林医曰是疟疾。方伯曰：疟疾吾岂不知？但是何疟症？林医不能对。方伯转而问予，予对曰：据愚见乃阴虚作疟耳。方伯曰：诚然，此当用小柴胡合四物汤加减，去川芎，重用生地，何方药并不及此。林医曰：服此即能愈否？方伯曰：汝等治已半月有余，愈治愈坏，吾仅一言，即当全愈耶？虽然，如果重用养阴，症当大减，愈亦无难。譬如天气亢热已极，不得一场大雨，何以回凉？但可下雨而不可下冰雹，冰雹亦能伤人，如黄连、石膏，冰雹是也。林医语塞。予问曰：养阴必兼归、地，或谓当归助热不可用，奈何？方伯曰：何来此不通之论也：阅诸方前所服者一派温燥，不知助热，而当归反助热耶？当归虽微温而养阴，设使方中早能助以当归，尚不至阴伤热重至此，且夫生地阴中之阴，当归阴中之阳，阴阳相辅，动静相生，用药之道也，何可偏废？此不过以生地为君，当归为佐耳。言毕扶杖而入。二医赧颜而去。方伯复出谓予曰：先生脉案方药皆极通，惟尚轻耳。吾已与大人说明，以后惟子是任，子好为之。予以医多论杂为虑。方伯曰：此我自当之。我当间日一至，以辟群疑。是日予用大生地二两、当归三钱、柴胡钱半、黄芩一钱、赤芍二钱、赤芩三钱、甘草五分、会皮一钱，服后疟来不过两

时许，即大汗热清，较前减四个时辰，热时亦觉能受。后总本
此法为加减，阴亏太甚，生地减至一两，即不复减，疟势渐
轻，至月底不及一时，陶山方伯果常来，各处荐医虽多，宫保
因已有效，一概辞去。予嗣闻方伯九月初三日回楚，恐又为他
医所误，回明宫保，请九峰先生坐镇。先生九月初一到，诊后
亦谓养阴为是。症愈在迩，不必更法。仍命主方稍为参酌，至
初七日全愈。是役也，初赖益斋夫子之荐举，中蒙陶山方伯之
赏识，终借九峰先生之名望，克终其事。由此受宫保知，遂相
契合。究之，此方亦不过本景岳归柴饮意变化而出，乃用此治
愈阴虚疟症，不啻数十百人，法甚平平，不足奇也。惟陶山方
伯议论高超，譬喻辟石破天惊，名言千古，予常志之不敢忘。

刘眉士治效

道光五年八月二十三日，予因宫保初服予方已有大效，予
心亦定。因城北张佑溪协台屡次延请未去，是日午后往候。张
公曾任镇江参府，本旧相识，见面倾谈，又代其夫人诊脉，为
时既久，往来遥远，至起更方到察院，到则巡捕堂官群相问
曰：先生来何迟？日间监试钱道台有条子来请先生进贡院代内
帘刘奉贤县隔帘诊脉。因先生不在，辞去。傍晚又具禀，刘令
病已垂危，求大人格外施恩，让刘令出场就死。大人勉准，适
已出场，大人意要请先生去一诊，或尚有救，连问数次矣。予

问究竟何如？众曰：适伊家人亦来求请，据云仆有一丝游气，半日不知人事矣。予至上房，宫保曰：先生来耶，我今日甚好。惟有内帘刘令，据监试禀称，亦于初六日得病，今已垂危，恳请让伊出场就死，因其并未阅卷，姑勉准之。因先生高明，或能起死回生，亦大阴德，且吾亦同病相怜之意也。对曰：闻其病实已不治，治之无益，徒损贱名。宫保曰：此等病治之不效，岂复能归过于先生，惟念此人乃吾所取帘官房首，其文甚佳，功夫尚在，其房中当可多中几本好卷子，不意如此。然其文不似要死者，因命人将其文与予看，题乃举贤才，曰焉知贤才而举之。予看毕曰：此文果不似要死者。宫保问何以见得？对曰：其文清华，其气通畅，似有福泽之文，而又无发泄太尽之弊。且其书法端楷，到底不懈，未曾错落，其精神必素能完足，故论文字皆当不死。宫保曰：所论甚是。看文章面上请去一看何如？对曰：诺。时将二更，且大雨，予乘舆冒雨至承恩寺，曲折达僧舍，见旁空房一间，床架一张，堆草荐数条，床上靠一人，即刘公也。油灯一盏，灯光如豆，阴冷之气逼人，呼其仆秉烛至，见其大汗如雨，面白如纸，二目直视，牙关紧闭，喉中痰涌，口角流涎，全不知人事矣。使仆探其下体，则囊缩遗尿。予曰：此死在顷刻，尚何治为。即欲辞去，适其群仆自贡院取行李回，互相拦住，且有跪者，皆曰先生去不得。予问何故，曰：主人素本寒士，幸得一官，尚未一载，今年四十一岁，尚未有子，一死实为可惨。先生乃抚宪请来高明，若不肯治，更有何人？况他医皆已回绝矣。今听凭先生要银多少，总要立方。予曰：行医计利，贱丈夫之所为，予岂为此不诊，奈此病情形实不可诊耳。伊等坚放阻不有泣下者。予忽转：今其文不死，何其人之多死象耶？问闱中服药否？曰：天天服药。方在否？曰：全在。予索方细看，无非发散温燥，而热总不解，至十九日一方，麻黄钱半、羌活二钱、甘草五分、桂枝二钱，余想时邪十四日，忽服此方，其人即当死，何尚能活至今日，莫非与我竟有医缘乎？于是始为诊脉，细细推敲，脉来数大而空，俱欲离根，惟左尺尚有一线可按而得。予暗欢，此真读书人，惟知用功，不贪色欲，根本素能保守，虽经群药刀砍斧削，而命根犹有存焉者。于是用犀角地黄汤通心达肾，养阴化热，镑犀角三钱、大生地一两、大白芍三钱、粉丹皮三钱，又思所服温燥，一派伤阴，脉来甚数，阴不潜阳，当于养阴之中加介以潜阳法，非若大汗亡阳，脉仅空大，当以参、附回阳也。于是加左牡蛎一两、元武板五钱，外加橘红一钱、竹沥五钱、姜汁少许，以达其痰。谓其家人曰：既然服药，以速为贵，迟则不及。牙关紧闭以乌梅擦之必开，惟咽喉痰涌，药恐难下，此药得一半下腹即有转机，恐全不下而死，勿谤予也。回时已近三更，宫保犹等信未眠，真菩萨心肠也。细询一切，色然喜曰：如此尽心，或当有救。明早伊家

人来告曰：主人已转过来矣。予往问如何服药？前三分皆不
受，后得一匙下喉，七分皆顺流而下。予见人事渐清，向予点
头，但语言謇滞耳。连进原方二剂，痰降能言，惟虽不大汗，
而总未全止。知其表虚也。于主方外另仿玉屏风法，用黄芪皮
五钱、防风一钱、五味子七分，一服而汗全止。嗣后方去犀
角，加大麦冬三钱、高丽参一钱；减竹沥二钱，约十剂，改用
黑归脾调理而痊。刘公名佳，字眉士，浙江江山县人也。先任
奉贤，予曾一过访，嗣改调溧水，今已四载，音问未通，似乎
于情较薄，不似宫保之卷卷不忘也。然闻其所至，爱民颂声载
道，夫虽薄于我而厚于民，则亦不负予之救之也。

张伟堂治效

张伟堂二兄，吾乡南张榜眼公嫡派先居城南塞上，太夫人
患疟，服凉药太多，病剧。其戚严嘉植素信予荐诊，知其本体
虚寒，始以温解，继以温补而愈。嗣迁居扬州十余载，不相往
来。道光五年十二月十七日，忽接严嘉兄信，据云伟堂病已垂
危，诸医朝至，以为暮必死，暮至，以为朝必死。既如此，何
敢复以相累。但病者忽忆当日母病系兄挽救，思得一诊，虽死
瞑目，务恳屈降，死生均感等语。因其言直谅不欺，二十日渡
江下，昼到张府，即上楼诊视，见其痰涌气急，坐伏茶几，一
人两手扶其头，不能俯仰，十余日不得一卧矣，人事昏沉，不

能言语。诊其脉滑数而大，虽已空象，而尺部尚觉有根。遍阅诸方，自八月服起，皆作外感治，尽用发散消导；月余后想觉人虚，易而为补，总以人参为主；后想因痰多气阻，又改用化痰；又或疑外感，加用疏解。现在诸医皆云不治，无药可用。惟一朱医与伟堂至好，一日数至，以二陈汤作丸与服，见症愈坏，束手流泪而已。予乃曰：此肾气上冲症也。诸气以下行为顺，今肺不清降，肾反上冲，气降则痰降，气升则痰升，故痰涌气急，不能俯仰，且其脉象甚数，似杂湿热阴虚，湿热不化，亦随肾气而上冲，若能纳气归肾，气降痰降，湿热亦降，可以安卧，可以调理，症虽重无妨也。于是用六味为君，以都气法，原本六味，而六味地黄，古称为治痰之圣药，又称为下焦湿热之圣药，有三善焉，皆合乎此症，故特用之。大熟地八钱、山萸肉四钱、怀山药四钱、粉丹皮三钱、福泽泻三钱、云茯苓三钱，外加北沙参四钱、杏仁泥三钱，以润肺降气，胡桃肉三钱以助纳气，福橘皮一钱，取其顺气而不燥。开方后予往候九峰先生，因即止宿，次日复请。予至门，严嘉翁迎出：服药如何？曰：差不多。若有不豫色。然予心窃疑之，至厅坐定。予问曰：药吃坏耶，何吾兄之怏怏也？曰：药并未服，正以远劳吾兄，又不服兄药，故不快耳。予闻未服药，心转定。因问何不服药？曰：朱先生坚称熟地不可服故耳。伊家闻予至，又请上楼诊脉，太夫人曰：昨方因有熟地不敢服，今恳另定良方。予曰：熟地乃此症要药，吾方君药，舍此更有何法。日闻所请先生不少，朝称夕死，夕称朝死，无药可治，今服熟地不合，亦不过死，况予尚许君家不死耶。此症服熟地则生，不服则死，服与不服，悉听君家，予无他方。下楼予即欲行，严嘉兄曰：今已将午，不及到镇，饭后兄仍住九峰先生处，明早动身可也。予唯唯。嘉兄又曰：此地有好浴堂，陪兄去一浴何如？予曰：甚好。正欲偕行，忽一人出告曰：老爷过矣，请严大太爷勿他往。嘉兄彷徨欲止，予笑曰：予诊脉未久，岂有死在顷刻而不知者耶。此不过痰厥，片时即苏，其尺脉根本尚在，保无虑也。转拉嘉翁出浴，浴罢而归，曰：醒久矣。时有伊戚邹翁亲闻予言，进告太夫人曰：伊言如此有准，其药尚不可服耶。半响其侄出，问今日如服先生方，可肯在此住宿否？予曰：服吾方，吾敢在此，不服吾方，吾不敢在此也。又半响其侄出，问曰：如服熟地不合，可有解药否？予笑曰：今日如此谨慎，何不慎之于当初耶？药中佐使已解在内，不必过虑。盖诳之也。然后其家始肯依方制药，而尚止服一半，服后气痰渐平，已觉能俯，乃又进一半，觉痰与气随药而降，并能仰矣。迁延太甚已二鼓，后复请予看脉，脉亦渐平。伟堂并能说话，谓予曰：药真如神，但尚不能平卧，君能令我一卧则快甚矣。予曰：惜君家不肯早服予药耳，昨肯服药，今日安眠矣。虽然，明日保君酣睡无虑也。次日依方再进，傍晚服药，旋即能卧，卧则熟寐，三更始寤。以后予用药无复敢赞一词，而予总本初方，略为加减，地黄则始终未减分毫，八剂后其症大痊。余乃辞归，次年复请调理，煎方、膏方悉本原方。盖伟堂素嗜虾油，每食不撤，其湿热甚重，因热生痰，因痰致咳，所用辛散，既诛伐无过，所用人参，亦助热锢痰，因咳致喘，肾气上冲，犹以二陈丸治痰，岂不去题千里乎？惟六味地黄三补可葆肾气，三泻兼治湿热，于伟堂最宜。况痰之本在肾，肾安痰亦自减也。伟堂从此与予交好，不啻骨肉，太夫人及合家见予亦如至亲，予每全扬必住其家，虽九峰先生处不许复往。伟堂尝谓予曰：吾命由君活，不敢一日忘也。盖极情重人也。予自诊病以来，无不死中求活，而人情每过辄忘，如伟堂者，岂可多得哉。

予尝谓伟堂曰：君经大病久病，所伤实多，不能徒恃药饵，我有八字赠君，君能守之，可以永年。曰：不动肝气，不劳心神。伟堂唯唯。至八年精神有复元之象，不意忽高兴办运，且办至一万数千之多，以数万之家资办二十万之业，必期获利，奈值汉阳滞消，其盐二载始轮，卖至十年，冬轮卖价又大跌。予尝曰：伟堂不可发病，发则不救。十二月初一，偶有微感，稍见痰咳，忽于初三日接汉信，盐价亏至七折，其船又有淹消，一急而喘，遂不能卧。初四日急请予，适予在浒关，儿辈知我至好，飞信寄予。予初六日得信，即辞主人而行，初八日回镇，则初七日之讣音至矣。闻其三日内频呼冠仙救我，至死犹呼余不置。呜呼！其病当不治，然如此良友不得令我一握手一尽心，而竟溘然长逝，岂不痛哉！予初十日渡江往唁，抚棺一哭，泪出痛肠，遂挥泪书一联，悬诸灵右，曰：一药有缘，五载中未尝忘我；千呼不至，九泉下何以对君。

卷　下

丹徒如眉老人李文荣冠仙著

绍兴裘庆元吉生校刊

浒关黄拙安治效

　　浒关黄翁，字拙安，豪杰士也。其少君小香与予有金兰之好，予往来浒关有微名，翁之推许居多。翁素奉吕祖师，临乩擅赐，名曰鹤真。嘉庆间曾患不寐三月，诸医罔效。在祖师殿求签，得第十六签，曰：支体魁吾气禀丰，纵然疾病不为凶。君能再得轩岐术，寿到期颐未改容。翁思据此签词，苏医总不能治矣。急买舟至扬，就九峰先生诊治。先生用孩儿参三钱、夜交藤三钱、白芍二钱、甘草五分、灯心五十寸、鸡子黄二枚，每个点青盐三分，轻描淡写，颇似仙方，翁一眠即酣寐。道光九年正月，翁又抱恙，医至二月半后，愈治愈重，自分不起，命小香至祖师殿求签以卜生死，仍得第十六签，翁曰：莫非我尚可活，但苏医不能，九峰先生吾不能请。李冠仙与吾家世好，请当来。连夜放船至镇，予念交谊，闻信即行，于二十二日开船，二十三日辰刻到毗陵，屈指二十四日始能到关，不意忽遇大顺风，船行如驶，酉初已抵浒关，不及五个时辰行一百六十里，在河道实所未经，岂非神助。到即进诊，翁已弱不能言，止低声曰：六兄救我。诊其寸关，皆沉闭若无，惟两尺虽小而数，按之有根。出见案上有十全大补方，候予是晚不至则服之。当有关医施朗山先生问予曰：此数人公订之方，不知可服否。予曰：年近古稀，气弱至此，十全大补，自应是理。但阅前方，人参、熟地所不少，并非不补，乃愈补愈坏，或者用补太早乎？翁素有痰患，今反无痰，而脉来上中二部皆沉闭，岂非痰因药补，胶固不活，阻塞气机乎？若尽由于虚，则尺部亦应沉弱不见矣。故此方将来当可服，而现在则断不可服，恐痰更结而气更塞，竟至不治也。且其尺脉甚数，温补亦恐非所宜也。于是变化大半夏汤，用孩儿参三钱、半夏粉三钱、白蜜三钱、竹沥三钱、姜汁少许，千里长流水扬三百六十五遍，煎服。翁已十日不寐，服九峰先生旧方亦不寐，服予方后忽然安寐约两时许，寐即痰活，连吐数盂，心中畅快。请予复诊，则寸关皆起矣。方亦轻描淡写，而灵异如此，即予亦有所不解。三进原方，日见起色，见其脉总兼数象，渐加石斛、生地，十日即起床健饭，又去白蜜加陈仓法十日，饮食如常，精神清健。盖本火体，只宜清补，乃知前此皆参、芪温补之误也。盘桓数日，予乃辞归，握别之际，翁谓予曰：兄似祖师意中人，何不皈依。予曰：惜身不能作道士。翁曰：何必道士，只在心耳。祖师以济世为心，兄亦操济世之术，以祖师之心为心即皈依矣。予曰：唯。长者之言，谨当书绅。然此正可见翁之为人不可及也已。

戴都统寸白虫治效

京口都统戴公字鲁望，大解出寸白虫，甚至不解时三五条自行爬出。予曰：此脾虚生湿，湿热生虫，虫有九种，惟寸白虫居肠胃中，时或自下，乏人筋力，耗人精气。其虫子母相生，渐大而长，亦能杀人。于是以归脾去芪，加苦楝根、使君子肉，又加榧子肉为引，公问榧子肉何为？对曰：能杀虫。问可常吃否？曰：可公服药二帖，虫较减而未尽。公乃买榧子一斤，无事服之，日尽半斤许。次日又服，大便后忽下虫二尺余长，嘴尾相衔，以物挑之，寸寸而断。榧子肉原可治虫，而专用多服，竟除寸白虫之根，书所未载，可谓奇矣。后有李氏子，虫蚀其肛，有似狐惑症。予代调理外，亦教其专食榧子肉，亦下寸白虫二尺余而愈。然则斯方竟可传矣。

李青原伤寒治效

李青原兄，病伤寒头痛，项强背板，一身尽痛，甚恶寒而
不甚发热，自服发散药，无汗。予诊之，见其脉浮而弦，甚知
其素来阴虚，不能作汗，以九味羌活汤去生地、黄芩，加当归
八钱，一服得透汗而解。方本景岳蛔柴饮，景岳专用柴胡，只
治少阳症，不能治太阳症，特变而通之。陶节庵九味羌活汤治
江南伤寒最好，江南无正伤寒，不能用麻黄汤也。或议其黄
芩、生地，不应见而用凉，然已见口渴欲饮，用之有效，否则
不妨易之。予自治李青原后，每遇伤寒夹阴虚者，即以节庵景
岳法参用，去芩、地，加当归，少则五钱，多至一两，无不得
汗而解，三载以来取效不下数十人。然则斯法亦殆可传也。

凡发散药，太阳经居多，阳明经则白芷、葛根、升麻三
味，少阳经则柴胡一味。仲景小柴胡汤为少阳症而设也。疟症
不离乎少阳，今人用小柴胡汤治疟症，未尝不可，乃景岳五柴
胡饮及正柴胡饮，皆用柴胡，太阳伤寒恐不能散邪而反引入少
阳也。至叶天士治疟症，则又戒用柴胡，更不可解。今吴人患
疟不敢少用柴胡，以致缠绵日久，甚有死者，皆其遗祸也。景
岳名家，叶氏亦医中翘楚，一则重柴胡如此，一则弃柴胡如
彼，岂非偏之为害哉。

郭秉和戒烟治效

郭秉和嗜鸦片烟，其瘾甚大，忽诣予求戒。予思烟瘾甚怪，书称诸怪病皆属于痰，痰病求之不得则属于虫，五脏之中，为虫所据，则精神血气皆不能自主，而听虫所为，烟瘾之怪虫为之也。诸病从虚而入，诸虫亦从虚而生。五脏之中何脏为虚，则烟毒先入，而虫亦先生，故同此吃烟，而瘾之来也迥不相同，或神疲呵欠，或腹痛异常，或时欲大解，或精泄如溺，种种不一。大抵何脏生虫则现何脏之病，至其时虫欲得烟，其瘾乃至。今欲戒烟，非治虫不可，而欲治虫，非兼补其虚不可。郭兄之瘾来时即屡欲大解，中气、肾气皆虚。于是以补中益气合补阴益气，每日作大剂与服，另治药末，用贯众、雷丸、芜荑、鹤虱、苦楝、锡灰、槟榔、榧实、粟壳诸多杀虫之药，稍加烟灰为引，砂糖调服，命于瘾初到时仍吃烟一二口，使虫头皆已向上，即将末药调服，虫食而甘之，而不知其杀之也。伊本服烟二十四口，如法服三日即减去一半，又三日仅余于每早四口，粪后逐日下碎黑虫，细小而多。十数日早上四口总不能免，复请予商酌，予曰：既如此有效，有何酌改，想虫根未尽耳，子姑待之。又十余日，伊忽欣然来告曰：我早上四口烟亦戒矣。问何故？曰：余昨大解后似有物堵塞肛门，极力努挣，突出而下，视之如一小胞衣，破之则皆碎虫也。一时传闻皆以为奇。后有瘾小者，以所余末药如法服之，连治二人，此数年前事也。近日吃烟者更多，求戒者绝少，即郭秉和亦仍吃烟矣。嗟乎！我欲活人，而人皆求死，奈之何哉！此嘉庆二十年前事。

邪片烟初本二三换，后忽贵至十换，郭姓本不甚有余，竟吃不起，所以求戒；后烟渐贱，所以复吃。三十五六年来烟贱至半换，吃烟者十有三四，到处烟馆，虽卖菜佣、挑浆老亦多吃烟，下至乞丐辈亦吃烟，即穷且病，甚至于死，而皆不悔哀哉。

徽州余姓治效

予三十岁时馆于京口，旗营呼协领家呼公，六旬外，忽得类中症，眩晕非常，头不能抬，夜不能卧，面色浮红。适万廉山先生宰丹徒，荐其乡亲唐朗山先生诊治，朗山以为虚阳上浮，以真武汤坐镇北方，用附子至三钱，合家疑惧，不敢服。朗山力主之，惟予赞之。一服而定，调理煎方百余帖，总用附子五钱，丸药亦重用附子，统计服附子十余片，精神加旺，后不服药，寿至七十七岁。江西宜服附子而能用之于江南郎山先生，真大手笔也。一时称奇，予亦心服，常相往来，多蒙指教。其学问深厚，脉理尤精，并非孟浪用药者。十余年后，李进之兄油行徽伙，余姓，行二，年三十岁，六月出门讨账，抱恙而回。医者以为受暑，投以清凉，忽变周身寒冷，热饮嫌凉。诊其脉沉细若无，知其体本阳微，虽当夏令，仍属感凉，以桂附理中汤用附子一钱，如弗服也，加至二钱，如弗服也，加至三钱。身寒稍减而热饮仍凉，直加至五钱，乃日见有效，计服附子二斤许，症乃全愈。盖其家婆源，皆服山涧之水，其性极寒，生斯地者体多偏寒。以寒体受寒凉服寒药，故一寒至此，医贵审时，兼宜度地，非易易也。然予之所以敢用重剂者，由先得叩朗山先生之教也。

大凡脉沉多寒症，而亦有不尽然矣。嘉庆十八年，予往常州，有朱某者，小贩卖人也。忽得奇疾，周身畏寒，医投以温剂不应，因投以热剂，如桂、附之类，而其寒愈甚。爰求予诊，其脉皆沉，按之至骨，略见疾数，知其为同气相求症也。以犀角地黄汤与之。朱本贱业，以得予至为幸，见方即服，一服而寒减，三服而全愈。此等症候，身寒脉沉，未有不用热药者。不知其伏热在至深之地，一遇热药相引而入，并人身之卫阳亦随之而入，故外反憎寒也。朱姓幸服热剂不多，尚能挽救，若肆用热药，如郎山之治呼公及予之治余姓，不过数剂，真阴内竭，肝风必动，不可治矣。孰谓切脉之可忽哉？

李楚生眼病治效

李楚生三兄患目，二目皆病，左目尤甚，红痛异常，瞑不能开，勉强开之，盲无所见，头痛难忍，亦左为甚。尤可怪者，大渴欲饮，每日饮浓茶十大碗。蔡医以白虎汤投之，石膏每剂一两许，愈服愈渴，数剂后浓茶加至三十大碗，饮食不思，神烦不寐，终日终夜饮茶而已，两月有余，困顿已甚，乃延予诊。脉皆弦数而大，而右关数疾之中尤欠和柔，予笑曰：此非白虎汤症也。白虎汤乃伤寒时邪，胃有实热，大渴欲冷饮症所用。今因患目而渴，饮欲热饮，不欲冷饮，乃素嗜浓茶，克伐胃气，胃液干枯，求饮滋润，而其实润之者乃更伤之，故愈饮愈渴。彼石膏辈能治实热，不能治虚热。本草载虚人禁用，恐伐胃气，彼庸庸者不知，以为渴饮则当用石膏，而不知外感内伤有天渊之别，热饮冷饮有毫厘千里之分，率意妄投，不独损人之目，即损人之命不难也。其仲兄乃秀才也，问曰：闻目属肝，何患目而胃病如此？予笑曰：肝开窍于目，夫人而知之；乙癸同源，肝亏则肾亏，亦夫人而知之；不知五脏六腑，十二经脉，三百六十五络，其血气皆禀受于脾土，上贯于目而为明，故脾虚则五脏之精气皆失，所使不能归明于目矣。以脾与胃相表里而为胃行精液，胃主降脾主升，胃降然后脾升，饮食入胃，游溢精气，下输于脾，然后脾气散精而上输于肺也。今胃汁干枯，胃气不降，脾有何精液可升，尚能归明于目哉！况病者肝肾本亏，肾不养肝，肝虚生热，热盛生风，以久虚之胃，木火乘之，故不独燥热难堪，饮不解渴，且胃无和气，直致饮食不思，胃不和则卧不安，故夜不能寐也。至目痛自属肝火，头痛自属肝风，而今欲治之，必先救胃，救胃必先戒茶，然后大养胃阴，并养肝肾。胃喜清和，得滋润而气自能降；木虚枯燥，得涵濡而火自能平；火平则风息，眼无火不病，头无风不疼，如此调治，症虽险无虞也。病者虑茶不能戒，予曰：非戒饮也，特戒茶耳。于是以菊花、桑叶代茶，而先投以养胃阴扶胃气重剂，十日后即不思饮茶。然后兼调肝肾，并或清肺以滋生水之源，或清心以泻肝家之热，千方百计，乃得渐痊。

二年后其尊人亦得目病，蔡医以为能治，不必延予，而一目瞽矣。

柏邃庵协领耳患临危治效

京口协领柏邃庵，予三十岁时馆于其家，彼此契好，不啻手足，计今三十余年矣。邃庵方正，从无淫鸦，奈二十余岁初次进京，未知检点，竟不知于何处旅店蒙其不洁，头生颗粒，有似广疮，急延外科医治，想用捺药，随即痊好，而年余发下疳，外科调治久而不愈。予劝以仙遗粮汤下五宝丹，由渐而愈。邃庵最畏服药，愈后未经清理，后乃发为阴癣，腰以下、腹以上蔓延无隙，其痒异常，然三十二年以来竟无他患。不意于道光十一年忽有教以医癣者，用紫荆皮为末，以白及磨汁调敷。余闻之，再三劝以勿治，盖疥癣之疾不足忧也。设使治愈，必生他患，奈邃庵竟为所惑，不纳予言。日以二药褁敷下体，自秋徂冬，癣竟全收，不复作痒，欣然得意。十一月望后忽患耳痛，就予诊脉，其时适值云汀宫保忽患吐红，专礼见招，是日诊脉后即束装赴省，余谓儿辈曰：邃庵脉象大为不好，恐有重症，而予适不在家，奈何？儿辈唯唯。盖其一切如常，予言似不确也。赴省一月予接家信，据云邃庵病势沉重，有朝不保暮之象，请予速回，或可一诀。余不胜骇然，幸宫保恙已全愈，随即买舟南下，一日达镇，即诣柏府看视，见其耳连项肿，稠脓淋漓，臭不可近，人则一丝两气，盖已米饮不下者九日矣。见余至亦不能多言，惟曰：弟虽来，吾亦不吃药也。询之伊子：症势如此，何为不肯服药？据云一月之中所请内外科服药不少，大抵清凉居多，以致胃败，故邃庵誓不服药矣。予因转为邃庵曰：兄之病源，惟予深知，他人不及知也。不知者认为寻常之火毒，必用凉药，须知此症不但不可用凉，且宜用温，兄如服弟药，三剂必然有效，如不效再不服药何如？邃庵闻以温易凉，不觉首肯。予遂以归脾汤加减，另以五宝丹加西牛黄与服，三剂后臭味顿减，口味大开，精神渐振。邃庵问予何药之神也？予笑曰：兄之病根在三十年前，他医不及知，即兄亦念不及此也。兄当年曾沾染恶气，误服捺药，后变为下疳，愈后未经清理，渐化为阴癣，此癣为余气之出路，且周身之湿热皆从此出，原万无治理者也。奈兄误听人言，忽然欲治，居然治愈，而究之风湿热毒从何而去，不觉上攻清窍。又值现与统军不合，告老罢官，虽素阔达，究非得已，心怀未免不畅，心寄窍于耳，故病发于耳也。医者不知，肆用寒凉，使热毒欲发不发，遏成臭气，异乎寻常；人之脾胃喜香而恶臭，此等恶臭积于胃中，胃气焉得不败，尚冀饮食之甘乎。且夫治余气之法，以升透为主。尤以扶正为主，盖余气即邪气也。正气衰则邪气陷而入内，正气旺则邪气托而达外。常见庸庸者治湿毒之症，专主苦寒攻下，百无一愈，诚昧于医理也。兄之症情节过多，医更难明，动辄得咎，予用归脾汤法可以养心，可以健脾，可以扶胃，可以开郁，可以建中，可以托邪；而又用加味五宝丹诸多宝贵，败毒搜毒，专使外透，不容内蕴，用药得当，似乎通神，虽然现幸获效，仍须癣发，方许收功也。数日后癣渐作痒，十数日后癣遍下体，而耳患全愈，饮食倍常。始终总此一方，并未改易。方余自省回，见邃庵光景亦疑不可救，而竟获速效，此其中殆有天焉，非人力所能致也。

李曜西子疟症误药几危治效

李青原之弟曜西，吾长子之襟兄也。其子于初秋患疟，医者为徐姓，延至八月中，忽请予诊。据云疟本寒少热多，多汗而热难退，徐医连投白虎汤，石膏每用一两，热较减而寒较多。现则寒后不能转热，有气自少腹上冲，疼痛异常，至不能受，约有一时，然后渐渐转热痛，随热减热壮而后痛止，胸次饱闷，饮食不进，神情疲败。徐医屡用顺气止痛等法，全然不应，故请斟酌。余问何以用白虎汤？据云因病者热多渴饮，予问渴饮几何？曰热时约饮二十次，每次一茶碗盖。予笑曰：次数虽多，茶碗盖贮茶无几，虽二十次不足两碗，不算大渴，再问病人欲冷饮欲热饮，则专用热饮。予曰：据此则大错矣。书载白虎汤症，必大渴欲冷饮，而后可投，足见虽渴欲饮而不欲冷饮，尚不可投也。况并非大渴，且欲热饮乎？且夫治疟之法，必寒能化热而后可愈，岂有寒本少而欲其寒多者乎！夫白虎汤在疟门未尝不用，然必热疟而后可。今症汗多热难解，明系暑疟，暑中兼湿故也。暑乃阴邪，热乃阳邪，岂可徒见其热遂以阴邪，而用阳邪之药耶？此必误用白虎致寒转增，而将暑邪逼入肝肾，以致肝气挟肾气上冲也。曜西问疟乃少阳症，何以转入肝肾？予曰：五脏皆令人疟，而不离乎少阳，少阳胆经，胆在肝叶之下，肝胆相为表里，胆经邪热，为寒所逼，不得外达，则内传于肝，乙癸同源，则又内传于肾，余向诊令郎脉象，肝肾本虚，所谓诸病从虚而入也。当其疟来寒固因寒药而加甚矣。至热邪为寒所遏，欲达不达，转将肝肾之气逼令上冲，以致疼痛异常，神昏气逆，久之而热渐透，疼亦渐止，久之又久而热大透疼乃全止，邪气透而肝肾之气乃宁也。至始尚能食，今则全不能食，皆因石膏诛伐无过，大伤胃阳之故。曜西闻予议论，以为透辟，遂请入诊，诊得脉来沉象，按之弦数，左关尺尤为不静，右关沉而不数，按之无力。予曰：症本暑疟，无服热药之理，奈过服寒凉，邪陷肝肾，非附子理阴煎不可。虽然其法过大，诸公未免疑虑，权以当归建中改生姜为煨姜，投之以观进退。一剂后痛较减而热较易，渐欲饮食，二剂后痛又减而热又易，然肾气仍冲，而疟不能止。予竟用附子理阴煎，曜西尚在游移，予告之曰：桂、桂，附子之先声也，煨姜，炮姜之先声也，归、芍，熟地之先声也，建中既已有效，又何疑也。建中虽能温中，不能纳肾气、补肾阴以托邪也。今用附子理阴，以熟地一两纳气归肾，兼以平肝，即以托邪；加以附子五分、炮姜五分，温中散寒，领邪外达；当归三钱，和阴化疟。斯方也疟可以已，奈何不用，而任疟之缠绵耶？再三开导而后肯用，如方一服，不独肝肾安宁，而疟竟止矣。知者无不以为神奇，适云汀宫保招赴清江，未能一手调理，半月后予自清回，复请往诊，盖其疟已反，他医不敢用原方，虽轻不愈。予仍以原方投之，一剂而愈。愈后连服七剂，疟不复发，而饮食香甜，精神如旧。古人称有是病即有是药，不我欺也。庸庸不知，差若毫厘，谬以千里，戕人性命，如同儿戏，岂不深可痛恨哉。尤可恨者，成效在前，犹执已见，不肯遵循，真所谓下愚不移，不教诲屑者矣。

吴婿疟中又中热治效

吴泽之，吾婿也，甲午岁馆于孩溪。夏秋之交，天时盛暑，致患暑疟，地无医者，唤舆来城，至晚到家，似无重恙，乃上灯时忽然昏厥，手足抽搐，不知人事，惟时作笑，旋又身热如炭，烦躁异常。其时城门已闭，余不及知，天明得信，随即往看，举家慌乱，病者情形实已危急。诊其脉象，洪数之中更兼躁急，夜间有刘医来诊，以为中暑。余曰：非也，此中热也，此热中厥阴也。热中足厥阴肝经，故抽搐；热中手厥阴心包，故善笑。中暑之脉数而兼濡，暑乃阴邪也；中热之脉数而兼洪热，乃阳邪也；此又兼躁急，乃素本阴亏；又中阳邪，有孤阳无阴之虑。虽然，勿谓全未中暑也，其作疟也，其中暑也。因患疟而来城，由孩溪至城几四十里，至晚方到，则其动身必不早，连日天久不雨，亢热异常，一路烈日当空，四野又无避处，以中暑之虚体，日行于炎热如焚之中，有不中热者乎？故此乃先中暑而后又中热也。为今之计，且治中热，幸未服错药，似尚可救。以大剂犀角地黄汤加羚羊片三钱，犀角入心包以清热，羚羊入肝经以清热，生地辈则养阴清热，以化亢阳，外加竹茹、竹叶、西瓜翠衣凉心清热化痰以为佐。一服后人事渐醒，不复笑而抽搐，然尚神烦谵语，浑身不着一丝。三服后始知着裤，热退神宁。伊长兄渭筠素来友爱，见此十分欣悦，以为全愈。余曰：未也。中热虽解，中暑尚未全解，暑疟尚不得免耳。后果复行作疟，其脉弦数之中总兼躁象，汗出不易。余知阴疟之故，于小柴胡汤多加生地辈甘凉养阴之品，真阴难成而易亏，又系骀疟，不能骤止，十数贴后始能霍然。至次年乙未，馆于东马头夏间又患暑疟，张医投以清脾饮，更觉烦热异常，急急回家就医，余仍投以隔岁原方，两剂而愈。

兰如弟鬼病治效

兰如七弟，吾胞弟也，又受业于予，入泮食饩，品学兼优，学中拱服且素不好色，专恶淫邪，惟信阴阳，未免偏执。道光十三年有友郑某妻病莫治，托求仙方，兰如诚心设坛，乩竟自动降坛，诗句甚属清通，自称清风真人，兰如以为神异，然所降之方全无效验。此不过灵鬼游魂能通文义者之所为，非真仙方也。果仙也，方岂有不验者。奈兰如十分敬信，以为神仙竟可求而至。十四年元旦乃兰如花甲寿辰，忽独自一人辟居云台山道院，托言持斋诵经报母，半月后回家开馆，而早晚独

处密室，不许他人窥伺，惟闻檀降香气，彻夜不绝。吾弟兄久
已分居，伊继室年轻，不知道理，二三小儿女更不知事，听其
所为，吾家竟毫无闻见。百日后兰如怡然自得，偶与余晤，谓
吾子皆能诚信，将来欲传之以道。予询何道，谓予不信，笑而
不言，予亦置之。忽于秋间伊家传兰如往往彻夜不眠，似与人
吵闹，不知何故？中秋日兰如进城敬香，顺至予家，似有话
说，予适不在，怏怏而去。据内人云：七爷神情恍惚，消瘦异
常，近闻其家称有鬼缠闹，光景逼真。奈何予因终日诊病，未
能得暇，因思二十二日秋分年例祭祠，伊最重祀先，是日必
到，可以面察情形。于是前期约伊早会，是日与合族在祠专
候，直至日午而兰如不来，特着人往请，竟辞以病。予更着仆
人率舆夫四人将舆前去，强接而至，至则在祖先前伏地大哭，
口称我如何该如此死法；且称我如此伤痛，他竟不许我眼泪出
来。众人拉劝不起，予亲自扶起，见其面果无滴泪，予曰：据
弟言是有鬼矣。论治鬼，子实有专长，弟无虑也。祀事毕后，
唤舆同至予家，予细加盘问此鬼从何而来。伊尚含糊，予笑
曰：弟虽不言，吾已知之矣。此弟炼笔录招来之鬼也。兰如惊
曰：兄何以知吾炼笔录？予曰：弟之生性志诚而愚，素信鬼
神，闻去冬弟为郑姓设坛扶乩。居然有甚清风真人降坛，此不
过一鬼耳。夫秦皇汉武求神仙而不得，千古奉以为戒，岂有我
辈凡人设此乩坛即有神仙下降者，故夫今之扶乩者有二：一则

全无凭借，自画砂盘，假托神仙，以之愚人；一则或遇游魂，居然乱动，误认神仙，转以自愚。究之愚人之害尚小，而自愚之害则不可胜言也。故夫清风真人，实鬼也，而弟直以为仙也，神仙既可求而至，何不竟炼笔录使仙与我合而为一也。故弟吃报母斋至百日者，实炼笔录也。他人炼笔录十无一成，而弟独能成者，有现成清风之鬼魂，鬼欲附弟，而弟又求鬼，故一炼而成也。弟与鬼初合之时，必有彼此相契之意，故弟以为神奇，而且欲传诸侄也。久之而鬼附人身有何好处，自然转生恶念，欲害弟命，鬼本利人之死也，甚且鬼生痴念，冀弟死而伊即借躯壳以回生，若此则逞其魑魅魍魉之术无所不至矣。愚揣度如此，然乎？否乎？兰如曰：人鬼情形，皆被兄道尽矣。弟实因扶乩有灵而炼笔录，附弟者即清风真人，伊称前生文士，位列桂宫，五六两月以来常作诗文，文笔清挺，且甚敏捷，所作古风大有古气，非弟所能，弟深佩服。以此日复一日，契合甚笃，凡所谈论，无非文章道义。不意七月间伊忽语涉淫邪，弟切责之，伊亦托戏言而止。弟家素供观音圣像，十五日弟清早敬香，伊忽于圣像头顶幻出大红鞋小脚一双，弟不觉大怒，责问何亵渎神灵，无礼至此。伊言初亦善念，今不知何故变为恶念，如肯淫欲，可以相安，否则必致弟命而后已。从此之后，日以淫词亵语聒噪不已。偶见少妇略施脂粉，伊即幻其全身一丝不着，蛊惑弟心。甚即见一油头背面，伊即幻出

背面全体以相惑，致弟不敢见妇人之面。八月以来，伊见弟心
不动，遂于夜间作闹，使弟不能安眠，眠则幻作淫梦，欲遗而
醒。弟谕以既然不合，何不便去？伊言能来不能去，已与我合
气，除非弟死，伊方能去。弟言我亦何能即死？伊言或刀或
绳，皆是死法，否则耗尽精神，亦不愁弟不死。弟不听其言，
伊彻夜吵闹，睡则抓心，弟已八夜不沾床、不合睫矣。伊言弟
命亦在早晚，今见兄面，不过一别而已。予笑曰：弟何愚也，
死生有命，鬼何能为？且此鬼欲弟死而不能死弟，乃欲弟自觅
刀绳，其伎俩亦可鄙之至，弟何惧焉！予又若与鬼言曰：尔既
通文义，当知情理，吾弟如此敬尔，乃忽诱之以淫，且惧之以
死，反脸无情，天良丧尽，足见尔生前有文无行，淫恶多端，
天理不容，以致绝子绝孙，死后游魂无所依归，不自修省，犹
思害人耳。然吾笑尔有害人之心，无害人之力，且有我在，我
将以药治尔，不去则以火在鬼哭穴灸尔，不去则以针在十三穴
刺尔，看尔如何当受。据弟云：鬼在腹中不时说语，似以说话
为生气，弟与他人言，伊即怪弟不听伊言，更加吵闹，其音聚
于耳底，竟致不辨人言。今与兄言，伊即不吵，且若静听，不
知何故。予闻之暗喜，据云鬼乃教门，不许弟吃猪肉。予是晚
大烹肉食，强弟大嚼；据云鬼遇饮食之馨香者，虽相隔甚远而
能嗅其气味由鼻入腹；予以大蒜汁调雄黄、朱砂末，令弟先涂
鼻窍而后食，鬼竟不敢复嗅。盖鬼不能饮食，惟借馨香之气味

·373·

以为养，每饭肉食既为其所恶，而雄黄、朱砂又为其所畏，间
有合式之馨香又不敢嗅，则失所养，而鬼气亦渐衰矣。予因谓
弟曰：治鬼易，治心难，妖由人兴，鬼不自作。弟读孔圣之
书，而于敬鬼神而远之一语全不领略，心多妄念，致受此累，
从今以后，当正其心，不可信鬼，不必惧鬼，任彼多言，弟只
将心拿定，听而不闻，鬼术自穷。而予又以药治之，不愁其不
消灭也。是夜予与对床而眠，先制安神定魄，扶正辟邪汤药，
临卧与服，又以云汀宫保所书"天地正气"四字，每字上有
两江总督朱印，向闻字能辟火，兹又以之辟邪，悬于床后。又
有家藏真藏香，嘱人于弟卧床后暗暗点起，予亲视弟卧，见其
小衣不去，知其为夜间不眠地也。予责之曰：我再三教汝不要
惧他，汝胆怯如此，鬼安得不放肆耶。逼令尽去小衣，且令人
将衣远置他处，告之曰：有我在此，保汝安眠，不必作中夜起
舞之想也。先是鬼不独不许弟安眠，且诱以彻夜舞蹈，因炼笔
录时有持笔手舞一法，鬼诱以如此而来仍须如此而去，实欲耗
其精神也，故我言及此。是夜弟竟熟睡至辰正方觉，予亦适
寤，偶然一咳，据弟云鬼闻咳声在腹内吓得跄了三跄。予更暗
喜，知予必能治之也。于是第款留在家，暇则以言语治其心，
晚则以药石治其鬼，夜夜安眠，精神渐振。然鬼无我在前仍刺
刺不休，服药后较为安静，而日间尚在胸次拱胀作祟，于是另
制丸药，早服三钱，午服三钱，晚则进药，鬼势渐弱。一日弟

述其言曰：令兄医道虽好，但我与尔合神，必欲治我，岂非两败俱伤耶！予笑曰：伊自称文士，究竟不通，夫神藏于心，神合则心合，心合则式好无尤矣。今弟现深恶而痛疾之，心之不合甚矣，尚何合神之有？彼此说话不过借气耳，弟如能听而不闻，将气亦不能借，尚望合神耶？一日弟又述其言曰：伊连日深自悔恨，先本欲致弟命借躯壳以回生，不意百般淫诱竟不动心，真是个正经人；又遇见令兄医道高明，连鬼之情形无不灼见，真乃我前生作孽，反陷于此，进退无法，望你转恳令兄设一良法，让我离去，感激不尽。予曰：借躯壳以回生，本其不通之想，世有暴死而鬼附以生者，其精血本尚存也。今伊欲弟淫欲而死，必定精枯髓竭，所谓无用之躯壳，伊些须鬼气即能回生耶？今伊既愿去，伊从何处来仍从何处去耳，何必求予。弟又述伊答言曰：伊本从口鼻而来，今屡次欲从口鼻挣出，竟不能去奈何？予曰：清窍即不能去，浊窍亦可去，伊尚嫌秽耶？数日后弟又述其言曰：伊言令兄分咐浊窍可去，实属出路，我此时亦不嫌秽，但我屡次欲由浊窍挣出亦不能去，转恳令兄用药之中加何药品使我乘势而去，感恩无尽。予笑曰：小鬼头，敢欺我耶。夫正气旺则鬼气衰，正气衰则鬼气旺，一定之理也。今见弟正气渐旺，伊之鬼气渐衰，从前恐吓之术不行，乃为哀怜之语，骗汝以骗予，以为予即可信其言，因于药中加大黄、巴豆之类，大为攻下，冀其乘势而去。其实伊仅鬼气耳，大黄巴豆攻下有形之物，不能攻下无形之气，徒致无故攻下，正气大伤，鬼气复旺，将更作祟，使予准治，伊视我为何如，乃敢如此见欺耶。小鬼头刁恶异常，我自能逐渐消磨，有如凌迟碎剐，以报其恶，将来连鬼亦不能成，尚欲何往耶？此鬼凡三变，七月以前居然文人。七月以后竟是恶人，遇予以后又似小人。予亲至弟家，将所作诗文、所供牌位一齐烧毁，嘱弟恐吓之言固不可听，哀怜之语亦不可听，总以不动心为主。伊千方百计欲动弟心，弟心动则可借气，心不动则伊不能借气，不能借人之气，鬼气自易消磨，听而不闻乃不动心之要着也。一月之中，予与弟同卧起，不时开导，加以药力，鬼气渐下，不至心胸，语音渐飘，不在耳底，而眠则无日不安也。九月二十日外赴清江，半月回镇，看弟光景未见大好，据云鬼见兄出门大为欢喜，以为此番准可要弟之命，在腹中颇不安静，因兄前有不去将针之言，闻有包姓针科请来用针，鬼将气拱在中腹，包姓即拱处一针，拔针之后觉气外泄，而鬼并未去，反行得意，夜间渐不安眠，精神渐觉恍惚矣。予默思治鬼原有针法，书所谓十三鬼穴一齐针是也。但此鬼已与人合而为一，不能用针，前言不过恐吓之耳。不意弟不解而妄请针科，包姓又不解而妄用针法，所针又非鬼穴，反为鬼所戏弄，致伤正气，正气虚则鬼气旺，所以又将作祟也。幸我早回，尚无大害。惟此故，不能与弟直言，弟知即鬼知也。因慰之曰：包姓本不善针，而此鬼伎俩有限，亦无须用针大法，今我已回，无虑也。弟言鬼见兄回，亦甚惧怯，现在此报怨命运不好，无生理矣。予曰：此无耻之魑魅，不必睬他。复将弟邀住家中，仍同卧起如前。调治二十日后，鬼气渐由中腹下至少腹，语音更远而低，且不成文，意欲拱腹，无力而止。初时每大解后鬼必拱闹，正气稍虚也。两月余以来，转觉大解后腹中稍快，鬼气渐消也。弟亦知鬼无能为，欲回家去住，予知无反覆，听其自便，惟丸药尚逐日令服，嘱全无而后已。弟回家后亦二十余日，而后影响全无，真如凌迟碎剐，鬼不成鬼也。所服煎方不外乎气血两补兼以定魄安魂，服丸方则生熟黄精、龙骨、龙齿、虎骨、鹿胆、犀角、羚角、琥珀、朱砂，诸多宝贵灵通之品，镇心辟邪，外加桃奴、箭羽、雷丸、雄黄杀鬼之药。又以羊肉汤和丸，因鬼系教门，投其所好，又借腥膻之气以散鬼气。知弟病者鲜不以为万无痊理，乃竟为予治愈，一时以为大奇。然此病固非予不能治，非弟素不好色不能治，而非亲兄弟而甚相好者不能治，不然徒知用药，而无千万言讲说之功，与数十日同住之久，亦安能获效哉。究其受惑之原，由扶乩而起，今之以扶乩惑人者甚多，能毋闻之而警惧乎。

鬼之挪揄兰如，刁诈百出，变幻无穷，不能备述，此不过纪其大略而已。

刘松亭患疟转痢治效

刘松亭，清江浦知名之士也，年将七旬。夏患暑疟，寒轻热重，医者朱某亦清江之翘楚。清江风气爱用大黄，不论风寒时邪，见热不退即行加用。朱某未免稍染习气，见刘公热重，即加大黄两剂，后遂变为痢，红多白少，里急后重，一夜二十余遍，年老之人又属疟后，委顿不堪。知予在浦，延请斟酌。予至，见朱某业已定方，仍以大黄为主，予曰：痢疾滞下，大黄原在所当用，但此症非本来痢疾，乃疟变为痢，少阳热邪陷入太阴，在书为逆，若再攻下，恐脾气大虚，又属高年有下陷之虑，书称和血则便自愈，调气则后重除，似宜以此为主，兼用喻西昌逆挽之法，使邪气仍从少阳而去，庶为平稳。朱某亦以为然。嘱予立方，予用当归八钱、白芍八钱、甘草八分以和血也，加红糖炒楂肉三钱、木香五分、广皮八分以调气也，加川连五分、黄芩八分以清热也；外加柴胡二钱，以提邪出少阳，一服而大解通畅，滞下全无，再服而红白皆净，其家疑复作疟，而疟竟不来，盖皆化去矣。此方治虚人痢疾最宜，予屡获效，然非重用归、芍不可。闻清江药铺见用归、芍至八钱以为奇。夫用大黄至一二两不以为奇，而用归、芍至八钱则以为奇，此邦之人狃于积习，良可慨也。

浒关顾某治效

道光九年，予应浒关黄拙安之召，有顾某因与人忿争，忽然直立不能卧，诸医罔效，恳予诊治。予一见曰：此肝叶倒竖也。伊家惊问：肝倒转来还能治耶？予笑曰：病患不能识，既识之易易耳。用小温胆汤加龙胆草，再加金器同煎，另以猪胆一个悬，高梁上，开一小窍，令胆汁滴下，将火炉药铫对准，使滴滴俱归中，俟汁滴尽药亦煎熟，一服而愈。举家以为大奇，嗣有关医虚心者，特向予请教，以为先生治法可谓奇效，但案云肝叶倒竖，而所用药品皆入胆经，何也？应之曰：此安甲和乙法也。肝为乙木，胆为甲木，胆在肝叶之下，肝之庇荫，若母子然，凡肝气上逆，未有不胆气随之者，故平肝不及，不如安胆。譬如母携子出，与人作闹，劝母不依，姑以饼饵骗令小儿欲归，其母因爱子之故，亦只得息怒而去。且夫肝为将军之官，谋虑出焉；胆为中正之官，决断出焉；经以十一脏皆取决于胆，而肝尤取决于胆者也，故安甲木即所以和乙木也。关医闻之，拜服而去。

丹徒县吴晴椒内治效

杭州进士吴晴椒宰丹徒，其夫人忽得异疾，每于梳头后胸乳间发紫斑，心中难过之至，约一二时许斑消心定，十余日不愈。乃请予诊，予问何不早梳头？曰：早梳亦然？何不迟梳头？曰：迟梳亦然。会迟至申酉梳头亦无不然，第惟不梳头耳。诊其脉皆沉象，两关按之则左弦数而右滑数，予曰：此脾气也，而兼乎肝。左沉弦而数者，肝气郁而肝阴亏也；右沉滑而数者，脾气郁而湿热不宣也。夫脾主健运，肝主条达，今皆以郁故，土受木制，湿热亦郁于脾而不化。脾主四肢，梳头则两手皆举，而脾气上升，湿热随之而升，故心胃之部外则发斑，内则难过；梳头之后手下垂，而脾气亦下，湿热仍归于脾，不复上扰，故病象暂退，而根未拔也。所幸湿热不重，只须和其肝脾，开其郁结，透其湿热，病自退矣。予进以补阴益气煎，以熟地平肝，以山药健脾，以柴胡疏肝，以升麻苏脾，以陈皮、甘草、当归调和其中，一服而愈，再进二服以善后，永不发矣。

谢蕉石先生间日不寐治效（附戴六兄治效）

谢蕉石先生，江西人，原任开归道，现扬州安定书院掌教，其人胆怯多疑。适虞运司有七情郁结之病而爱吃热药，扬医郑姓尽以桂、附投之，镇江府学司训陈君更加石琉黄丸，以致脏腑烧烂，大便下血如烂鱼肠，犹不肯稍服养阴而死。蕉石先生素所交好，因此伤怀，转生疑惧，忽然间日不寐，不寐之日，夜固难过，而昼亦各病丛生，如头晕头痛，腰疼腿疼，心跳肉瞤，腹胀痛等症，或来或去，变幻无穷，惟得寐之日较为安静。扬医无能治之者，先生更加惶惧，延一张医字学林留住斋中，日夜医治，毫无效验，而病象更多，精神日减，隔江延予。即予初亦不解，不过育心宁心等药，亦无甚效。三日后予细想病情，审视脉象，不觉恍然大悟，盖其脉象三日以来大小疏数不能一致，有似邪脉，而察其神情并无外来邪祟，必三尸为之也。盖尝考之三尸，或称三彭，上尸彭琚住泥丸宫，中尸彭质住膻中，下尸彭矫住脐下丹田，三尸喜人为恶，不喜人为善，修炼家必斩三尸而后得道。然能斩之者何人，修炼反成疯魔，皆三尸为之也。至于人之运用，总在一心，夜寐则神静心藏，何反多梦，亦三尸为之也。人有隐瞒之事不肯告人，而梦中反自说出者，三尸喜揭人之恶也。夫心为君主之官，胆为中正之官，如果心正胆壮，三尸亦可安静。若心虚胆怯，疑惧环生，则三尸从中侮弄，病情愈出而愈奇，俗所谓疑心生暗鬼者实常有之，不必外来之鬼，大约即三尸耳。三尸谓之虫，又谓之神，极其灵异，虽守庚申者不能斩也。今蕉石先生心胆本虚，又生疑惧，故三尸得间之作祟。此非治三尸虫不可，但用药不与病人知，病人知之，则三尸虫知之，二竖之技量可畏也。于是与四少君细剖其理，嘱以开方，勿与尊人看阅，症始可治。少君有难色，谓家君不独阅方，且时本对草，焉肯不看方药？即另立药方，家君常常服药，稍有异味，要追究奈何？

予思方不与阅不可，药全与知不可，好在先生有性命之忧，而十分信予，当可进言。因于进诊时谓之曰：大人此症调治良难，然能不究方药，则予煎方外另有丸方，可保一服即效。若大人必知何药，则药必不灵，予技已穷，只好告辞。先生因予言激烈，只得答应。予因另开丸方，皆杀三尸虫之药，加以宝贵镇邪宁心之品。是晚正值不寐之期，以二煎汤药下丸药三钱，居然一夜安眠，从此以后无夜不寐，精神如旧，二十日来并无反覆。予即告辞归里，蕉石先生云：病已痊好，不敢屈留，但早晚必得一人看脉才可放心，并愿送银一两在此过夜，当请何人？予对曰：府上本有张先生住此，何不仍请伊来。张医脉理颇好，时运未通，一两一宿，必然情愿，好在无须伊另用药也。于是将张学林请来，予告之曰：大人此症甚奇，予幸猜着，特荐先生来此，万勿更方，先生住此，大人全愈，即算先生看好，亦可得名，不与先生争功也。伊似甚感佩，再三问予究系何症，丸方何药，予如不告，恐其多心，因大略告之曰：此因疑生虫，不过用杀虫之品，加朱砂、琥珀以宁心育神耳。但治法药不与病人知，幸勿说破。次日予即辞归，乃七八日又专差过江说病已反，逼予到扬，予至谢府，先晤四少君，问病何故忽反？少君曰：此张先生之害也。家君本时访丸方为何药，总对以冠仙先生不知在何处合来，实在不知。乃张先生来，家君再三盘问，伊即言略知一二，大抵朱砂、琥珀之类，家君即将予唤进大声呼斥，谓予明知不言，朱砂如何吃得，人家以毒药杀汝父，汝亦不言耶。从此以后不吃丸药，仍间日不寐，诸病丛生；张先生无法可施，只得又来奉请。予闻之，亦着急之至，进见蕉石，即恳予曰：先生救我。予曰：予前本救大人，不敢毒杀大人也。病已愈二十日，予始辞归。予之治法，本嘱大人不问药始有效，奈大人多疑，必访何药，张医不知医理，告知大人，因此不服丸药，除此之外，尚有何法耶？大人曰：吾今再吃丸药如何？予曰：再吃亦断无效也。是夜正当不寝，大人嘱煎药人加丸药三钱在内，临卧服之，依然不寐，次日难过异常，吃饭时忽请予进内，谓予曰：先生看我如何？时二月初春寒不减，大人重裘皆大毛也，乃忽皆脱去，止穿丝绵小袄，而大汗如雨，将小袄湿透，胸膛坦开，热气腾腾。据云近日每饭必然大汗，今日仅吃饭一口而汗即如此，直截不能吃饭，奈何先生务要救我。予想三尸虫因知昨晚药内有制他之药，故更幻出此象也。予因此转得灵机，因慰之曰：不必过急，容予思之。盖汗虽心之液，而饮食时多出于胃，蕉石性多偏好，其饮食非极热者不吃，其胃本有积热，三尸故得借此作祟，今借治胃热，暗加一治三尸之药，假设其词，使病人知其药而不知其用，三尸虽灵同二竖，亦不知所避也。少间谓之曰：大人不寐之症尚可缓治，而此大汗倒甚可畏，急须挽救，不然恐汗脱也。伊本心虚胆怯，闻此急求治汗。予曰：大人果然顾命，从此饮食不可过热，而胃中积热已多，必须重用芦根带凉带通，汗可渐少；但芦根必须常服，而其性颇凉，恐服之又生泄泻，必须更得一药可制芦根，不至泄泻。如二术健脾可制泄泻，而未免过燥，与芦根不合。再四思维，止有黄精一味，脾肾双补，可与芦根合用，不改其清凉之性，而又可不至泄泻也。蕉石即要本草来看，予即将本草赞黄精功用处指点与看，而内有杀三尸虫一语，伊本不留心，而予不等看完即令拿去。伊怕出汗，即令速买二味，芦根二两，黄精三钱，当晚与服。是晚吃饭亦即无汗，是日本当寐之期，夜固安静，明日当不寐之期仍服二味，汗既不出，夜得安眠，从此煎方，以二味为引，夜夜安眠，诸病皆无。予屡告归，伊家款留不放，直至一月后始得旋里。四少君问予前丸方何以无黄精？予告之曰：此用药之道也。此等怪症实不经见，予精思而得之，所用丸药十数味，多方以治之，以为当可有效，尚留一二，以为后图，设使竟用完了，后被张医说破，岂不束手无策耶！此道光十六年事也。越十五年，咸丰元年，又有戴六兄之症。

戴六兄字槐卿，素亦心虚胆怯。偶住场下空房独宿，颇生疑惧，忽觉背心微寒，渐觉周身怯寒，因而睡去，似入黑暗地狱中，绳捆索绑，难过异常，欲喊不能出声，欲动如石压住，恶境多端，不能细述。夫来必待有人来带推带喊，得以醒来，如出苦海。次日另移卧地，而恶梦依然，从此神情恍惚，饮食不甘，睡则恶梦难受，或炎热时盖薄被犹嫌凉，或夜回凉不盖被犹嫌热，或夜间大笑，或白日大笑，不笑时间之，彼并不知。由场下回扬，觅一汪医诊视，与以归脾汤宜乎合式，乃二三剂后，觉心忽然落下，自觉有声，从此五日不寐，全非归脾汤之故。只得过江觅医，先就蒋医某诊，蒋以为阳虚，用桂、附等药，正值长夏炎热非常，伊不敢服，转就予诊。予诊其脉，大小疏数不一，知是三尸虫，因疑惧而作祟，与蕉石先生同。因告之曰：此症非寒非热，奇幻百出，医家鲜能知之者，兄既遇我，可保必愈，但必不看药方，如看药方，予断不治。伊素知予，深信不疑，所有药方，命伊子来取，予见面即于补胆养心药中加以黄精，嘱临卧服，即得安眠，不做恶梦。然其所现之症，大有祟气，恐其所住空房本有阴邪之气，以致三尸借此作威。又另合丸，方用黄精为君，佐以犀角、羚角、龙齿、鹿霜、虎骨、龟板、雷丸、朱砂、琥珀诸多宝贵灵通之品，壮心胆而通灵明，制服三尸。又加箭羽、桃奴，兼制邪魅之气。又嘱用上等朱砂大块包藏顶发内，二十日来，不独恶梦永绝，而诸恙全无，不似当年蕉石大人之难治。此等症候，古书所无固由，予看出睡梦颠倒皆三尸为之之理，亦由书称药有不与病人知者，真不我欺也。《内经》论梦甚详，亦各有因，如阴甚则梦大水，阳甚则梦大火，上盛则梦飞，下盛则梦堕，甚饥则梦取，甚饱则梦与，皆有至理。夫人寐则心如死矣，神尽藏矣。梦又谁为之主？非三尸神为之而谁为之哉！虽岐黄未言及此，而予因神明所通，所治二症现有明效大验，殆亦开千古不传之秘也欤。

邹姓传尸痨治已得效被人打破一症

西门外打索街邹宅同裕旗老家也，有寡居八房次子吐红，请某医诊治不愈，转请王九峰先生诊视一次，亦未见效，转嘱请予。予见其子年将二十，生而肥白，病虽久，并不消瘦，吐红不多，已止，惟食入必吐多日，已纳谷食，神情疲惫，脉来不甚细数，而大小疏数不一。予细询其家曾有此症而死者否？则其父死于痨，长子亦然，今及次子。本来在中堂开方，即病者所住房外，其家房屋甚多，予拉某医及其陪医者另至一厅，去病者住房甚远，因告之曰：此非寻常怯症，乃传尸症也。某医年轻，初出诊病，不知何为传尸，告之曰：此症乃有痨虫，历代相传，由长及幼，可以灭门，其虫之灵，甚于二竖，男子由肾传心，心传肺，肺传肝，肝传脾，至传脾则修炼已成，其先尚容人进食，彼亦资其精气，至修炼成则不容人进食矣。今食入必吐，无法可治，奈何？某医问古人岂无治法乎？予曰：治法虽有大概无，惟仲景先师有獭肝丸一方最妙。予曾在扬治过一泰州人，果然有效，系加獭肝于老六味中，三料而愈。共用好獭肝三个，然其病未久，虫尚未成，故可得效。后遇此症甚多，虫或将成或已成，虽有獭肝，亦不能治，今症已传脾，不可为也。且獭肝一月生一叶，必至腊月，十二叶变化始全，功用乃大。现在初秋，其肝不过七叶，以变化未全之獭肝，治修炼已成之痨虫，有何益乎？论此症本无治法，果能纳谷不吐，尚有生机，今再四思维，止有鳗鱼汤一法。予见《东医宝鉴》载人家染传尸痨，相继死者，不一而足。后传一女，虑其复传，竟将此女抛弃水中，渔人网得，见其尚生，适值鳗鱼旺产，船上以鳗代饭，即以汤饮之，其女渐苏后，日以鳗为食，痨虫遂死，其女犹生，即为渔家妇。本草亦有载鳗鱼能杀痨虫者，今若觅鳗鱼一条，煎汤与吃，但不可说是鳗鱼，只说是脚鱼汤，用以滋阴，或可不吐。但得一日不吐，即日日以此汤饮之，连粥食亦可不吐矣。从此调理，可望杀虫活命。俟至冬间，再觅全獭肝，合丸与服，可以除根。但制虫之品万不可与病人知，即传尸二字亦不可与病人说，二竖子之利害，真可怕也。故今与诸君说话，必远隔病者，卧室少走风声，仙丹无用矣。其时某医漫听漫应，全然不解予言。其家依言，觅有小鳗一条，煎汤作脚鱼汤进，居然不吐，另有煎方亦不吐，明日如法仍不吐，且能进粥十数日来，药食与鳗鱼汤杂进，全然不吐，纳谷渐多，居然望好。予适饮赴药，特嘱其家及某医药方不过敷衍病人，全靠鳗鱼，但不与病人知一言，须牢牢切记，不可视为闲话也。予赴苏一月，中秋始回，至家则邹姓日日着人请予，至其家则吐病已反几十日矣。问何以故？则九峰先生到镇，某医本扑名之徒，欲恭惟先生。逼伊家请诊，伊家言李先生治已得效，又何必请九峰先生。某医以为李先生乃九峰后辈，今李先生有效，再请九峰参酌，其效不更速耶。邹姓乃听其代请某医，先将予传尸虫之论问九峰以有无，先生答以所论真确不诬尔，初学不知耳。某医又将鳗鱼汤治法告之，随同往邹宅，九峰腿足不便，须人扶持到房中，诊视后扶至中堂坐下，与卧室仅隔一板，而先生年老恍惚，略坐片刻，忽大声曰：此传尸症也，有虫之患必得大鳗鱼一条，用老僧尿壶同陈仓老米煨烂，合捣为丸，服尽则其病可愈。但不可与病人知，此虫极灵，人知则虫知，不肯受治矣。九峰本重听耳聋之人，言语声高，病人朗朗听见，九峰去后，伊家如法合药，急与病者服，到口即吐，再以鳗鱼汤与服，亦到口即吐，病者亦知非脚鱼矣。伊家尚向予求救予曰：前法已是无中生有，幸而获效，闻一月以来大有起色，如能全好，岂不于难治之症得一妙法耶！不谓破此法者，转在九峰先生。然此皆某医多事之过，且无记性之过也。如记予言，将先生请之后厅，虽大声无害矣。今实无法，只得告辞。后闻诸医杂进，日见其坏，即于八月内死矣。病者尚有一弟，予嘱其速速过江，到同裕去躲避，不可见兄之死，盖尸虫之传人，往往即在人死之时也。今闻其弟尚未接此症，可谓幸矣。此症已得效，被人打破，而犹记之者，予思鳗鱼竟能治痨虫，只要于未成势时，尚少知觉，未具神通，日食鳗鱼，竟可治之，保人性命。所望人家有此害者，早为防备耳。

徐氏子怪症

徐某，予季秋兄之亲也。予初诊病，兄荐予至徐家诊其子之病。予至其家，见其子始八九岁，立于大厨之榻床上，以手敲厨环，连连不住，貌甚清秀，面无病容。予问何病？其父谓敲厨环即病也。予笑而不解，其父曰：且请少坐，还有病来。予见桌上有一方，药三味，芫花、牵牛、大戟，乃张在韶之方也。亦初看未服，忽然声音，其子跌倒在床，旋又扒起，将身弯倒，头面出于两脚后，片刻忽又跌倒，扒起，身往后弯，头面出两脚前，中腹挺起如桥，亦片刻，忽又跌倒，扒起，仍靠厨敲环。据其父云前幻象甚多，连日变此样耳。恳赐治法，予曰：此冤孽病也，想此子前生乃教戏法之师父，因教小儿，至于伤命，今此小儿来报冤耳。不然此等翻跟头学且难能，何自然而无苦耶？问其眠食如常，惟起床后则有如许异样，盖小鬼头力量有限，尚不能致人于死，全靠医家妄用攻下，伤其正气，乃能索命耳。以后断勿服药，惟多为超度，可望解结也。隔数日遇其父，问令郎愈否？则曰：连日不翻跟头，逐日打聊叉矣。又隔多日，见其父问连日如何？则曰：连日不复打聊叉，起床即逼人将伊倒竖，只得将椅靠板壁，将伊头向下脚向上倒竖起来，从朝至暮，并不难过，且要剪子剪纸作人为乐，惟饮食需人喂之，至晚则安眠如故。予曰：此真冤孽光景，尚不至死，何不请高僧放焰口以解释之。时竹林寺恒赞大和尚颇有道行，予嘱令亲往拜请。又数十日遇其父，问令郎如何，伊笑对曰：先生真多情人，小儿不过蒙诊一次，而月余来见面必问，可谓难得，今告先生：小儿全愈矣。问何以愈？则竹林寺大和尚放焰口之后，一日忽然而愈。此症予初诊病，阅历未深，未敢妄治，而犹记之者，一以见病之奇，一以见冤冤相报，择术不可不慎也。予从来不信释教，自行医后常见鬼神邪祟致成疯魔之病，治无不效，而必嘱服药时放焰口一台，无不即愈，乃知鬼需冥资，竟非诬也。徐父已死，徐子现存，住花巷内。予曾见之，念书未成，年将半百，大有呆形，全非幼少时清秀之貌矣。

缸瓦厂张大兄鼻渊治效

张瑞郊大兄，予世交也。忽得鼻渊症，伊家常延徐医，因请调治两月有余，浊涕浓臭不减，更增鼻塞不通，头昏而痛。徐医自称所用之药皆古人鼻渊治法，查书可证，奈此症最难治耳。张大兄不得已来就予诊，情形恍惚。予诊脉毕，谓之曰：症非难治，但治不得法耳。初诊立方，令服药三帖，鼻涕大减，鼻全不塞，头不昏痛；再诊原方加减，令服七帖，竟全愈矣。照方令加二十倍，熬膏常服，以杜后患。有伊友问予曰：

他人医两月余无效而加病，老翁一见以为无难，一二诊而果全愈，何其神也。予笑应之曰：此非足下所知也。行医必知古方，不知古方有合用者，有不合用者，全在医有灵机，不可泥古也。况鼻渊一症，古方全不合用，予向过浒关，适有总办张姓正患鼻渊，诸医不效，托总库黄拙安恳予诊治。予阅所服之方，无非泥古法者。盖古方治此症，大抵用辛夷、苍耳辈通脑之药，殊不思《内经》云：胆移热于脑，则心颇鼻渊。今不知治热之来路，惟用辛热之药上通于脑，脑愈热而臭涕愈多，日久脑虚，头昏头痛所由来也。治不得效，甚有谓之脑寒者，经明云胆移热于脑，何得谓之寒。夫鼻渊由脑热而来，脑热由胆热所致，只须凉胆，使无热可移于脑，脑虽有余，热自由浊涕而去，何愁病之不愈哉！予竟将此理开于脉案，方用犀角地黄汤，以羚角易犀角，清补肝胆。盖胆在肝短叶之下，相为表里，清胆必先清肝，甲乙皆得所养，则不生火而热自清。再合温胆汤，重用竹茹兼清肺胃以化痰，药煎成后入猪胆汁少许以为引，一药得效，数服全愈。今治张兄之病，予若不思而得者，盖有成竹在胸也。其友闻之，称拜服而去。

余泰符子邪祟治效

余泰符在西湖布业，其子因夷乱后，家道中落，心多抑郁，人事改常，曾经自缢，得救未死，嗣后虽不疯，而如痴已数年矣。道光三十年患目羞明起翳，医半载未痊，特诣天长眼科医治，多服发散，目患未愈，转生痰火，曾经半夜投河，救起后更痴呆，不言不语。兹于咸丰元年回里，就医非止一人，大抵清火化痰作疯病治，方以龙胆泻肝汤为主，而痴呆更甚，饮食减少，作呕作干，头痛少寐，目患亦丝毫不减。因来向余求诊，其脉滑数有之，而不甚有力，且疏密不一，询其大疯，数年内不过二次，总要自戕，并不惹人，且必避人，现在全无疯象，惟有呆象，多服苦寒，不独伤胃，不思饮食，且胃不和则卧不安，每每夜不能寐，心何以宁，神何以育？予知此症乃阴分大亏，沾染邪祟所致。邪祟者，非必有鬼魅，或空房暗室久无人住，阴气甚重，集久成祟。遇气血亏虚之人，祟气即乘虚而入，使人如疯如魔，痴呆不语，病名淹碟。又即《左传》所谓晦淫惑疾也。盖左氏载医和之言有云：天有六气，曰阴阳风雨晦明，过则为灾。内有云：晦淫惑疾，淫者过也，晦太过则中人而成惑疾，有如邪祟。今此子乃中晦气，并无邪鬼依附，治之不难。然有鬼之疯，只要将鬼驱除，即无后患。此无鬼之魔，虽将祟气驱除，而气血两亏，调补不易。且脏腑久为祟气所据，神魂不能自主，加以本身三尸再喜与外邪结党助虐。今外邪虽去，恐三彭尚不能安静，治愈后仍宜大补气血，使正气充足，邪不能干，即三尸亦寂然不动，而后可能全愈也。于是以煎方养阴育神，另制丸方，镇以宝贵之品，通以灵异之品，使祟气逼处不安，而本心之虚灵由渐而复。每日以煎药下丸药三钱，五六服后言笑如常，寝食亦皆安适。其丸方与治戴六兄方大略相同，其药一料，不过三两。予嘱以再合一料，兼服煎方峻补，以杜后患。惜乃翁吝啬，竟不肯从，仅要一膏方而去。现在病已若失，后来反复与否，非予所知也。

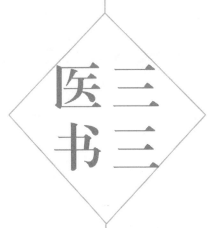

三三
医书

沈氏经验方

清·沈维基 辑

提要

  《沈氏经验方》一卷，附《胎产良方》一卷。前清乾隆海昌沈心斋先生将平生施送经验之方所辑成，裘君吉生旧藏抄本也。中多外伤跌仆救急秘法，并亲身试用，而经验之案亦记之作实例，为各种验方所不及。因经验者，所谓曾经试验也，然各种验方往往为慈善家所辑刊，以耳为目，未加试用，故称之曰验方则可，称之曰经验方则不可。本书皆无是弊，有人翻印，功德无量。

原序

　　余于灵兰之书素未究心，尝患见人疾苦，心窃隐痛，而卒无从解免之。当读书家食时，每于相知晤话间得一丹方，必叩其原委，而手录焉。试而效，则识诸别页以为验。自通籍以后，历数州县，制丹药济人，屡著奇效。其见见闻闻，得经验良方如千页，大抵所治多急病，颇类稚川《肘后》四卷。窃思拯人疾苦，施良药不如垂良方之为功久且远。以一人独秘之方济人，不若以独秘者使人人洞晓，其所济为尤广也。爰集各丹方录袖珍一册，登诸梨枣，俾克广布于世好善者，并可随缘普济矣。宁俟工明堂针灸之术，炫铁镜照人之奇，若古良医俞跗割皮解肌，洗肠涤胃，始足以称神技而积阴功耶。是在仁人君子各发婆心，勿视是书为迂腐不急之谈，而随地随人留心拯济，厥功岂浅鲜者。孟子谓：乍见之心，人皆有之。恃天下人皆有是心，而为是言也。余亦恃天下人皆有是心而刊是书，岂徒好事者之所为欤。

乾隆三十二年岁在旃蒙大渊献

小暑前三日知山东泰安府

东平州事加三级纪录四次

海昌沈维基心斋氏序

序

　　吾友屠子雨梅课读之暇，偶于敝庐中得小板《经验良方》一书，余阅之，皆世所不经见，大约罗古人之方而择其尤简易者。屠子曰：往余在邑时，见农夫殴斗，鸦嘴破其脑者，余即以金疮铁扇散敷之，其应如神。子盍寿诸梨枣以公世乎。惟余虽善病，而于岐黄之术不暇深求，未能利己恐以害人，即有成方，亦未敢必其决验与否。今年夏吾越多疟症，儿子枚病疟未愈复，出经验方中治疟之方，如法试之，颇能奏效。余始欣然笑曰：屠子岂欺余哉。余于此道未能三折肱，而踵门求药者间或屡满焉。虽非按脉察证，其于病之无损可知。余喜方之可以救人，故仍照原本付剞劂，氏亦未始，非妙手回春之一助云。时：

　　　　　嘉庆六年岁在辛酉七月望日萧山轶门居士
　　　　　题于浮峰精舍

目录

沈氏经验方

海昌沈心斋先生辑

绍兴裘庆元吉生校刊

金疮铁扇散药

象皮五钱，切薄片，用小锅焙黄色，以干为度，勿令焦　龙骨五钱，用上白者，生研　老材香一两，山陕等省无漆，民间棺殓俱用松香、黄蜡涂于棺内。数十年后，有迁葬者，棺朽，另移新棺，其朽棺内之香蜡，即谓之老材香。东南各省无老材香，即以数百年陈石灰一两代之，其效与老材香同　寸伯香一两，即松香中之黑色者　松香一两，与寸伯香一同熔化，搅匀，倾入冷水，取出晾干　飞矾一两，将白矾入锅内熬透便是

以上六味共为细末，贮磁瓶中，遇有刀石破伤者，用药敷伤口，以扇向伤处扇之立愈。忌卧热处。如伤处发肿，煎黄连水，用翎毛蘸涂之即消。此方神效，幸勿轻视。

金疮铁扇散医案

乾隆二十二年五月间，沈雨苍至晋得金疮铁扇散。旋浙，适有仁和县民蒋姓，因角口，用刀自刎，伤长二寸余，食嗓半断，伤口冒血，痛甚，在地滚跌，不能敷药。因缚其手足，令卧凉地，用枕垫其首，使伤口渐合，即敷药扇之，少倾血凝，半日后汤饮如常，三日而愈。

又于六月间，有钱塘民因角口忿激，用刀自刎，食喉半断，喘气伤口俱有血泡，盖喉间之气已通于伤口也。用药敷之，扇少顷，血即凝，两日全愈。

又于十月内，杭州城守营兵沈姓，因操演，被藤牌兵用腰刀戳鼻梁，山根俱断，斜伤眼角，深入寸余，病晕卧地。敷药扇之，血凝，两日而愈。

又于二十三年四月内，杭城义乌寺僧人以大斧砍柴误劈脚背，深入寸余，伤长三寸，足背几若两半分裂，其师夜半款门求药，敷之三日而愈。

又于五月间，有山西僧人孤身朝天台山，行至嵊县，中途有贼尾至山僻，持石击其脑后。僧人转身回拒，贼复击其额角、面、颧、头颅等处，骨亦有损者，昏晕半日后渐醒，赴县喊禀。因距被伤之时已经一日，伤处冒风，头面肿大如斗。雨苍趋往救之，先用黄连煎水，洗去血迹，以药敷之，因不流血，未曾用扇，两日而愈。

又于七月内，有绍协右营兵丁因操演马惊，被踢下颏，其齿牙半脱，并于颏下能见齿骨，晕绝卧地，见者以为必绝。雨苍将药敷后扇之，血凝，两日而愈。

又于十月内，有杭城凤山门门军计姓向雨苍求药。自言六月内堕城跌石上，划开左腿，已烂百余日。视其伤口长三寸余，深寸余，溃烂有脓血。即用黄连煎汤洗去血迹，用药敷之，因不流血，未曾用扇，三日而愈。

又于二十四年九月内，杭城羊市街有孀妇，因角口，用磁碗锋自割其面，伤十余条，长俱四五寸，流血发肿，因即以黄连煎水洗去血迹，用药敷之一日而愈。

又于二十五年七月内，绍协把总王九龄，因救火误踏橡木上长钉，穿过鞋底，从脚心透出脚背，伤甚重。其时雨苍同在救火，即用药敷之一日而愈。

又于二十六年五月内，杭城大街名石坊前有杨姓，锉马草，误断左手食指，因甫经切下，断指尚温。即令将断指接连，四面敷药扇之，少顷，伤口血凝，两日而愈。

又于二十七年六月内，杭城有王姓者因争斗，被人将刀刺面，从左颊透出右颊，血流不止，敷药扇之，三日而愈。

又于二十八年正月内，路经大街，见有十三四岁幼孩从高阶失足堕地，将自佩烟筒误戳入左腹，深五寸许，晕绝地下。

雨苍一手按伤口，一手拔出烟筒，即以药敷之，三日而愈。

　　又于二月内，杭城名世坊项姓，因修屋倒塌，被压者十九人内，头面手足被伤者十二人，雨苍将有山右之行罄瓶与之，一日而愈。

　　以上虽治法略有不同，而其大旨则伤处喜凉恶热，夏日宜卧凉地，冬月忌卧热处。疮口不必用布包裹，恐过暖难予结痂，并忌饮酒，致使血暖妄行。设遇伤处发肿，总以鸡鹅翎毛蘸黄连水涂之，立愈。至于敷药之时若血流，乃用扇扇之，倘不流血，即不必扇矣。

治刀斧跌打损伤方

黄丹六两，水漂净　　生半夏六两　　生石膏三两　　熟石膏三两
明松香六两

　　以上诸品，共研细为末，敷之立愈。

治刀伤

　　凡杀伤不透膜者，乳香、没药各一皂角子大，研烂，以小便半盏，好酒半盏，同煎半温服。然后用花蕊石散或乌贼鱼骨或龙骨为末，敷疮口上即止。昔推官宋瑑定验两处杀伤，气偶未绝。亟令保甲取葱白，热锅炒热，遍敷伤处，继而呻吟，再易葱白，伤者无痛矣。

金疮肠出者，用小麦五升，水九升，煮四升，绵沥净汁。待极冷，令病人卧席上，人含汁噀其背，则肠渐入。噀时勿令病人知之，及多人在旁言语，如未入，抬席四角，轻摇则自入。既入，须用麻油润线缝紧，仍以润帛扎束，慎勿惊动，使疮口复进。

救跌压伤

凡跌压伤重之人，口耳出血，一时昏晕，但视面色尚有生气，身体尚为绵软，则皆可救，切不可多人环绕，嘈杂惊慌，致令惊魂不复。急令亲人呼而扶之坐于地上，先拳其两手两足，紧为抱定，少顷再轻移于相呼之人怀中，以膝抵其谷道，不令泄气，若稍有知觉，即移于素所寝处，将室内窗棂遮闭，令暗。仍拳手足紧抱，不可令卧。急取童便，乘热灌之，马溺更妙，如一时不可得，即人溺亦可，要去其头尾，但须未食葱、蒜而清利者。强灌一二杯，下得喉去便好。一面用四物汤照原方加三四倍，再入桃仁去皮、尖及好红花各一两，全当归及南山楂捣碎各二两，生大黄二两，童便一大钟。如系夏月，加黄连四五分，多用急流水，即在旁以急火煎热，倾入碗内，承于伤者鼻下，使药气透入腹内，则不致入口恶逆。乘热用小钟强令顿服，如其不受，则姑缓，少刻又进，只要陆续灌尽，不可使卧。服药之后，其谷道尤须用力抵紧，不可令其泄气。

如药已行动，非至紧不可即解，恐其气从下泄以致不救也。必俟腹中动而有声上下往来数遍，急不能待，方可翼之以解，所下尽属淤紫。毒已解半，方可令睡，至所下尽为粪，即停止前药，否则再用一二剂，亦不碍。然后次第调理，不可轻用补药。

四物汤

川芎七分　熟地黄三钱　炒白芍一钱　当归一钱

救服卤

服盐卤，将常用擦桌布洗水灌之，使吐即解。

救中暍暍，伤暑也

暑月热倒，急扶在阴凉处，切不可与冷水饮，当以布巾衣服等蘸热汤，覆脐下及气海间，续以汤淋布帛上，令彻脐腹，但暖则渐苏也。如仓卒无汤处，掬道上热土于脐端，以多为贵，冷则频换，后与解暑毒药。或道涂无汤处即掬热土于脐上，仍拨开作窝子，令众人旋溺于其中，以代热汤，亦可取效。

凡中暑，如已迷闷，嚼大蒜一大瓣，冷水送下。如不能嚼，即用水研，灌之立醒。路中仓卒无水，渴甚，急嚼生葱二寸许，和津同咽，可抵饮水二升。

救 魇

魇死不可用灯火照，并不宜近前急唤。但痛咬其足跟及足大拇指，频频呼名，唾其面，再灌以姜汤自醒。如难醒者，移动些小卧处，徐徐唤之即醒。夜间魇者，原有灯即存灯，无灯者不可用灯照。

又方：皂角末如豆许，吹入鼻内，得嚏则气通，三四日尚可救。

救溺死

水溺一宿者尚可救，捣皂角，以绵裹，纳下部内，须臾出水即活。

或屈死人，两足著人肩上，以死背贴生人背，担走不停，俾溺者吐出水尽亦活。又捞起时急急将口撬开，横衔筷一只，使可出水，以竹管吹其两耳，碾生半夏末吹其鼻孔，皂角末置管中，吹其谷道。如系夏月，将溺人肚皮横覆牛背之上，两边使人扶住，牵牛缓缓行走，腹中之水自然从口中并大小便流出，再用生姜汤化苏合丸灌之，或生姜汁灌之。若无牛，以活人覆卧躬腰，令溺人如前，将肚腹横覆于活人身上，令活人微微动摇水亦可出。若一时无牛，兼活人不肯拯救，或锅一口，溺人覆于锅上亦可。如系冬月，急将湿衣解去，为之更换，一面炒盐，用布包熨脐，一面厚铺被褥，取灶内不着草灰多多铺于被褥之上，令溺人覆卧于上，脐下垫以绵枕一个，仍以草灰浑身厚盖之，灰上再加被褥，不可使灰迷于眼内，其撬口衔筷、灌苏合丸、生姜汤、吹耳鼻、谷道等事，俱照夏天法。冬天苏醒后宜少饮温酒，夏天宜少饮粥汤。按：灰性暖而能拔水，凡蝇溺水死者，以灰埋之，少顷即活，此明验也。

又，初救起之时尚有微气，或胸前尚暖，速令生人脱贴身裹衣为之更换，抱担身上，将尸微微倒侧之，令其腹内水流出，若水往外流，即有生机。一面用粗纸燎灼，取烟薰其鼻窍，稍薰片时，即用皂角研细，吹入鼻窍，但得微有一嚏喷，即可得生。

救冻死

冻死，四肢直，口噤。有微气者，用大锅炒灰令暖，袋盛熨心上，冷即换之。候目开，以温酒及清粥稍稍与之。若不先温其心便以火炙，则冷气与火争必死。

冬月溺水之人及被冻极之人，虽纤毫人事不知，但胸前有微温皆可救。倘或微笑，必为急掩其口鼻，如不掩，致笑而不止，不可救矣。切不可骤令近火，恐一见火则必大笑不可救药。

救惊毙

惊怖死者，以温酒一两杯，灌之即活。

救扑打猝死

五绝及扑打猝死等，但须心头温暖，虽经日亦可救。先将死人盘屈在地上，如僧打坐状，令一人将死人头发控放低，用生半夏末，以笔管吹在鼻内。如活，即以生姜自然汁灌之，可解半夏毒。

治蛇虫伤

蛇伤虫咬，仓卒无药，以大蓝汁一碗，雄黄末二钱，调匀，点在所伤处，并令细细服其汁，如无蓝，以靛花、青黛代之。

虺蝮伤人，其毒内攻即死，立将伤处用绳绢扎定，勿使毒入心腹，人口含米醋或烧酒吮伤处，以急吸拔其毒，随吮随吐，随换酒、醋再吮。俟红淡肿消为度，吮者不可误咽中毒。又急饮麻油一二盏护心解毒，以姜末敷之。

被蝮啮死，用香白芷一味，以麦冬汤调服，急则以水代之，饮之即活。

救癫狗伤

乘毒未发用，斑蝥七个，去头、足、翅净，用鸡蛋二枚同蒸，去斑蝥，淡食鸡蛋，于小便内取下血块，痛胀不解则血块未净，仍再食，块尽乃止。

又法：受咬后立至溪河，将伤处洗挤血净尽，多饮生姜汁则毒可解，仍封扎疮口，勿使受风。

救缢死

凡缢，从早至夜，虽冷亦可救，从夜至早稍难。若心下温一日以上犹可救。不得截绳，但缓缓抱解放卧。令一人踏其两肩，以手提其发，常令紧，不可使头垂下。一人微微捻整喉咙，以手擦胸上散动之。一人磨擦肩足，屈伸之。若已僵，但渐渐强屈之。又按其腹，如此一饭久，即气从口出得呼吸。眼开苏醒后，又以官桂汤及粥饮与之，令润咽喉，更令二人以笔管吹其耳内，若依此救，无不活者。

官桂汤

广陈皮八分　厚朴一钱　肉桂五分　制半夏一钱　干姜五分
甘草三分

又法：用皂角、细辛等分为末，如大豆许，吹两鼻孔。

又法：凡男女缢死，身虽僵定，尚可救活，不可割断绳索，抱起解下，安放平坦处所。仰面朝天，头要扶正，先将手足慢慢曲弯，然后将大小便用绵软之物裹紧，不令泄气。用一人坐于头前，两脚踏其肩，揪住头发，将缢人之手拉直，令喉项顺，再用二人将细笔筒，或苇筒，入耳内，不住口吹气，不住手抚摸其胸前。用活鸡冠血滴入喉鼻之中，男左女右，男用公鸡，女用母鸡，刻下即能苏活。如气绝时久，照前救法，务要多吹多摸。勿谓已冷，忽略不救。

救汤火伤

凡被汤火伤，切勿以冷水、冷物及井泥、尿泥激之。其热气遇冷则入之愈深。轻者挛缩，重则直逼火毒攻心，速之死矣。

一方用好杭粉为细末，同妇女所用好头油调涂之。如无，或柏子油亦可。

又：用生大黄，以米醋调，敷二日即愈。

救中恶

凡中恶客忤猝死者，或先病及睡卧间忽然而绝，皆是中恶也。用韭黄于男左女右鼻内刺入六七寸，令目开血出即活。又用皂角或生半夏末如大豆许，吹入两鼻。

解砒毒

砒霜服下未久者，取鸡蛋一二十个打入碗内，搅匀，入明矾末三钱，灌之，吐则再灌，吐尽便愈。但服久，砒已入腹则不能吐出，急用黑铅四两重一块，用井水于石上磨出黑汁，旋磨旋灌，尽则愈。即先吐出之后亦宜再用铅水服之，以尽余毒方无后患，又用甘草汁同蓝汁饮之即愈。又用熟豆腐浆灌之亦效。

解巴豆毒

中巴豆毒，痢不止，以大豆一升煮汁饮之。

解苦杏仁毒

用杏树皮煎汤饮之，虽迷乱将死者，亦可救。

解煤薰毒

饮冷水可解，或萝卜捣汁灌口鼻，移向风，吹便能醒。

治蛊毒及金蚕蛊

泉州一僧能治金蚕毒。如中毒者，先以白矾末令尝，不涩，觉味甘，次食黑豆不腥，乃中毒也。即浓煎石榴皮根饮之令吐，出蛊皆活，无不愈者。李晦之云：凡中毒，以白矾芽茶捣为末，冷水饮之即愈。

治疟方

朱砂一两　胡椒一两

二味各研极细末，以无声为度，配合均匀，贮磁瓶或锡盒，不使出气。用时取暖脐膏一张，挑末药一茶匙，安放膏药中间，勿令四眼见，对脐紧贴，虽疟止不轻揭，听其自落，靡不神效。三阴疟十日一换，用至三膏，亦能奏功。然疟必三四遭后方用，否则截之太早，风寒未出，恐生别症。孕妇忌用。

昔余外氏德清徐宅，每岁以此方济人，夏秋求药者其门如市。嗣余宰永兴、护彬州、署宜章、调长沙，因湖南潮湿，病疟者多，每岁煎膏一料，配药，交宅门施送，颇多神效。

催生方

净归身二钱, 酒洗　白芍二钱, 酒炒　川芎一钱, 酒洗　黄芩一钱五分, 酒炒　绵黄芪二钱, 蜜炙　陈皮八分　大腹皮一钱, 去毛

加酒半杯充服。

此方产二三月时服一剂，常服更妙。

临产方

当归四钱　川芎五钱　王不留行三钱　黄芪三钱，蜜炙

此方予备药味，临产时服，如胎犹不下，再服，一剂即生。

乾隆三十一年冬，邹县范寅兄，名朝纲，邮寄此方。并叙及乙酉春范公子妇王氏分娩艰难，举家惶惑，公适假寐于邹署之看山书屋。有羽衣蓝巾者飘然而来，貌类平时所奉吕祖像，授以方云：服此临盆易易也。寤而异之，急照方煎服，不逾顷刻，产一女，母子俱获平善，因宝录之。又邑妇黄李氏逆产数日，服此方若有人掌挤之立下，亦无恙，自是屡试屡验，其应若响，余故并录付梓，以志此方所由来也。

三黄宝蜡丸

藤黄四两，研　轻粉三两，研细以无星为度　天竹黄三两，研　乳香三钱，瓦上纸烘去油研　雄黄三两，研　水银三钱，用朴硝同研则死　血竭三两，研　朴硝一两，同水银研无声为度　儿茶二钱，研　麝三钱，研筛去皮毛净　琥珀三钱，先打碎，后用白净灯草同研极细，无声为度　刘寄奴三两，炒　当归尾一两五钱，晒　红芽大戟三两，炒、晒，三味同研极细，筛末

以上拣料，称准分量，研极细末，重罗筛净，留水银、朴

硝两味不必筛，如无真天竺黄，以九转胆星三两，又加醋炙瓦
楞子一两代之，再用好黄蜡二十四两，铜锅熔化，去渣滓，炼
净，用滚汤坐定，将药不住手搅匀，加入麝香，再搓和极匀，
取起为丸，每丸重五分，逐丸纸裹收贮磁罐，塞口，勿令泄
气。此药专治跌打损伤，蛇虫咬，破伤风，伤力成劳，妇人产
后恶露不净，致生怪病，瘀血奔心，痰迷心窍欲死者，口有微
气，服此即可回生；或被枪炮打伤，铅子入肉，服此，铅子从
伤处退出；或中药箭，见血封喉，危在顷刻，服此药，多饮
酒，暖睡取汗，便有生机。凡病轻者服药五分，重者一钱，最
重者勿过二钱。受伤日久止须三四服，能令周身瘀血尽化。用
无灰酒顿滚冲化送下，忌三日生冷菜果凉水，更忌鸡肉、鸡
子、鸡汁，犯之，为害不小。孕妇勿服，如伤久溃烂，服药
后，另将药切薄片敷患处。

乾隆三十二年正月间，余因公赴济南，接到招远县刘寅
兄，名朝宗，邮封，承示前方，并药三丸。札开，此方系任聊
城时，得之前任王令，名天庆，为晋阳蒋牧所授，照方虔制，
历奏奇功。三月廿三日，东平州署二堂左砖墙忽倒，梁柱椽瓦
一齐崩陷，压倒四人，急去砖土，出之，幸未死。余先令照前
救跌压伤法治之，饮以童便，马溺，复用四物汤煎服。继出刘
寅兄所惠药三丸，不敷分给，用酒总化，匀作四分，各饮迄，
次日俱能拄杖而行。

治黄疸方（按：丹与疸字不通，系是抄本之误）

明矾三钱　滑石一两

用黄米饭研末为丸，如桐子大，每服三钱，茵陈汤下之，忌辛辣、一切发物。

咽喉急症针少商穴法

少商穴在人两手大拇指指甲外两半边，各离甲一分许，用衣针刺，入分许，先用粗线扎指上，如放痧法，出血便松。

喉闭方

用鲜艾叶捣汁咽之，如不能得，或用蛇床子研末，放新烟筒内，同吃烟法，到口即松。

破管散

青盐　白矾　硇砂各等分

三分，不过钱许，足矣。

上为细末，不论长幼，咽喉肿痛，乳蛾闭塞，缠喉等一切急症，内服甘桔汤，外针少商穴，再将前药用鹅翎管或小竹管吹入喉内，如牙紧不能进，于鼻中吹之，吹后出痰涎渐瘳。

甘桔汤

甘草一钱五分　防风一钱　荆芥一钱　黄芩一钱　元参一钱
桔梗三钱　山豆根一钱

上治咽喉十八种病症，水二钟，煎一钟，频频噙咽，如气旺火甚，大便不通，加石膏三钱或二钱，竹叶十片，便通立愈，年老力弱者石膏少用。

乾隆三十二年丁亥三月望前一日，余因公赴府。适候补县尹同乡顾名人凤过寓，茶话间，见余所集诸方汇录一册置案头，君因道及本年二月初四日，一婢陡作寒热，先呼头痛，次早见其两腮红肿，渐及颈脖，停午牙关已合，咽喉闭塞，势甚危殆。探篋，得旧录前方试之，先用针刺两手少商穴，出血少许，略能呼吸。春初乏鲜艾，即用蛇床子研末，装燃新烟筒进唇内，能呼一二口，然肿痛不可忍，急用破管散装入鹅翎管，从牙缝中抻入吹之，遂出涎沫，渐有浓痰，牙关少开，用手指抠之，痰涎牵连不断，次煎甘桔汤以茶匙喂之，渐能饮，肿痛少瘥。因大便不通者数日，复照方加竹叶、石膏，晚服一剂即解。夜半思饮食，肿痛全消。次日霍然如旧，余即索方，藏之行筒。旋由府赴省，奉委赴肥城县审案，内有要犯李兴义急需质讯，忽喉关肿闭，不食不言，卧床已四日矣。二十日晚，余抵肥即出所得之方，令肥邑原差觅医生照治，乃肥役怠玩，竟置罔闻。翌晨，余命亲随书役赴该犯卧所，如法治之，先针少商穴，出黑血少许，便有声息，继用蛇床子末吹入口内，即能言，但声音不亮，须以耳就口，始得聆悉。且不食已数日，一息奄奄，未能带讯。时将午余，复命用破管散及甘桔汤，少顷，吐出涎痰，语言清朗，饮粥两盏，傍晚便能起坐，遂令人扶掖至公馆与众犯质供。渠因感激，直吐不讳，案遂以定。讯毕，复叩首谢赐方活命之恩。计得方甫六日，辄一试而效，且令要犯得生，疑案冰释，又孰非是方之功欤。

保婴稀痘神验丹

麝香五厘　朱砂一钱　大蓖麻子三十六粒，去壳取肉，拣肥白者用

先将朱砂研细为末，次入麝香研匀，后将蓖麻子肉加入一处，研成细末，须要端阳午时洁诚合制。用手指蘸药搽小儿头顶心、前心、后心、两手心、两脚心、两肘弯、两膝弯、两胳肘窝、共十三处，量药均搽，约如钱大，俱要搽到，勿使药有余剩，如小儿头发长者，将顶心头发剃去一块，务使药贴皮肤，其力方到。搽后听其自落，不可洗去。每药一料止搽一儿，男女一样治法，搽一次出痘数粒；次年端阳午时再搽一次，止出一二粒；又次年至端午再搽一次，其痘永不出矣。总之，未出痘之儿女，每年端午即搽一次，不可间断。如过岁小

儿，再于七月七日，九月九日，须用午时，依前法搽之尤妙。

凡小儿出痘，关系最大，世人有种痘之法，恐损小儿，不肯轻用，至出痘时举家失措，多方疗治，其收功者亦必迟延数十日，况有难保者乎。此方顾君人风得自安徽徐观察家，试之屡验。渠幕游江右时，曾刊以布送，并云传方之家已十数世不出痘矣。且涂在皮肤之外，有益无损，真保幼灵丹也。

治慢惊风

制半夏三分　当归三分，酒炒　甘草一分　陈皮三分　僵蚕一岁者一条，二岁二条，按岁递增

上药煎半酒杯，服后吐出痰涎立愈，如不效，再服一二剂。

此方系余婿庄让仪得之友人。丁亥三月，甥女惊风，百药不效，服此立瘳。戊子春，严子禹梅之爱子慢惊濒危，照方服之渐愈。

接骨方

土鳖用新瓦焙干　巴豆半分，去壳　乳香半分　没药半分

共为细末。大人一分，小人五厘，黄酒送下，不可多用。

治异症方

乌鸦、鸡狗，二翻同治，其形头疼头沉，眼黑恶心，胙

心，两膊发虚，急用竹箸分开，口卷舌验之，如有红青黑紫泡者即此病也。用针刺破，或雄黄末，如无，或炮药点之。用白滚汤和药服之，即用棉被盖身，出汗即愈。又兔子翻，其形直走不停，用炮药和水走直即灌，灌过歪倒，用湿土埋头闻土气即愈。

又长虫翻，其形肚腹胀疼，就地打滚，先挑肚脐三针，顶门一针，足心二针，即愈。又缠丝翻，其形肚胀、头疼；心翻，前后心如有黑紫黄眼者，用针挑，以醋擦之；周身麻木，无此眼者，即心生痧子，治法将手腕足腕各挑一针，炒盐和滚汤灌之即愈。

又哑叭翻，其形不能言语，用鞋底沾水打顶门；女人有孕者，将顶发分开，使手沾凉水轻打顶门即愈。

又母猪翻，其形拱地，先挑舌根、二大指，不挑余八指，指甲盖两旁边各挑一针，然后将滚白水入猪食盆内，和水灌之即愈。

又蛤蟆翻，其形在肚脐围圆，用针挑肚脐七针，小肚挑七针即愈。

治反胃呕酸二神丸

益智仁一两，炒　焦白术一两，土炒　干姜三钱　核桃肉一两
补骨脂一两，盐水炒　炙草五钱　制半夏四钱　砂仁五钱，炒

共研细末，枣肉为丸，每服一钱，大米汤送下，忌松萝茶，可用陈皮炙草当茶吃。

治心胃疼

香附一钱　良姜一钱　胡椒一钱　玄胡索一钱　白豆蔻一钱

共为细末，每服一钱，黄酒送下，如疼甚，加烧酒于黄酒内，服之立愈。

上接骨方、治异症方并反胃、心疼方，为东平城守胡君士焕秘之，特索刊，以公诸世。

治风狂病

照原人年岁，用牛虱若干研汁，连皮加无灰酒服，立效。如年未及三十者，用虱亦须以三十枚为度，恐太少则力薄也。

治疔疮

用人指甲五钱，先尽病人指甲剪下，如分量不足，以他人指甲凑足，在瓦上焙干存性，研末调无灰酒敷其患处。隔夜出头，用镊子缓缓拔出脓线，愈拔愈长，渐至七八寸，拔尽可保无恙，否则，过七日毒气攻心，便不治矣。

治偏正头风

蓖麻子　乳香

二味各等分，研，涂患处立愈。

乾隆三十二年六月上浣，余于何于迎送闽广兵差，得晤泰安府经历章寅兄，名文基，出示三方谓余曰：去年解饷，赴甘肃晋谒臬台，适臬署一戚忽患疯疾颠狂，莫治，锁禁空房后，得牛风方，照法医治疯病即愈。其治疗疮及偏正头风，亦皆屡试屡验之丹方也。余受而录之，并刻以广其传。

治绞肠痧

垂危将死者，尿屎已出，用生芋苈一片放在病人口中，嚼汁咽下即醒，醒后再吃数片即愈。

又盐少许，置刀头烧红，淬入水中，乘热灌下，即死者亦醒。

治鼓胀

雄猪胆一具，入大蒜四两，在内煮烂，连食五七个，忌盐醋酱，百日即愈。

治鼻红症

新鲜鳖头，将湿泥包裹，火煨存性，连泥土埋入土内七日，取出，去泥，研末贮瓶，出鼻红时，用麦柴管吹末入鼻即愈。

余幼年有鼻红病，月必二三次。至十七岁，壬子乡试毕，鼻红间日一放，初尚少，逐日递增，至九放榜日，自早至晚，鼻红不止。举家惊皇，遍求良法，如烧酒浸足，蒜裹脚心，人乳挤鼻，金墨磨饮，宝珠山茶煎服，无方不治，总无效验。迨后用至鳖头，急需不埋土，仅用湿泥裹煨，去土研末，摊地，略去火气，待凉，吹鼻内，红即遽止。嗣按法制，偶备，见鼻红即用吹治，二十外竟除根不发矣。

治痹方

萆薢，用酒醋煮三日，以酥为度。

上味研细末，用麻油调敷患处，不拘已破未破，皆治。

治烂腿方

飞丹五钱　白芷三钱

焙，研细末。

上二味，用麻油调匀，摊油纸上，双摺，将针密扎细孔贴于患处，两头只用带拴住，不可包裹，使得透气，一日一换，无不神效。

按：二方余族弟刑部郎中讳世焘者，幼有腿疾，无法不治，后得此方而愈。弟妇及两侄均患病串，甚至溃烂，依前方治之立效。嗣将二方传人，屡试屡验。

治汤火伤

生大黄切片，晒，研细末，不近火。

上药用嫩桐油调敷自效。

治胸膈饱闷并久痢方

生大黄，切片，无灰酒浸透，用扁柏叶摊蒸，俟柏叶黄色取出，乘热抖去柏叶，晒干，再浸再蒸，以九制为度。用饭汤为小丸，每服二钱，孕妇忌服。

治眼赤痒痛

黑枣二枚去核，纳入白矾一块，用竹箸夹住，在油灯上烧之，下承凉水一杯，枣、焦矾沸滴入水杯，俟滴完，连枣放酒杯内，露一宿，次日将杯放开水内，顿温频洗，自愈。

此方先大夫癸丑和都会试，临场病眼不能视，同寓友授此方立愈。后家中人凡有病眼者，用之皆效。

又方，每早洗脸时用净白盐擦牙百遍，将盐沫含口中，用指捞取，擦眼亦百遍，擦完，将水漱口，吐在两手中，洗两目毕，然后洗脸。每日如是，历久无间，不但病眼能愈，且终身不染时眼。余幼年每月必患眼疾，凡见人眼痛眼红，便即作痒，顷刻红痛。迨后凡有人说起时，眼不必见而即染之。至三十余岁，每至夏间，眼痛竟不能开视，每日闭目静坐，内治外治，医药总不见效。三十三岁，两月不痊，黑白珠俱起星，而红障由白珠移向黑珠，目亦渐小，深以为忧。忽一友道及伊幼时谒见其父同年友，年已八十外，眼能红纸上作小楷，口能咬开胡桃，因问何修得之。答以用盐擦牙擦眼，历久无间。余闻而试之，初时擦牙百遍，固觉牙根酸痛，乃再擦眼百遍眼，亦未免稍涩微疼，久之渐亦不觉，未几红消障退。自三十三岁至今二十余年，每早洗脸必先如此，虽忙不辍，而眼痛、眼红竟不相染，即有时见人眼痛甚重，偶或作痒，次早盐沫擦后仍无恙也。

附：胎产良方

怀孕五十日，四肢软倦，背恶寒，眩晕恶心，呕吐痰涎，思食酸物，为恶阻之症，宜用竹茹汤五六剂。

熟半夏　陈皮　苏梗　广藿　条芩焙枳壳麸炒　白芍酒炒，

各一钱　白苓一钱五分　加青竹茹三分

河水煎。如火旺吐甚者加酒炒川连五分，黑山栀一钱，麦冬二钱；胃虚者加白术一钱，土炒，金石斛二钱；气滞者加香附三钱，酒炒。

怀孕六七十日，大便燥结，腹满努力难解，无故悲泣，谓之脏燥，宜用清燥汤六七剂。

归身　白芍酒炒　瓜蒌仁各一钱五分，炒研　生地　麦冬去心　麻仁各二钱，炒　甘草四分　枳壳麸炒　条芩各一钱

加松子仁三钱，河水煎，调白蜜十匙服。

怀孕三四月，内热体倦，腰腿酸痛，白带淋漓，小便频数，饮食少思，谓之子淋，宜服固真饮。

白术土炒　条芩　续断盐水炒　白莲须　芡实　广皮各一钱　杜仲盐水炒　山药各一钱五分　麦冬去心，二钱　加建莲五枚不去心打碎

天泉煎服。

怀孕四五月，咳嗽，五心烦热，胎动不安，或痰血，或鼻衄，皆因火旺上冲肺经，谓之子嗽，宜用安胎饮六七剂。

生地三钱　归身　麦冬各一钱五分，去心　白芍二钱，酒炒　真阿胶　杜仲盐水炒　续断盐水炒　条芩焙　枳壳各一钱炒

加炒砂仁末三分，河水煎。

怀孕三月，恶心懒倦已退，脏燥已润，宜服四五六七八逐

月安胎丸一料，和中保胎，养血调气，健脾进食，功效无比。

生地四两　加砂仁末一两，水酒煮烂柞　归身酒洗蒸　白芍酒炒
於术各三两，米泔浸，切片，饭上蒸晒五次，土拌炒焦　陈皮　条芩酒炒
川断盐水炒　杜仲盐水炒断丝　麦冬各二两，去心，水浸捣

共捣，烘干磨末，炼蜜为丸，每朝砂仁汤送下四钱。

如脾虚多泻者加山药，菟丝饼各三两，如元气大虚者加人参二两，如血虚者加真阿胶二两。

犀角散（治子烦）

犀角五分，镑　地骨皮　麦冬各二钱，去心　赤茯神一钱五分
条芩一钱　甘草五分

子烦者，怀妊而烦闷也，此方主之。烦闷者因心肺有热也，用犀角凉心，骨皮退热，条芩泻火，麦冬清金，茯神导赤，甘草和中。

四物加芩连姜夏汤（治小痫）

当归二钱　川芎六分　熟地三钱　白芍酒炒　黄芩各一钱五分
黄连五分，酒炒　半夏一钱　生姜一片

子痫者，怀孕而痫仆也。由阴虚火亢，痰气厥逆，故令晕倒，作羊犬声，方用四物以养血，芩、连以降火，姜、夏以破逆。

紫苏饮（治子悬）

苏梗　人参　陈皮各一钱　大腹皮豆汁浸水，洗四次，净　当归

各二钱　　川芎八分　　甘草五分　　白芍一钱五分，酒炒

　　子悬者，胎气不和，凑上心腹，腹满闭闷，气塞欲死，此因下焦气实，大气举胎，上通于心。故以苏梗、腹皮、陈皮、川芎流其气，当归、芍药利其血，气流血利则胎自安矣。又用人参、甘草者，邪之所凑，其气必虚，流气之药推其陈，补气之药致其新耳。

胶艾汤（治胎漏）

熟地二钱　　艾叶　　当归各一钱　　川芎五分　　甘草炙，五分　　阿胶五分，蛤粉炒成珠　　黄芪三分

　　胎漏者，怀胎而点滴下血也。此系阴虚不足以济火，气虚不足以固血，故有此症。方用阿胶、熟地、当归、川芎益血药也，黄芪、甘草、艾叶固气药也，血以养之，气以固之，止漏安胎之道毕矣。

冬葵子汤（治子淋）

冬葵子二钱，略炒　　柴胡五分，炒　　桑白皮炒　　白茯神　　归身各一钱五分　　白芍一钱，酒炒

　　子淋本于湿热。此方滑以去著，故用冬葵子；清升则浊自降，故用柴胡；气化则便自出，故用桑皮；辛利则能润窍，故用当归、茯神、芍药，取其入血而利丙丁也。又方：单用地肤子，四两水煎，分作三次服，能祛湿热，此亦良方也。

三合汤探吐法

人参一钱　白术土炒　白芍各一钱五分,酒炒　茯苓　生地
当归各二钱　川芎八分　半夏　陈皮各一钱　甘草五分

妊娠转胞不得小便者，此方主之。用二陈、四物、四君子
三方合煎，服而探吐之，所以升提其气，上窍通而下窍自
利也。

束胎饮

白术二两,炒　茯神七钱五分　陈皮　黄芩各一两

妊娠七八月服此，胎气敛束，令人易产。

达生散

大腹皮三钱　豆汁浸水,洗四次,净,晒干　人参　陈皮　紫苏
归身　白芍酒炒　白术各一钱甘草五分,炙　葱一根　黄杨树头七枚

春加川芎，夏加黄芩，秋冬加砂仁、枳壳。

孕妇临月服之易产。达，小羊也，羊子易生，故名达生。
难产之故，因气血虚弱，营卫涩滞，此方人参、白术、甘草益
其气，当归、白芍益其血，紫苏、大腹、陈皮流其滞，气血不
虚不滞，则其效神矣。

黑神散

熟地　当归　白芍各二两,酒炒　蒲黄一两,炒　干姜炒黑
桂心各五钱　甘草三钱,炙　黑豆二合半,炒去皮

共为末，每服二钱，童便和酒调下。

胎死腹中，此方主之。胎死者，难产多日而胎死也。视产妇舌色青黑为验。方用蒲黄逐败血，熟地、芍药、当归养新血，干姜、肉桂引新血，去败血，甘草、黑豆调正气，除戾气，并治胞衣不下，产难血晕，余血奔心，儿枕疼痛，乍见鬼神等症，此皆瘀血为患，故并治之。

加味芎归汤

当归一两　川芎三钱　龟板手大一片，醋炙打碎，自败者尤妙　妇人头发如鸡子大一团，洗净，烧灰存性

此方治一应难产，及交骨不开，服之即生，如死胎亦下。盖用龟板滋阴以益肾，发灰补血而消瘀，更加芎、归以调和营卫，行而不窜，补而不壅，能令气血充足而无阻滞之患，保产第一方也。

神栉饮

生栉枝洗净，锉　益母草各一两　川芎　当归各五钱　加人参三分

水煎一碗温服。

治少妇交骨不开，或因临盆太早，用力催逼，儿横腹中，诸药无效，此方主之。盖栉枝取其滑泽，益母动血活血，芎、归养血调气，人参接养母力，自必脱然而生矣。服药后产妇须仰卧片时，待药力通达，交骨自开，儿身顺正，然后扶起临

盆，则产母全不费力也。

生化汤

当归五钱　川芎一钱　桃仁七粒，去皮、尖，双仁者，研　炮姜三分　甘草炙，五分

水煎温服。

此方治产后儿枕痛，及恶露不行，腹痛等症。产后本属血虚，然阴亡则阳孤，气亦受病。如太补则气血易滞，若失调则诸邪易袭，方乃去瘀生新，扶阳益血，行中有补，化中有生。初产后服一二剂，可免后患。

牛膝汤

牛膝　瞿麦各三钱　当归五钱　通草　滑石各一钱五分，研　葵子一钱

此方治胞衣不出，脐腹坚胀急痛，危在旦夕。服此胞即烂下（又：朴硝三钱，童便、酒煎服，胞衣即下）。

增损四物汤

当归三钱　川芎　白芍酒炒　人参各一钱，冲　炮姜三分　甘草五分，炙

水煎，冲入童便一小杯，温服。

此方治产后下血过多，血晕，服之立效。

华陀愈风散

荆芥穗，去梗，焙干为末，每服三钱，童便调下。口噤则

挑牙灌之，或将荆芥以童便煎汤，灌入鼻中亦可。

此方治产后中风，口噤，手足抽掣及角弓反张，或血晕不省人事，四肢强直，或心头倒筑，吐泄欲死，急投此方无不神效。

补中益气汤

黄芪_{一钱五分，蜜炙} 人参_{另煎冲} 甘草_{各一钱，炙} 白术_{土炒} 陈皮 归身_{各五分} 升麻 柴胡_{各三分}

加姜、枣煎，表虚者多汗，升麻用蜜水炒。

此方治子宫下脱。

补脬饮

黄丝绢_{天生黄者二尺，用炭灰淋汁煮烂，以清水漂极净} 黄蜡_{五钱} 白蜜_{一两} 马庇勃 茅根_{各二钱}

此方治妇人临产，损破脬胞，小便不禁，急将此剂用水二盏煎至一盏，空心服。但服时须敛气不得作声，如作声，无效。

通脉汤

生黄芪_{一两} 当归_{五钱} 白芷_{一钱} 通草_{二钱}

用七孔猪蹄一对煮汤，吹去浮油代水，煎一大碗服。

此方治乳少或无乳者，服药后须以厚被覆面而睡，使药力运行通体即有乳，或未效再一服无不通矣。新产无乳者不用猪蹄，只用水酒各半煎服，体壮者加好红花三五分以消恶露。

黄芪汤

黄芪蜜炙　熟地各三钱　白术土炒　茯苓各一钱五分　牡蛎粉一钱　防风七分　麦冬二钱，去心　加红枣二枚

水煎温服。

此方治产后阴虚，又遇风邪，以致虚汗不止者，服此自愈。

产后疟疾方

柴胡五分　当归　白芍酒炒　白术各二钱，土炒　茯苓一钱五分　甘草三分　川芎　青皮各一钱，炒

加姜一片，水煎服。

产后痢疾方

当归二钱　白术土炒　陈皮　川芎各一钱　白芍酒炒　楂炭各一钱五分　香附三钱，炒　甘草三分　砂仁炒，去衣研　木香　干姜各五分

水煎服

以上共附载二十六方皆百发百效，载籍可稽，并非秘方也。业斯术者其谁不知，子何必赘哉？第念灵兰之书人每忽视兹，特荟萃其至要者，附秘方之后以便人省览。且念贫贱之家或无力延医，抑更有僻处乡曲，一时仓皇不及者，得此可对症

用药，转危而为安，是未必无小补也。惟望世之君子弗以我为迂，而斟酌以善其用，则天下无产危矣。

头痛奇方

生姜一片破开，入雄黄于内，湿纸包煨，乘热贴太阳穴。

吐血不止

扁柏叶捣碎，焙干为末，每服三钱，米汤下，一月除根；开水兑童便服亦止。

夜梦遗精

公鸡肫皮七个，焙干为末，每服一钱，空心酒下。

痢疾，脏腑搅痛及噤口，里急后重

干姜_{炒焦, 二钱}　婴粟壳_{蜜炙, 四钱}　地榆　甘草　白芍_{炒, 各一钱五分}　黑豆_{炒去皮, 五钱}

水三钟，煎一钟，食远服。

暑天痢疾

干葛，乌梅，甘草三味，浓煎一碗，服之。

竹刺梗喉

用老丝瓜灰三钱，酒送下。

霍乱，绞肠痧

以针刺其手指近甲处一分半许，出血，仍先自两臂捋下，令恶血归聚指头，方刺之。又凡男女心腹绞痛不得吐泄者，名干霍乱，俗名绞肠痧，须臾杀人。用滚汤半茶钟，井水半茶钟，名阴阳水，调白矾末二钱探吐，去其暑毒。或用热童便，将盐熬调饮亦可。更刺委中穴及十指近甲处，刺出血更妙。勿与谷食，即米饮汤下咽亦死。

误吞铜钱

多食荸荠自化。

误吞铁针

黄豆同韭菜煮食自下。又方，取田鸡眼珠一对，冷水囫囵吞下，少顷针穿两珠而出。

咽喉肿痛

雄黄、燕子泥为末，烧酒和饼敷之。

飞丝入目

雄鸡冠血滴目中，亦治沙尘入目。

耳痛难忍

铁刀磨水，滴耳中即安。又方，用芭蕉根捣汁，滴之尤妙。

上亦为急救之验方，特附录于末。

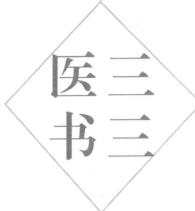

村居救急方

清·魏祖清 辑

提要

　　《村居救急方》七卷，计分外感门、内伤门、杂症门、妇人科、小儿科、外科症、救五绝方，又附余录为种子方、避难全婴法、煮豆救饥方、生产神效仙方、开玉门仙方、七字真言等。顾名思义，则其方多便于村乡居户急救之用书，为丹阳魏东澜先生所辑。裘君吉生以其切于实用，在绍时向社友曹炳章君借得录藏，久欲付印以行世者，深愿购阅诸君及慈善家到处翻印，以广其传。

目录

卷　一

丹阳魏祖清东澜辑

绍兴裘庆元吉生校刊

外感门

伤寒初起

三日内用。

陈细茶三钱　核桃肉三个　葱白三根　生姜五钱

共捣一处。河水煎，和黄酒一碗，热服。汗出自愈。

时气

初起，三日以前者，服五仙汤。

陈茶　核桃肉　艾叶绿豆以上各一握　葱三根

上用河水将好酒各半煎服，出汗立愈。

七仙汤

凡伤寒、时疫、肿毒初起，一服出汗，百病皆除。

陈茶_{一撮}　大蒜_{一个捣}　葱_{三根}　陈皮_{一撮}　霜梅_{七个}　生姜_{三片}　花椒_{七粒}

用好酒一大碗，煎半碗，温服。

姜梨饮

治时气初起，小儿更效。

大梨_{一个，去皮，木杵捣汁}　生姜_{二钱，捣汁}

共一处。加童便半酒杯，重汤炖滚，温服，被盖出汗即愈。

棉子酒

治初感寒邪。棉花子一撮，炒黄，捣破，用黄酒煮滚，去棉子，饮一大钟，汗出即愈。

感冒痧症

于端午日正午时，以朱砂、雄黄、硼砂、火硝、麝香、牙皂各等分，研为细末，每用少许，点男左女右大眼鱼内，屡验如神。每年备用，忌饮食、避风。

神白散

治时行一切伤寒，不问阴阳轻重男女孕妇，皆可服之。

白芷_{一两}　生甘草_{五钱}　姜_{三片}　葱白_{三茎}　枣_{一枚}　香豆豉_{五十粒}

水二碗，煎服取汗。不汗，再服。病至十余日未得汗者，皆可服之。此药，可卜人之吉凶。如煎得黑色或误打翻，其病难愈，如煎得黄色，无不愈者。煎时要至诚，忌妇人、鸡、犬见之。

天行热狂

芭蕉根捣汁饮。

时行热毒

或发斑，或毒肿，心神烦躁，用蓝靛一大匙，新汲水一盏，服之。

山岚瘴气

生、熟大蒜各七枚，共食之。少顷，腹鸣或吐或大便泄愈。

中暑发昏

小青叶，井水洗去泥，按干入砂糖，擂汁，急灌之。

伤寒结胸

陈香糟六两　生姜四两　水菖蒲根四两　盐二两

共捣，炒热为饼，敷胸前痛处。以熨斗熨之，内响即去。如口渴，任吃茶水，待大便下恶物愈。

发斑不出

以白蜡烛照视心胸、腹背，隐隐红斑不起，在于肌肉。取山羊乳，饮之，斑出病愈。

伤寒

十数日，大热，无汗，神昏谵语，垂危欲死。用井水一小碗，又鸡蛋清一个，和匀吃下，虚者先战后汗，壮者不战而汗愈。

天行热病

狂邪不避水火，欲杀人者。苦参两许，为末，水煎服，或薄荷汤下。

瘟疫

大黄四两, 酒洗, 蒸, 晒干　牙皂二两　青黛一两　紫苏叶一两

共为末，水滴丸，绿豆大。每服百丸，绿豆汤下，三服愈。

治时疫不相传染方

用雄黄水磨涂鼻孔，或以雄黄一块，重五钱者，以绢帛包系，头顶心亦妙。或以香油涂鼻中，又以赤小豆同糯米浸水缸中，每日饮之，又以贯众浸水饮亦妙。

霍乱吐泻

得此病，莫与热汤米饮，急取河水煎滚半碗，再以冷井水半碗相和一处，杓扬千遍，入炒盐三匙吃下，阴阳分清，其病立愈。

又方

百沸汤半碗，新汲井水半碗，入洁净黄土化开，澄清，入绿豆粉、冰糖各五钱，调服立效。

又方

盐一两　生姜五钱

同炒，令色变，水煎温服。

霍乱转筋，脚缩不伸者

可用新汲井水一碗，入炒盐二钱服，再取水一盆，入盐浸两足，即愈。

干霍乱

不得吐泻，脐腹急痛，躁闷欲绝，俗名绞肠痧。用芋头去皮，以竹片刮碎，和冷水，去渣服。再以炒盐数两，布包放脐上，用滚水一壶熨之，冷即换。

又方

用荞麦一大撮，炒焦，以滚水冲下，待温服之，立愈。

心腹一切冷气、恶气

艾叶捣汁服之。

阴症腹痛，面青，手中冷者

鸽子粪一大撮，炒、研末，滚热酒一杯和匀，澄清，炖服即愈。路途之间，偶得阴症，无药可救，又无热汤可吃，急令病者睡倒，著一人将病者脚后跟用力咬住，令其知痛，滚转挣坐，候周身出汗即愈。

又方

鸡蛋煮熟，去壳，趁热在脐腹上旋转，摩之少冷即换。连摩数次，其毒即收蛋内。或用葱一把，以绵纸裹紧，切去须叶，只用寸许，单葱白如饼样，放脐上，以热熨斗熨之即愈。再以黑豆炒熟，投酒热饮，或灌之吐，则复饮，出汗为度

回生膏

治阴症如神，至危者亦可治。

明矾　黄丹　干姜各等分

为末，连须葱数茎，同捣敷脐，以热砖烙之。

灸阴症法

男左女右，中指顶以艾灸七壮，或脐下一寸，灸三大壮。胀满不得吐下。用鲜紫苏捣汁饮之，或干者亦可煎饮。

呕哕不止

芦根二三斤，水煮浓汁，频饮，效。

又方

真火酒一杯，新汲水一杯，和服，妙。

呃逆不止

柿蒂，烧存性，为末，黄酒调服立止。或用姜汁、砂糖等分和匀，炖热徐服，立效。

又方

刀豆子烧灰存性，白汤调服，二钱立止。

卷 二

丹阳魏祖清东澜辑
绍与裘庆元吉生校刊

内伤门

虚损劳瘵

用浴池水，待人浴，昼时取一罐，澄清去脚，用清者六碗，煮红枣二两，煮至三碗，连汤枣服，早午晚三次，每日不脱，其病即愈。

又方

猪腰子二个　童便二盏　好酒一盏

新罐盛之，泥封，炭火温养，自戌至子时。五更初炖滚，取开，饮酒食腰，半月取效，一月全愈。

又方

鸡蛋七个

入童便内浸七日，一日一换。取出，再用猪肚，洗净（将蛋去壳），入内缝好，加白酒入砂锅内煮烂，食之，如此数次即愈。

回生膏

治血虚火旺。

人乳男用女胎，女用男胎　藕汁　白酒　头浆白蜜　白童便临时取用

各等分煎膏，滴水不散，空心服之，圆眼汤送下，病重者多吃。

又方

大补虚损。

牛乳十斤　桂圆十斤

二味煎膏酒服。

又方

乌骨童雄鸡一只，碗锋去毛杂，不下水，忌铁器，肚内入建莲，用砂锅将好酒煎烂鸡头，放在锅外，随意食之。

吐血不止

用荆川竹纸烧灰，冷水和服，神效。或取藕汁，同好墨汁冲和服。

又方

干荷叶顶_{廿四个，烧存性}　蒲黄_{炒黑}　郁金_{各五钱}　白丝线灰_{一钱}

共末。茅根汁和汤下

又方

梨汁　白萝卜汁　人乳　童便　十大功劳叶_{又名老鼠刺，江南处处有之}

以上各一碗，用黑料豆二升，同煮干晒燥，每早三钱，白水下。

吐血后调理方

白元米_{一升，炒}　莲子_{一斤，去心}

童便浸一宿，晒干，如此七次，为末。加蜜一斤入罐，重汤煮，三炷香取出，任意服。

内损吐血

飞罗面，略炒，以京墨汁或藕节汁调服二钱。

久嗽不止

紫苑　冬花_{各一两}　百部_{五钱}

共为末，用姜三片，乌梅一个，煎汤调下三钱，日二服。

新久咳嗽

无内热见血者，生姜自然汁一杓，生蜜二匙，同放碗内，重汤煮一滚服。

又方

胡桃肉三枚　生姜三片

卧时嚼服，即饮汤二三口，又嚼桃、姜。如此数服，即静卧，必愈。

咳嗽痰壅

梨汁一钟　姜汁　蜜各半钟　薄荷末五钱

和匀重汤煮，十余沸，任意食之。

久咳不止

人乳大半钟　甜梨汁小半钟

和入碗器内，滚水炖开，取起空心服。老年痰火皆效。

久嗽

乳酥四两　白蜜四两　生姜四两，竹刀，切捣碎取汁　核桃七个
杏仁七粒，去皮尖

慢火熬黑色，每日清晨服数匙。

又方

款冬花蕊五钱　鹅管石五钱，煅　陈皮二钱五分　冬月加肉桂一
钱五分　老人、虚人加人参五分

忌铁器，为末，分为七服，每晚一服。作三次，入芦管内，口嚼芦管近咽喉，用力一吸，将温水一口送下。不可多吃，忌油腻并盐。

肺痈

夜合花树第二层皮，俗名绒树。六七月间开红花，细簇如刮，绒花煎汤，时时饮之。或多年陈芥菜，卤饮一杯，神功。或虎耳草汁，冲白酒浆露一宿，空心服。

哮喘方

白鸡冠花经霜打者，焙为末，酒下三钱，数次即愈。

哮喘神验。鸽粪一撮，将瓦烧红，放鸽粪在上，自然成灰，研细，好酒下，立止。

又方

鸡子一枚，顶开一孔，入人口白末三厘，调匀纸糊，煨熟食之。

气喘咳逆

真紫苏子入水研，滤汁，同粳米煮粥食。

男妇虚劳

腰腿疼痛，咳嗽吐痰，不发热者。九月经霜桑叶，阴干一斤，红枣去皮核一斤，好酒五斤，同浸坛内，重汤文武火煮，二炷香，空心服三小杯。

寒热肢体倦痛者

八九月青蒿成实时采之，去枝梗，以童便浸三日，晒干为末，每服二钱，乌梅一个煎汤下。

传尸劳病

背脊内必热，有虫，取鸽粪三五合，炒极热，布包，从尾闾擦背脊，上至颈项骨，又从颈项擦背脊，下至尾闾。如此上下数十遍，冷则易之，日擦十余次，夜擦五六次，三日内外常擦，其虫必死，服药有效。

虚劳伤肾

梦中泄精，用韭子二两，微炒为末，食前温酒服二钱。

卷　三

丹阳魏祖清东澜辑

绍与裘庆元吉生校刊

杂症门

中风

四肢麻痹，筋骨酸痛，腰膝无力等症。五月五日、六月六日、九月九日，采豨莶草叶洗净，晒干，入酒甑内，以好酒与蜜蒸之。晒干又蒸，如此九次，则气味香美，焙干为末，蜜丸。空心服数钱，酒下。

风湿手足麻木，浑身疼痛洗方

樟木　蕲艾　花椒　生姜　牛膝　萝卜英

入砂锅内，煎时先对患处熏蒸，待温洗之。

又方

桑枝切碎，炒香，煎汤频饮。

口眼歪斜

头垢，不拘多少。如偏向左，放右手心内，以壶盛热水汤之。向右放左手内，以正为度。

又方

鳝鱼一条，用竹片夹之，用针深刺尾出血，以血滩绢帛上，乘热贴之。如歪左贴右，歪右贴左，正即洗去。

两腿风湿气痛

艾叶二两　葱白一把　生姜一两五钱

共捣烂，用布共为一包，蘸滚热烧酒，擦患处，以痛止为度。

湿气痛

白芥子一合，炒研　广胶一两　老姜汁一碗　好醋一碗

同熬至一碗，再下广胶化开，又下芥子末，麝香五分和匀，青布摊贴患处。

又方

白凤仙花，浸烧酒饮之。

又方

油松节　晚蚕砂各等分

浸酒常饮。

中风痰厥

四肢不收，气闭膈塞。

白矾一两　猪牙皂角五钱

为末。温水服一钱，吐出痰，效。

痰厥气绝

心头尚温者，千年石灰一合，水一盏，煎滚去之。再用一盏，煎极滚，澄清灌之，少顷痰下立愈。

中气不省，闭目不语

如中风状，用木香为末，冬瓜子煎汤灌下三钱。痰甚者，加竹沥、姜汁。

风痰危急

喉闭，汤水不下，一服立解。

胆矾一钱　木香三钱　麝香一分

葱汁调斡，口灌之立愈。

诸中卒然倒仆

痰盛牙关紧急，目闭，用生半夏末吹鼻，得嚏即醒。牙关紧急，白矾、盐花各等分，擦牙，涎出即开。

卒中不语

苦酒煮白芥子，捣烂敷颈一周，帛包一昼夜即好。

舌强不语

龟尿少许点舌下，神妙。

风热瘫痪

半身不遂，或手足麻木。用秋后水红花，连苗花实，锉碎，阴干，煎浓汁，乘热薰洗。一日二三次，再用热酒和花汁饮，取汗出为度，数日自愈。屡验。

口眼㖞斜

大皂角五两，去皮，子为末，三年米醋调敷。左㖞涂右，右㖞涂左，干则涂之。

手足麻木，不知痛痒

霜降后桑叶，煎汤频饮。

骨软风疾

腰膝疼痛，行步不得。

大何首乌　牛膝各一斤　好酒一斤，浸七宿

曝干，木臼杵末，枣肉和丸，梧子大，空心，酒下五七十丸。

鼓胀

用雄猪肚一个，入槟榔末一钱，牵牛末一钱，砂仁末五分，葱三根。再以整头大蒜，填满为止，线扎口，入磁罐内，酒煮烂，去肚并药，单取蒜食之，用汁二三杯。少刻大便，放屁不绝，渐渐宽泰，其大便自去黄水，如不去水，饮高良姜汁一小杯，即去。后服健脾药更妙。

又方

西瓜一个，顶上切去一片，去瓤，入大蒜八两，去皮，原顶盖之，用糠火围煨，三炷香取出，大蒜食之。

又方

用鲤鱼斤许者一尾，将赤小豆填满鱼腹，不著盐酱，煮熟，连汤食之三四次，愈（赤小豆，即小红豆也）。

又方

乌鱼一尾，斤许者，剖去肠，入皮硝二两，外用厚棉缠包数层，又以熟黄泥里之糠火煨一夜，敲得响为度，去泥，从头至尾食之，将骨焙末，米糊丸酒下，忌盐、酱百日。如不愈，再制一料服。

腹胀水肿，小便不通

老扁蒲阴干，陈者煎汤服。

又方

亚腰壶芦，连子烧灰存性，一个，为末。食前温酒下，不饮酒者，白汤下。

脾积黄肿

绿矾四两，煅成赤朱子　当归四两，酒淬浸七日，焙　百草霜三两

共为末。以浸药酒，打糊丸，如桐子大，每服五七十丸，温水下。一月后黄退，立效。

气胀、气蛊

萝卜子研碎，以水滤汁，入砂仁一两，浸一宿，晒干。又浸又晒，凡七次，为末。每米饮服一钱。

通身肿满

葶苈子四两，炒为末，枣肉为丸，如桐子大。桑皮汤下十五丸，日三次。

面浮水肿

甘遂一钱，为末　猪腰子一枚

切作七片，将遂末掺匀于内，外以湿纸裹煨，熟食之，觉腹鸣、二便利，愈，忌盐一月。

膈噎圣药

取猫胞，新瓦炭火炙干，研细末。每服二三分，好酒送下，粒米不下者，五六次即愈（酒内不可少有烧气）。欲取猫胞，以小木枷枷其项，庶免自食。

又方

古冢内饭瓶水，顿饮一杯，立愈。仙方。

翻胃秘方

将狗一只关房中饿数日，用香油拌糯米、晚米与食之，约有三升为度。将所遗之粪盛麻布袋中，于长流水中漂净，为粉，加木香末少许，葱白数茎，煮粥食之即愈。

膈噎初起

老姜一斤，童便浸七日取出，土内埋七日，洗净晒干，为末一两，白术土炒，一两，饭丸桐子大，空心米饭下一钱。

又方

韭汁　梨汁　姜汁　人乳

饭上蒸熟，服之。三日后再服。

秘授神治噎膈反胃

用陈仓米一斗，同山黄土炒，令米熟，去土为末。以粟米煎汤调下，再服后药：白牛喉管一条，去两头节，并筋膜脂肉，节节取下，如阿胶片，以米醋一碗浸之，频番动，令匀，微火炙干，醋淬。再炙，再淬。醋干为度，勿见日色，只宜火焙，研细末，厚纸包收。或遇阴湿时，连纸微火烘焙收藏，每服一钱。食前陈米饮下，轻者一服立效。此方名正胃散，得于异人，君子可制救人。

梅核气方

元明粉一两

用人乳、竹沥二味，和匀晒干，又拌又晒，至三两为度，每用一钱，加甘草末一分，临卧，清茶化下。

截疟仙方

虚人久不愈者。

整当归一枝，切　鳖甲二钱，炙研　知母二钱　何首乌五钱　料豆一撮　向北桃头七个

以上药用井、河水各一碗煎，露一宿，清晨温服。不可经女人手，二帖愈。

又初起者

青皮四钱　陈皮二钱　甘草一钱

水酒各半碗煎，露五更，面东服之。

又方

未来之先日，取朝北天麻叶，九尖者方是，包大喜蛛扎头上，莫犯阴人手，立止。或取东瓜花带头上，神效。

三日久疟

鲜何首乌五两，打碎　白甘菊二两　甘草一两　细茶一两

阴阳水，慢火煎一小时，露一宿，清晨服。

又方

枯矾研细，醋糊丸黄豆大，遇将寒时，桃头七个，泡汤下七丸。

疟久不止

常山二两，切薄片　好大红枣二十枚

入砂锅内，水二碗，煮枣黑为度。去常山，取枣，去皮核，清晨临来之日，空心白汤送下，徐徐食之。忌鸡、鹅、茶、葱，小儿减半，当日即止，百发百中。

小儿疟

丁香　甘草各三分　乌梅　槟榔各半个

好酒一钟煎，露一宿，向南早晨温服。

受寒泻痢

生姜二钱　陈茶五钱

同煎入醋，露一宿，空心服，白者温服，赤者冷服。

红白痢疾

用扁豆花二两，红用白花，白用红花，煎汤，入红糖一两，生姜汁五匙，热服即止。

又方

用鲜萝卜英捣汁，露一夜，入红糖，空心服。不过二三次，愈。

又方

以豆腐炙灰，红则以赤砂糖拌服，白则以白糖拌服，每服约半酒杯，服二三次即愈。

休息痢

狗骨炙黄，为末。每服一钱，米饮下，日二服即愈。

噤口痢

元明粉，纳脐中，用活鳝鱼一条，以竹片三四根，周围缚之，留尾半寸许，快刀割断，滴血于脐四面，离元明粉一韭菜叶许，以手将血涂平一圈。俟干，即时行去滞物，便能饮食，但鱼血不可滴在元明粉上要紧。

久痢

元眼七个　莲子七粒　白糖三钱　陈细茶末二钱　臭椿根皮

三寸

水煎服。

又肠滑久痢

石榴一个，煅烟尽，研末，仍以酸石榴皮一块，煎汤服，神效。

又方

臭椿根向东南，根皮置活水漂二日，去外黄皮，焙干，为末，一两，加木香二钱，糯米饭为丸，每服二钱，米饮下。

血痢不止

干姜烧黑存性，放冷为末，每服一钱，米饮下。

暴泻不止

车前子，炒，为末，米饮调下二钱，其根叶亦可捣汁饮。

又方

陈艾一把　生姜一块

水煎热服。

寒湿泄泻

小便清者，以滴烧酒饮之。久泻肠滑，白术，炒，茯苓各一两，陈糯米二两，炒，为末，枣肉拌食。

血痢及泻血不止

木贼草五钱

煎服，一日一次。

便痢脓血及酒痢、久痢

乌梅一两，去核

烧灰为末，每服二钱，空心米饮下。

热毒血痢

金银花藤，浓煎饮之。

噤口痢

糯稻一升，炒出白花，去壳，再用姜汁拌湿，再炒为末

每服一匙，白汤下，数服即好。

又方

上好砂糖四两　生姜四两　乌梅十五个

三味共捣，以滚水调匀服，兼治翻胃。

盗汗不止

黄芪蜜炙　黑豆　浮麦各等分

煎饮。

癫痫

甘遂末三钱　猪心一个

取管血和药入内，缚定，纸包煨热，取出，入朱砂一钱，分四服。以猪心煎汤下，大便下恶物为效，不下再服。

风痰痫疾

山慈菇二三个，以茶酒研如泥，日中时用茶调下，即卧。久而吐出痰物，永不发。如不吐，再以热茶投之。

又方

生白矾一两　陈松萝茶五钱

为末，蜜丸梧子大，一岁十丸，茶汤下。大人五十丸，久服，痰自大便出，病愈。

风狂

犀角四两，锉末

每用一两，清水十碗，熬至一碗，滤净其渣，仍用水十碗，熬至二小杯，又用淡竹叶四两，水六碗至二碗，去渣，和前犀角汁服之，尽四剂即愈。

失心疯病，忽悲忽笑者

郁金七两　明矾三两

为末糊丸，白汤下数钱。

黄疸

田螺，不拘多少，捣烂，冲滚酒服，以色转为止。

又方

生明矾，打为小块，以干豆腐皮少许，包之，空心白汤吞下。第一日，矾一分。第二日，矾二分。照日加至七日七分，每日吃三次，七日内共用矾八钱四分，其症自愈。

又方

绿豆一升，煎汤浴之自退。又用薏苡根煎汤服（俗名菩提粟）。

黄胖肿

红枣一斤　皂矾二两八钱　花椒三两三钱,去子净　馒头面三合

共捣细,滴醋为丸,如胡椒大,每服二十五丸,空心姜汤下。忌鲜鱼鸡子、生冷之物。

追虫取积

皂矾五钱

入上白馒头内,火煅矾红为度,研末。去馒,好酒下五分,数次愈。

寸白蛔虫

石榴根皮,煎水煮米粥,食。

腹中白虫

马齿苋,水煮一碗,和盐、醋,空心食之,虫尽出。

伤米食积

白面一两　白酒丸二颗

炒为末。每服二匙,白汤调下。如伤肉食,山楂汤下。

头风方

大蜈蚣一条,用陈艾叶揉绒如蜈蚣样长,一条铺在瓦上,将蜈蚣放在艾上,以火灼艾,置棹上,令患人端坐,以目视之,药尽为度。鼻中有黄水出即愈。再以鹅不食草塞鼻内。

又方

白芷一味,酒洗为末,蜜丸弹子大,清茶下,或荆芥汤下。

又方

生萝卜汁一蚬壳，仰卧，随左右注鼻中，神效。

又方

南星、川芎等分，为末，入连须葱白，捣成饼，贴太阳穴，帕包。

又方

藁本　细辛各五分　白芷一钱　辛夷八分

为细末，分作四剂，用四条纸，卷药在内，火点，以烟熏鼻，吸入即愈。

痛久不除

晴明天气，将发分开，用麝香五分，皂角一钱，薄纸裹，置患处。以布包，炒热盐于上，熨之冷，则另易，数次不再发。

头痛

细茶一撮　芝麻一撮，研　生白果二十枚，捣

同煎数沸服之。

走马喉痹

土牛膝根，捣汁，漱之。一用牵牛鼻绳，烧灰吹之（土牛膝对节方梗，绿叶有纹）。

又方

壁蟢巢烧灰　灯心烧灰　枯矾各等分

为细末吹之。

急喉闭

于患人手大指甲后离韭菜叶许，用大针刺出血立安。男左女右，危者左右刺之。又用淡白梅子一个，去核，将蜒蚰一条嵌梅内，含之立愈。

咽喉闭塞

腊月初一取猪胆五六枚　川黄连　青黛　薄荷　僵蚕　白矾
朴硝各五钱

装入胆内，青纸包好，将地掘一孔方，深一尺，以竹横悬此胆在内，以物盖定。至立春日取出，待风吹去胆皮青纸，研末，密收吹之（此万金不传之方）。

又方

用瓦茶壶一把，内放著炭一块，掺蛇床子一撮，将盖之，以病人口对壶嘴吸烟，入喉立开。

暴赤火眼

大梨一个去皮、核　明矾一块

如指大，同捣如泥，入碗内，以绵纸盖之，捺一窝，候汁满窝，用纸蘸汁抹眼数次。又瓦松同明矾捣烂，敷太阳上。又大黄末，新汲井水，调敷两眉头，两太阳干，则以水润之，须臾肿消痛止。风眼赤烂。白矾煅一两，铜青三钱，同研泡汤，澄清洗之。

打扑损伤眼胞，赤肿疼痛

芙蓉叶，生地，等分，捣烂敷之，或为末，用鸡子清调敷。

损目破睛

牛口涎，日点二次。

诸物眯目

藕汁滴目中。

洗眼方

用经霜桑叶　侧柏叶　菊花　荆芥穗　桑根白皮

以上五味主方，眵多加艾叶、苍术，作痒加赤芍、川椒。水一碗，煎半碗，露一宿，次早温洗，软绢拭之。每日二三次水，宜用纸盖，勿令落入灰尘。

红烂眼

古文钱十文　黄连五分　艾叶三片　杏仁七粒，去皮，研

煎好澄清，一宿洗之。

昏花眼

童便浸菊花，洗之。

眼中起星

荸荠捶碎取汁，洒纸上，成粉后，干刮取点之。

七精丹

点一切翳膜，昏花眼。

黑羊胆七个取汁（百草之精）　人乳二碗（气血之精）　明矾七分（石之精）　白蜜三两五钱（百花之精）

共为一处，饭上蒸取（谷之精），须天气清明，日晒夜露（取阴阳两露之精），若有云雾，切不可出。复蒸复晒，待如膏状点之。

又

羊胆一个，割开，入好蜂蜜一钱，线扎，两手揉匀，白水煮一滚即取出，以凉水浸，半日拭干，倾出内水，点之。

雀目夜不能视

黄蜡，不拘多少，化开入，蛤粉相和得匀，以刀切下二钱，用猪肝二两，掺药在内，麻皮所定水一碗，铫内煮熟，乘热熏眼，至温，并肝食之。

鼻渊脑漏

白芷一两　薄荷五钱　苍耳子炒　辛夷仁各二钱五分

为末，葱白汤或清茶下。

酒渣鼻

硫黄、食盐各等分为末，放小钟内，入陈米醋，比硫、盐高一指，晚间于空处，当天之下露之日，间收屋内，七夜为度，将面上油洗净，以指蘸醋涂之。

鼻血不止

白萝卜，捣汁，滴入鼻内。或头发洗净，烧灰存性，为末，吹入鼻内，再以水服一二钱。

又方

宝珠山茶花，晒干为末，每有二钱，酒下。

又方

用画匠所用白粉土研细，五钱，井水下立止。

鼻血不止

服药不应，用蒜一枚，去皮，研如泥，作钱大饼子。左鼻血出，贴左足心，右鼻，贴右足心，两鼻出，俱贴之。或用新汲水，随左右洗足即止。或用冷水蝶面，或以百草霜末吹之，或用冷水浸纸，贴颅门上，以熨斗熨之，立止。

齿缝出血

百草霜掺之，立止。

舌上出血

槐花末敷之。

脑漏

鼻流臭涕者，将患者左手掌尽处横纹紧对鼻尖，不可移动，捺至头上中指尽处是穴，以墨点记之，用艾茸如豆大，灸七壮，听其略害结疤，自愈。

耳聋

用新苎麻作枕、内包花椒四两，枕之。

牙疼

用火硝烧红，淬，入好烧酒内，连淬数次，将酒漱数次，立止。

又方

雄黄，硼砂，火硝，各等分，冰片少许。共末，擦之。

牙疳方

旧红褐子烧灰，七分　壁蟢巢土墙上者佳，炙，七分　甘蔗皮烧灰，七分　狗屎内骨头烧灰，七分　红枣肉七分

俱用阴阳瓦焙为末。先将疮用米泔水煎，或甘草汤洗净，然后吹药。

又方

人中白末一钱　铜绿三分　麝香一分

共细研末，擦之。

牙疼

青盐　川椒　露蜂房炒存性，各一两

为末，擦牙。如痛，急用末五钱，煎汤漱之。

又齿出血

酒炒大黄末二钱

用枳壳汤加童便调下。

心腹痛

陈香圆烧灰存性，好酒和服二钱。或用醋和水入古铜钱七文，煎数十沸，温服。疼而呕者，用明矾三钱，研细，温酒和服。疼而不呕者，用当归五钱，焙，研细，温酒和服。

一切心腹痛

沉香三钱　牙皂三钱　木香二钱五分　胡椒二钱　全蝎七个,洗去泥　朱砂四钱

为末，米糊丸如豆大，每用姜汤下。大人九丸、十一丸，小儿五丸、七丸。

心痛欲死

头发与羊粪各五钱，炒脆为末，酒下立愈。

又方（可除根）

古石灰,研细,水飞,一两　生、熟矾,各二钱五分研

飞面为丸绿豆大。大人用一钱二分，中人八分，小人四五分，火酒下。

腹中虫痛

每发即吐虫，大便多虫者，此虫痛也。取练树根上白皮著泥，东行者，每用三钱煎汤，露一夜，或五更时，先吃红糖水一盏，引起虫口，复进此汤，其虫自下。不下再服。此方在月头用更妙，用时莫与病者知。

虫咬心痛

香油一钟，炖温服之，或煎滚，冲入烧酒一小钟，乘痛急饮。又乌梅三个，川椒十四粒，煎服。

虫积

贪食一切物，如茶叶，壁泥，桴炭，石灰，生米之类，用

芝麻一碟拌雄黄末三分，吃半月愈。或用生榧子一斤，每日蘸砂糖，吃数十粒，或同使君子肉四五枚，半生半熟吃更妙。

痞

二三两鲫鱼一尾，去肠杂，不下水，以芫花塞满肚内，外以桑叶裹二层，又以湿草纸包数层，火内煨熟。去芫花，只吃鱼白汤送下，痞狠者不妨多吃。

又方

青黛二两　明雄一两

为细末，每服三钱，酒下一日三次，外用麝香一钱，红枣十枚，独头蒜十个，同捣膏烂，青布包摩患处，即化下。

又方

生大黄　樟冰各等分

为末，用独蒜同捣，摊青布上，贴患处，俟鼻中有蒜气出，即去之。如遇则皮溃烂矣，其痞自化。

胃脘痛

炒盐一钱　生姜七片

水煎，温服立止。

心气痰痛或死血作痛

白蜡三钱

痛时滚酒化下。

积年心痛不可忍

煮小蒜食饱，勿著盐，立效不发。小蒜即野蒜也。

心腹恶痛口吐清水

艾叶捣汁饮，冬月以干艾煎汁服之。

又方

良姜，酒洗七次，香附，醋洗七次，各焙、研，各记收之。痛因寒得，用姜末二钱，附末一钱。因怒得，用附末二钱，姜末一钱。寒怒俱，兼用各一钱五分，以米饮加姜汁一匙，盐一捻服之，立止。

卒心急痛，牙关紧闭欲绝

老葱白五根

捣汁，送入咽中，再灌麻油四两，但得下咽即苏。

绞肠痧痛

若阴痧，则腹痛，手足冷，但身上有红点，以灯心蘸油，点火焠点上。阳痧，则腹痛，手足暖，将两臂捋下，恶血令聚指头，以针刺十手指近爪甲处分许，血出即安。或以荞麦面一撮，炒温水服，或童便服，或炒盐一两，调口中。卒然腰痛，料豆六升，水拌湿炒熟，布裹，熨之，冷则易之。

胁肋痛

白芥子，水研敷之服亦可。

腰痛不可忍

黑牵牛，不拘多少，微炒，取头末，去粗渣不用，以大蒜瓣用湿纸包煨，令香熟，共捣为丸，如桐子大，以朱砂为衣，每服二十丸，酒下。肾虚久痛不治。

又方

虚者宜之。

杜仲一两，盐水炒　故纸一两，盐水炒　好肉桂五钱

共研末，每服二三钱，酒下数服大效。又猪腰子一枚，破开，入杜仲末三钱，大茴末一钱，青盐少许，湿荷叶包，煨熟，好酒送下。

白浊

初起立效。大黄二三钱，用湿草纸包数层灰，火煨透，研末，每以数分，用鸡蛋一枚，破头入内，纸封好，饭上蒸熟，去药，空心食之，不过数次愈。

又方

生鸡蛋冲豆腐浆，空心连吃数日，即愈。

偏堕疝气，小肠气

黑丑二两，用硫黄末五钱，同炒同用　橘核二两，炒　大茴五钱
吴萸五钱　元明五钱

为末，空心酒下三钱，出汗即愈。

又方

小茴　大茴各一两

猪尿胞一具入药，扎紧砂锅内，酒煮烂，连胞捣丸，梧子大，空心下五十丸。

木子狐疝神方

生花椒子四两　陈皮二两　青皮二两　荔枝核一百粒,炒黄色
硫黄二两二钱五分

用烧酒一斤，将硫黄化开，倒入烧酒，内九次，焙干为末，和前药酒末糊为丸，空心酒下三钱。

脱肛

用蜗牛，烧灰，猪脂和敷立缩。或以葱汤薰洗五倍子末敷之，热鞋底托上，或五倍子煎汤薰洗。或以鳖头烧灰，香油调敷。或用鲜蚌肉捣敷立止。或苎麻根捣烂薰洗，以矾五倍末敷之。

治脚粗如木桶

用凤仙花、叶、梗，多多捣汁，煎浓，以笔涂之，以消为度。

小便下血

乱发烧灰，每服二钱，以米汤入醋和服，或以茅根、车前汤下。

大便下血

人发不拘多少，先将磁罐一个，里外用姜擦三次。将头发洗净入内，再用针灯盏盖罐口，以盐和泥封，头周围用火煅三

炷香，取出，去火气，用五钱。再用柏叶，炒，鸡冠花各一两，为末，每服二钱，黄酒下。

又方

槐花，焙干，研细，每服二钱，空心，白滚汤入白蜜糖数匙，调服七日见效。

又方

生荸荠，吃十斤自愈。

又方

槐花，炒黑，扁柏叶，炒黑，陈棕灰，各等分，为末，白汤调服。

便血

荆芥穗二两　槐花一两

同炒紫色为末，每服三钱，清茶下。

又方

何首乌，忌针，为末，食前米饮服二钱。又，木馒头烧存性，棕榈皮烧存性，乌梅，去核，粉草，炙，等分为末，每服二钱，水一盏，煎服。

小便血

茅根煎汤，频饮。

又方

旱莲草、车前草等分，捣取自然汁，空心服一杯。又，荷蒂七个，烧灰酒服。

血淋

用苎麻根捣汤，频服。

小便不通

活田螺，不拘多少，清水养之，将所吐泥留下，逼去清水，入腻粉五分，盐一匙，麝香少许，涂脐下，良久即通。又，连须葱白，捣烂入蜜，罨外肾上，立通。又，莴苣子，捣饼，贴脐中。

妇人遗尿

桑螵蛸，捣，炒为末，姜汤服二钱。

小儿遗尿

以新炊热饭一盏，倾尿床处，拌与食之。勿令病者知。又蔷野薇根五钱，酒煎，夜夜饮。

诸淋白浊

茎中痛欲死，及小便不通者，土牛膝，不拘多少，煎浓汁，加麝香少许，空心服。又，葱七根，盐一撮，热水薰阴处即愈。又，葵花根二钱，用野蜀葵更佳，车前子一钱，水煮饮。又，扁竹草汤煎，频服。

大便不通

芝麻　细茶各一合

细嚼，滚水徐徐咽下，或将二味捣烂，白汤调服。

两足痛如刀剁，不可忍，不红肿者

先用生姜切片，蘸香油擦痛处。随用生姜，火烧热，捣烂，敷患处，须臾姜干痛止。

历节风痛

独活　羌活　松节各等分

酒煮，空心服一杯。

筋骨疼痛

刺蔷薇根三钱　五加皮　木瓜　当归　茯苓各二钱

酒二盏，煎一盏，日服一次。

又方

驴子产下蹄甲入罐内，煅红存性，为末，面糊为丸，梧子大，每服三钱，黄酒下，不拘时，一二次即愈。

寒湿气痛

凤仙花、苍耳草，俱连根带叶捣烂，煎汤洗。

脚气上攻，结成肿核

白矾三两，煎水，浸洗两足，良久自愈。

又方

甘遂为末，水调敷之，内饮甘草汤即消。

脚气疼痛

每夜用盐擦脚膝至足甲，淹少时，以热汤泡洗。又，木瓜为末，好酒调敷患处。或以蓖麻叶蒸捣，裹之，日二三易。

又神应膏

广胶三两　姜葱各半斤

捣汁，另将陈酒糟取油一二两，或用米醋一碗和陈糟舂，细绢滤取汁，共熬成膏，布摊贴之，立刻止消肿。

腿转筋

木瓜　吴萸各一钱　食盐五分

水二盏，煎一盏服。

卷 四

丹阳魏祖清东澜辑

绍兴裘庆元吉生校刊

妇人科

附益丸，调经种子

香附一斤，童便浸透，洗净，露一宿，晒干又浸，如此三次 益母草十二两

二味为末，再用香附四两，艾二两，煎汁，加醋大半，煮糊丸，每日百丸，空心白滚水下。

月经不通

益母草叶花更好 庵闾子各等分

浸酒常服。

干血痨

当归全用，五钱，酒洗

水煎早晚服，半月见效。

血崩不止

陈棕，烧存性，每用陈酒送下，三钱。

又方

多年旧褐子，四指宽，一尺许，烧灰存性，须看勿令有一点不烧透者，研细，和好酒热服，立止。

女人经脉不调，腰脊痛，骨节疼

用丹参洗净，切晒，为末，每服二钱，温酒调下。

白带

白鸡冠花晒干，为末。空心酒服三钱。赤者用红。

又方

硫黄二分，入鸡子，内饭上，蒸熟食之。

血崩

胡桃肉十五枚，灯心，烧存性，研作一服，空心温酒调下。

又方

老丝瓜烧灰存性，陈棕烧灰各等分，用酒或盐汤服即止。又，莲蓬壳、荆芥穗各烧灰存性，为末，米饮下二钱。又新绵一口，烧灰，空心酒下。

胎漏下血

白茅草根煎浓服即止。

治孕妇偶因所触，或坠高被打，胎动不可忍

用砂仁放熨斗内，慢火炒令熟，透去壳，捣为末。每服二钱，热酒调下，觉腹中胎动处极热则安，否则再服。

孕妇惯落胎

整当归一枝，约重五钱　整乌药一枝，约重三钱

每早煮鸡蛋一枚，三炷香为度，取蛋并汤食之，能保足月。

堕胎下血不止

当归焙，一两　葱白一握

每服五钱，酒一盏半，煎八分温服。

经血不止

陈莲蓬壳，烧灰存性，研末，每服二钱，热酒下。

妊娠胎气上冲，心不安，腹中胀痛

紫苏　陈皮　葱白　砂仁各等分

酒煎服立效。

妊娠胎动，或子死腹中，血下疼痛，口噤欲绝

服此，探之不损则痛止，已损，便立下当归二两，川芎一两为粗末，每服三钱，水一盏，煎至将干，投酒一盏，再煎一沸，温服或灌之，如人行五里，再服，不过三五服便效。

难产三五日不下

垂死，乃矮小女子交骨不开者。干龟壳一个，酥炙，研妇
人头发一握，烧灰，川芎、当归各二两，每服七钱，水煎服。
如人行五里许，再一服。

生死胎俱下

胎衣不下

牛膝_{三两}，水二盏，煎一盏，温服立下。或以凉水入醋少
许，噀面即下。

胎动不安

砂仁研细末，一钱　条芩一钱　苎麻根一把，洗净打碎　生姜五片
煎一盏服之。

胎动下血，腹痛抢心者

用葱白一把煮浓汁饮之，未死即安，已死即出，不效再服。

治月数不足，子死腹中，母欲闷绝

黑大豆三碗，好醋浓煎汁三碗，炖服立效（一方加川
芎）。

凡孕妇临月，觉腹痛，不可便用力，须俟产门肿满，腰间
重痛，腹尖一处痛不可忍，粪门进急，胞水或血俱下，方是时
候，一用力即生矣。如数症未见，产门未肿，虽痛即一日半
日，不可惊惶，须勉强行走，使气血流动。倘体弱倦怠，即仰

卧，不妨照饮食，但用大枕放两腿中，令产门不闭为妙。若强之用力太早，性命攸关。慎之（又六字真言：一日睡，二日忍痛，三日慢临盆）。

催生妙方

不破整荷叶一张，略剪去边，再用桂圆，照孕妇年纪，一岁一个，连壳，以银簪刺孔数处，将荷叶包好，临产，酒煎服之。

又方

柞树枝，切成小段，约两许，甘草四五钱，切段，临产时，水二碗，煎一碗服，神效。亦治衣胞不下。

催生

四两麻油一两糖（糖即蜜），银器温煎产妇尝（如无银器，用磁罐入银五钱煎）。更加一杯酒在内（酒无灰者），免教母子见阎王。

又方

一乌（梅）三巴（豆）七胡椒，细研烂捣取成膏。酒醋调和脐下贴，便令子母见分胞（积庵）。

横生

用干黄牯牛屎二斤，分作四股，锅内炒大热，以湿青布袋盛之，替换覆产妇腹上，熨之良久，即时顺生。但炒时须将锅安空处，为不可在灶上。切记。

死胎不下

脂，油，蜜，糖，好酒，各等分，煎一碗，热服即下（亦治胞衣不下）。

又方

鹿角屑三五钱，煎葱豉汤调下，立出。

胎衣不下

一多因儿产后血入胞中，此非药能取效。治法：先将婴儿抱住，勿断脐，用一伶俐老成妇人，以右手二指紧跟脐带而上，带尽处，将指向上半寸余摸之，觉有血，以指连胞衣向下一捺，其血自覆，衣自随下。每见胎衣不下，误服药，或用吐法，甚至以足拄肚者，大至丧命，小至成病，宜用上法最妙，仍须安静，勿太惊惶。

胎衣不下

干荷叶，滚水一冲，即服立下，如煎则不效。

又方

朴硝三钱，童便炖热，调服。

产后中风（手足撧逆，不省人事）

荆芥穗，微焙为末，每服三钱，酒调下，或童便服。

产后风狂

苦葫芦（一个，去顶不去子，入）　郁金　明矾　半夏各一钱为末，再入陈老酒，仍将顶封好，埋饭内，蒸透，取出露一宿，重汤炖服，吐痰即愈。

产后发晕

惯有此病者，先用艾叶（春冬一钱，秋夏二钱），泽兰叶，二钱，同煎一碗，待生下后即将红糖一两和匀热服，无论晕与不晕，服之皆有大益。产后去血过多，昏晕不醒者，用韭菜一二斤，捣烂，入瓶中，冲滚热醋，以缸口对产妇鼻孔，取气薰之即醒。或以醋浇红炭薰之，或以漆器烧烟薰之，如不醒，急掐人中（乃鼻下唇上也），捉头顶心发，灌以童便、姜汁，自醒。

产后腹痛

益母草，切碎，一大撮，水一碗，煎五分，入童便一杯服。或延胡索，炒，研，酒服二钱，甚效。

产后血不止

百草霜（须烧野草者），酒调温服。

产后大小便不通

多服牛乳，三日即通，人乳更妙。

子肠不收

蓖麻仁十四粒，研膏，敷头顶心肠上，即揭去之，内用羌活二两，酒煎服。

产后诸症

宜生新血，逐败血，用当归、川芎各等分，每用五钱入好酒一杯，煎将干，加水一杯，再煎三四滚，去渣服。

乳汁不下

用雄猪白胰一个，切碎，锅炒半熟，入黄酒一碗，烧滚，空心连胰酒服，二三次即下。

又方

猪前蹄有孔者三四只，同细木通五钱，石膏五钱煮熟，食汤与蹄子即通。又赤小豆煎汤，频饮即通。

乳胀不回

大麦芽炒黄煎服，神效。

乳痈初起

用蒲公英一两（即奶浆草，每茎开黄花一朵，掐断有白浆者是，又名黄花郎草），金银花藤二两，捣汁和热酒服，仍以渣敷之，或用香肥皂和红糖敷之。

乳疖神效方

黄芪二钱　角针一钱　花粉钱半　白芷一钱　当归钱半　乳香一钱　没药一钱　红花一钱　瓜蒌一只　连翘钱半　银花二钱　赤芍一钱

加福酒一杯，同水煎，未成者一剂，已成者二剂，即消，曾经屡试屡验（竺岩）。

乳岩乳疖

败龟板，煅存性，每服三钱，糖拌好酒送下，尽醉即消。

乳疬溃烂见脏腑者

土楝树子_{经霜者妙，川楝不用} 雄鼠粪_{两头尖者是，炒} 露蜂房_{煅，各三钱}

为末，每服三钱，酒下间，三日一服，不数日，脓尽收敛。

乳痈

大熟瓜蒌_{一枚}，捣烂，真白酒一大碗，煮取一半，去渣温服。又皂角刺，烧存性，二钱，花粉一钱，共研，温酒下三钱。

妇人妖魅

以生蜜涂阴户，自绝。

卷　五

丹阳魏祖清东澜辑

绍兴裘庆元吉生校刊

幼　科

初生小儿不尿

乃胎热也。取大葱白切四片，取乳汁半盏，同煎片时，分作四服即通。不饮乳者，服之饮乳。若脐傍有青黑色及撮口者，不治。

小儿初生，大小便不通以致腹胀欲死

急令人以汤漱口，吸咂儿前后心、并手足心，脐下七处，凡五七次，以皮红赤色为度，须臾即通。

小儿生下，不出声者即死

可看上腭有泡，急以银簪挑破，丝棉拭去血，勿令入喉

即活。

又方

切不可断脐，以绵衣包儿，用太大纸燃烧脐，得儿气转回，方可断脐。

小儿生下偏身无皮

速取白米粉干扑，候皮生乃止。

急惊

看食指上（大指傍边第二指也。男看左，女看右），近虎口，第一节有青紫筋纹，用针挑断，挤出恶血即愈，忌饮食一复时。

小儿夜啼

灯草一大团，烧灰存性，仍用灯草汤调下，或涂儿上腭亦妙。

又方

鸡屎涂儿脐中，男用雌，女用雄。

急慢惊风

朱砂一钱　轻粉七分　直姜蚕七个，头、足焙　全蝎三个，洗去泥，并钩炙

共末，人乳调服儿小，分三次服。

小儿夜夜遗尿

鸡肶一具，去内物，洗净，焙干存性，猪尿胞一个，烧灰

存性。二味为末，作二三次空心温酒调服。男用雄，女用雌。

小儿锁口并口疮舌上疮

取桑树汁涂儿口中。

小儿口舌生疮

乳食汤药皆不能服下者，以生明矾为末，以鸡蛋清同吊尘灰，调敷脚心，布包即愈。

小儿好吃泥土生米布物

绿矾_{土炒}　红枣_{去皮、核}

饭上蒸熟和匀，湿纸包煨，研末，每五分酒下。

小儿健脾丸

山楂肉_{一斤，炒焦}　白术_{二两，土炒}

为末，炼蜜丸弹子大，每日服二三丸，米汤化下。

小儿瘦疳

五谷虫清水洗净，瓦上焙脆，为末，四两　干蟾一个即虾蟆，炙脆麝香少许

以粳米粉糊为小丸，米饭下。

又方

石决明_{磨去粗皮，煅，一两}　使君子肉_{焙干，三钱}　朱砂_{三钱}

共为细末，每用一钱，以健猪肝二两一块，破开入药，在内用线扎好，米泔水煮熟，连汤与食之，半月愈。

小儿痨方

陈酒，童便各一杯，先煎数十滚，再加白蜜、人乳各一钟，共煎成膏服，重者多服。

小儿受寒吐泻，不早治则成慢惊

丁香、陈皮各数分，煎服立愈。

小儿脐肿

荆芥煎汤洗净，以煨熟葱皮刮薄，贴之即消。

小儿脐疮

久不愈，马齿苋烧灰敷之。

小儿口疮

不能吮乳，蜜陀僧为末，醋调涂足心。疮愈洗之。

小儿口疳

甘蔗皮烧灰，研末搽之。又溺桶中垢，用火煅过一钱，铜绿三分，麝香一分，冰片少许，细末吹之。

小儿软疖

大芋头一个，捣如泥，敷之。

小儿丹毒，入腹则死

绿豆五钱，大黄二钱，为末，用生薄荷汁入蜜调涂。又芒硝一两，滚水一盏，化水频拭患上。又，马齿苋捣涂之。又，蓝靛捣敷之。

小儿月内乖疮满头及浑身脱皮者

多年尿缸内红色砖，焙干为末，或香渍麻油俱可调搽。

小儿瘰疬

脂麻、连翘等分为末，频食之。

预解痘

七八月或三伏日，剪葫芦须如环子脚者，阴干，于除夕煎汤浴小儿，可免出痘。又，腊月梅花采将开者，晒干为末，炼蜜丸，未出痘儿可与三四服，加朱砂尤妙。

三豆饮

治天时痘疮，预服此饮，疏利解毒。纵出亦稀，用绿豆、赤豆、黑豆各一升，甘草三两，水煮极熟，任意食豆与汁，七日乃止。

消解痘毒

紫草一钱　陈皮五分　葱白三寸

新汲水煎服。

痘出不快

芫荽四两，先用好酒二盏煎一二沸，方入芫荽，再煎少时，盖定放温，每吸一口，微喷，从顶至足匀遍，勿喷头面，令常有芫荽气即起。又，韭菜根煎汤服之。又，老丝瓜近蒂三寸，连皮烧存性，研末，砂糖滚水服。

痘毒黑疔

紫草三钱　雄黄一钱

为末，以胭脂汁调，银针挑破点之。

痘疮作痒

宜烧茶叶烟薰之。

痘后痈毒

赤小豆末，鸡子清涂敷。

痘疮不收靥

墙上白螺蛳壳，洗净，煅，研掺之。

痘后目翳

天花粉、蛇蜕，洗，焙，等分为末，用羊肝披开，入药在内，米泔煮熟切食，旬日即愈。

痘疮黑陷倒靥

腊月取干和粪，煅灰为末，砂糖水调服。

痘烂生蛆

嫩柳叶铺席上卧之，蛆尽出而愈。

痘疹入目

取黑狗耳刺血滴眼中，其疮自落。

发痧疹

樱桃核打碎　西河柳（又名观音柳，冬月用风干者）

葱白

各等分，同煎饮之。

异授终身不出天花神方

大麻子（拣肥白者，去壳，三十六粒）　朱砂透明者，一钱
麝香要真者五厘

将朱砂、麝香二味同研细，然后入大麻子，一处共研极
细，成膏子，于五月五日午时搽小儿头顶心、前后心、两手
心、两脚心、两肘、两腿湾、两胁窝通共十三处，俱要搽到，
不可缺少，搽如钱大，勿使药有余剩，搽完不可洗，动听其自
落。本年搽过一次，出痘数颗，次年端午再搽一次，出痘一二
颗，再次年端午，又搽一次，永不出痘。如若未过周岁小儿，
于七月七日、九月九日搽之。

此方能夺天地造化之功，传方之家不出天花已十三代矣，
见知闻知，普概传之，抄写或与人莫大阴功也。

稀痘方

小儿脐带落后安净瓦上，用炭火炙干，止令烟尽，勿使成
灰，取出碗覆地上，出火气，为末，即以乳调服，日后出痘
自稀。

又方

金银花拣净，七两　陈六安茶三两，多年者佳

上二味为粗末，每日冲汤代茶饮数次，终身不出天花，出
亦稀，合前列数方体用兼全，其功效自然神异。

小儿麻疹

内热烦燥，口中干燥，津液全无者，时与绿豆汤饮之，后用白颈大蚯蚓，即曲蟮，捣烂，冲新汲井水，泼清，不拘时服，大效。

痘毒方

大蚌一个

取肉，用黄泥包裹，火煨至红色，取蚌肉研末，麻油调敷痘疮，敷日陷顶，浆滞不行。用水杨柳叶，水杨柳叶圆阔而尖，枝条短硬，与柳树不同，如无叶，用枝，取四五斤，用河水一大锅，煎汤薰浴，冷再添汤良久，以灯照见垒起有晕丝者，浆行也。如不满，再浴之。力弱者，只洗头面手足。如屡浴不起者，血气败矣，不可再浴。始出及痒塌者，皆不可浴。此方百发百中。

痘疹抓破成脓者，用盖屋多年陈烂草，盖墙头草亦可，为末擦之。若浑身脓水沾衣，难以坐卧，用二三升摊席上，令小儿坐卧即安。

卷　六

丹阳魏祖清东澜辑

绍兴裘庆元吉生校刊

外科症

无名肿毒

于端午日正午时，以青布包大黄，孔紧，入粪坑中，浸至十二日午时取出，以清水洗净，风干，以醋磨敷之，屡验如神，每年备用。

又方

合硬白面作圈围疮上，用黄豆、稻谷共磨细末，水调作点心样，空其底，此疮大些。蒸熟乘热加疮上，冷则换热者，数次则生者熟，熟者出脓愈。

无名肿毒

用核桃七个劈开，取出桃肉，用全蝎七个，同桃肉略捣，仍装于壳内，将壳合好，以线扎紧，用黄泥裹成团，放炭火内煅之。先起青烟，后起白烟，随即取起入罐中闷息，冷定去泥，研为细末，酒冲服，尽量饮醉，出汗即愈。如村居一时无全蝎，只用核桃壳半个，以干人粪填满、刮平，合在肿毒上，壳外用艾火烧灸，以桃壳炸破为度，毒自愈。毒蛇咬亦用此方。

发背

用生牛肉一斤，陈石灰四两，共打烂，罨患处，一日一换，神效。

又方

如意草捣烂，和醋糟为饼贴之，一日换数次。

又方

初觉时便用艾于患处灸之，不痛灸至痛，觉痛灸至痒，痒又灸之痛，使毒气随火而散，最为良法。惟在头面者忌之。

发背肿毒妙方

藤黄二钱五分　五倍子二两

共为末，米醋调，围之。

替针散

痈疽不破者。

蚕茧壳一个

煅存性，为末，酒调下，不可多用。

背毒

未成者，用蟾一只，系放疮上，半日置水中放其生，再易一只入之，又易一只，则毒散矣。已成者，用大虾蟆一个，剥其全身癞皮盖贴疮口，先于皮上以针刺数也，以出毒气。

多年恶疮，百方不瘥，或焮肿不已

以马齿苋敷之，不过数次即愈。

诸恶疮毒

慈菇叶，捣烂涂之，立便消退，兼治小儿赤游丹毒（野者更佳）。

又方

芙蓉叶，或根，或花，或生捣，或干研，蜜调，涂于肿处，四围、中间留头，干则频换，已成、未成俱效。或加生赤豆末更妙。

痈疽、阴毒，黑陷、不痛

用艾叶一斤，硫黄、雄黄末各五钱，以水同煎半日，捣极烂，乘温敷上，再易十余遍，知痛可生，不知者死。

痈肿无头

新生鹅蛋壳，烧灰存性，为末，醋调敷，即出脓血。

诸毒溃后不长肉

用白蜡一两，冰片二分，研匀敷之，深者，填入即愈。

疔毒初起

白矾末三钱　葱白七枚

同捣极烂，分作七块，每用热酒一杯送下，服毕盖暖，再饮葱白汤一杯，少顷，出汗如淋即愈。

疔疮

凡疔，一觉急以磁锋刺入二三分，挤去恶血，恐药一时难觅，急寻蜗牛，连壳捣烂，敷之，或菊花根叶捣敷，就以菊汁和热酒下，出汗即愈。慎勿迟延而误事也。

拔疔方

银朱一钱　滥鸡屎一钱　荔枝肉十个　蜗牛（即蜒蚰螺蛳也）　乌梅肉十个

先用麝香涂疔口，将前药共捣敷上，痛即止，其疔一夜拔出。

血疔神方

一窍如针眼，出血不止，或生肘下，或生眼角，用真麻油四两，无灰好酒和匀热服，其血即止，再以野菊花浓煎常饮，切忌茶汤。

消疔毒

胡椒廿五粒　独头蒜一个　葱白三根

共捣烂，摊油纸上，作膏药，贴之即消。

血丝疔

五倍子，捣，再以滥鸡屎调入同捣，搽上立愈。

指头蛇疔

鸡蛋，一个，去白用黄，以荔枝肉嚼烂，搅匀，装入壳内，套指头上即消。

又方

猪胆一枚，入雄黄末五分，搅匀，汁内套指上缚之。

手足忽起红丝

最为急症，如走入胸中即可丧命。宜急用大针横截红丝所到之处刺之，令其出血，以膏盖之，或嚼浮萍草根敷之立愈。内用明矾末三钱，葱白七根，捣烂，分作七块，每块热酒一杯送下，以衣被盖之，如无汗，再服葱白汤，出汗为度，戒发物，房事。

湿痰流注神方

土茯苓磁锋刮去皮，木杵打碎，四两　胆星二钱　川贝　僵虫炒　银花　槐花炒　五倍子各三钱　橘红　秦艽　防风各一钱　防己八分　木通一钱　甘遂去皮，八分　皂角子鲜者九粒，打碎　肥皂子鲜者十粒，打碎

虚人加石斛、苡仁米各一钱；痰在头顶胸者加夏枯草一钱；在背加羌活五分；在胁加柴胡五分；在肚腹加赤芍一钱，泽泻一钱；在臂加独活五分；在腿加木瓜二钱，牛膝一钱五

分，用河水九碗，煎三碗，早、午、晚各服一碗，痰在心之上，食后服，在心之下，食前服，如虚者分二剂，极虚者分三剂，小儿分四剂。忌食盐、酱、茶、醋、猪肉、鲜鱼、鸡、鹅、发物、煎炒、姜、椒、烟、酒、生冷。但方内有甘遂，恐别丸散中有甘草相反者，切不可服。已破者止服四五剂，不致流于他处，随用十全大补汤加川贝二钱五分，石斛二钱，乳香炙四分，须数十剂全愈。如多火之人减去肉桂（十全大补汤方书俱有。）

瘰疬初起未破者

将面照疮大小略离患处作圈围者，取槐树根白皮照围略小放面圈中，用艾茸作一丸，于中心灸之，肉上觉渐痛即拂去。再灸，如此三遍，其面圈不动，槐皮要换三次。连灸三日即消。

瘰疬膏方

陈滴醋八斤　肥皂五斤，去筋膜

二味同熬如膏，再入黄蜡四两，退火气，七日用红缎或红布摊贴。

又方

左顾牡蛎，须斤许者佳，火煅、醋淬七次，研末极细，每两入冰片八厘，每早晚各三钱，滚水下，未溃者内消，已溃者收口。忌一切气恼、房事，如犯者，重又吃起。

瘰疬痰核内消妙方

好铅三两，铁器内炒，取黑灰，陈醋调涂，以旧帛贴之，频换，去恶水，如此半不痛不破，内消为水而愈。

瘰疬效方

肥皂中仁八两　夏枯草一斤　元参一斤

共为细末，炼蜜丸梧子大，每服三钱，食远服。至凶者，二斤即愈。忌一切发物并栗子，醋、糟、肝、肠、猪首、鸭蛋等物。

一切破烂疮，多年结毒，鱼口疳疮不愈，神效

雪白灯心半斤，冬月极冷时将灯草入水湿透，放阴处冻一二日，研为细粉，加乳香、没药、轻粉、冰片各些须，研匀敷之，药须冬月制就。

杨梅结毒溃烂不堪

朱砂透明者　飞滑石粉白

共细末，每服三分三厘，用土茯苓十二两，捶碎，拌匀，阴阳水六碗，煎至三碗，渣再用水三碗，煎半碗，分早、午、晚温服。忌盐、醋、茶、一切发物，服至月余，愈。

杨梅七帖散

细叶野艾根二两，无，则用金银花　土茯苓四两，忌铁器，打碎　生猪油一两　直僵蚕七条研　蝉蜕，翅足全，洗净，七枚　肥皂核肉七粒　皂荚子七粒，打碎

共作一剂，空心，用水六茶杯，煎三杯服，午前四杯，煎二杯服，临卧二杯，煎一杯服。每日一帖，连服七日，未发者暗消，已发者收敛，永无后患，毒深者用十四帖。

梅疮初起

用豆腐四两，中心开孔，入杭粉二钱，盛一碗内，蒸热，先将葱三根，略煨，嚼下后，吃完腐、粉，再饮热烧酒一二杯，用棉被暖，于不通一线风处卧，出臭汗一身。人不可近，近则过毒。汗要出尽，衣被送于野处，露洗之。

又杨梅结毒方

凤仙花熬水，棉絮蘸洗，拭干以冰片搽之。

又方

皂角子　当归　白鲜皮　五加皮　金银花各二两

分八剂，每剂加土茯苓四两，煎服。

广疮初起

活黄牛胆，好黄酒炖热，冲服，以醉为度。雄猪胆亦可。

脚缝湿烂

鹅掌皮阴干，烧灰存性，为末，干掺。

痔漏

青黛四两　大露蜂房一个，去顶

将青黛入内，用纸封好，香油内浸七日，取出露七夜，焙干为末，炼蜜丸桐子大，每用狗肉汁送下七十丸，其管自落。

痔方

木鳖子一个，醋磨浓汁涂之（许芷庭）。

又方

冬青叶浓煎，入朴硝，乘热熏洗，或鱼腥草煎洗，以枯矾入冰片少许敷之，能以熊胆涂之，诸方不及（冬青即女贞树）。

又治漏方

柳上黄耳，烧烟熏之，久而效(柳上黄耳即柳树上菌子)。

偷粪鼠

猫屎、井底泥和匀，围之立愈。

一切痔漏

野钱儿、蜀葵根、枸杞根、水边杨柳须各一两，先熏后洗，敷，次即愈。

横痃

青果核七枚

烧灰，研末，酒服立愈。

又方

菜油二三两，入少年头发二三钱，铜杓煎枯，去渣，用去壳鸡蛋二三枚放碗内，以滚油倾下，连油、连蛋食之，立消。

治鱼口便毒

活山羊角锯下烧灰，每服二钱，好酒送下，连服二三次即愈。左用左角，右用右角，或猪蹄甲亦可

（蹄甲亦烧灰用）。

又方

棉地榆

白酒三碗，煎一碗，空心服，虽有脓者亦愈，加穿山甲同患处，大者二片，土炒引经，更妙。

鹤膝风

鳝鱼不拘二三条，同酒糟捣如泥，加麝香三分，敷患处，纸隔布扎六七日，内作热，任他热，热后即愈。

又方

蕲艾半斤

煎汤乘热薰洗，一日数次。

又方

陈石灰　芙蓉叶　生姜　蒲黄各四两

共打一块，如膏药一般，贴之三次即愈。

又方

苎麻根数两　健猪脑子二个

同捣烂，又入乳香、没药各二钱，和匀敷之。

肠痈

小腹坚硬如掌而热，按之则痛，肉色如故，或焮赤微肿，小便频数，汗出憎寒，或脚缩不伸者，服之神效。

大黄炒　朴硝各一钱　丹皮　白芥子炒，研　桃仁研，各二钱空心煎服。

悬痈

生在肛门前，阴囊后，两交界处，初如莲子，渐如桃李，宜急治之。

大粉草四两

长流水浸透，炭炙干，再浸再炙三次，切片，同当归三两，水三碗，慢火熬至稠，将好酒对匀，食前数次服，未成即消，已成即溃，溃即收功。

脏毒

人中白以泥固，火煅，去泥，一两　川乌一钱　草乌五分　乳香五分　没药五分

共细末，桐油调敷。

又方

干柿，烧灰，米饮下二三钱。

脓窠疥疮

麻黄二两　黄柏二两　斑蝥七个　猪板油四两

同入杓内熬枯，滤去渣，入研烂大枫子肉四十九粒，调匀搽之。

黄水浸淫伤手等疮

水银一两　用铅六七分死之　雄黄一钱　枯郁官粉　五倍子各五分

共末。湿则掺，干则香油调搽。

鱼胞疮

身上忽起水泡如鱼胞，破之惟流清水，已而又起，甚痛，以蜘蛛网缠之即落。如再起再缠，二三次即愈。

葡萄疮

其色紫如葡萄，此疮令人心烦，亦恶疮也，用小榆条，如针细者，去皮，横坚穿断，去血即愈。

脓巢疮、血风疮并效

雄黄二钱五分　硫黄二钱　黄柏二钱　石膏一钱

为末，菜油调搽。

风疾癣癫药酒方

秦艽　当归　天麻　羌活　五加皮　防风各二两　白花蛇一条，酒浸，去骨　老酒十斤

煮三炷香，入土埋一宿，停六日，渐次饮之，其渣晒干磨末，水滴丸服。

狗癣疥

初起小颗极痒，渐成片出黄水者。

狗脊二两，炒黑　地榆二两，炒黑　枯矾五钱　寒水石一两　蛇床子一两二钱　硫黄用浑酒脚煮干，五钱

共末，熟豆油调搽。

顽癣

硫黄烧盐、土、大黄根（俗名牛舌头草），同捣烂，每洗澡后，穿山甲刮破搽之。

疥疮

川椒　尖槟榔各三钱　蛇床子　枯矾各二钱　雄黄　水银　轻粉　樟冰各三钱　枫子　杏仁各四十九粒

共研细，和匀，加桐油一两为丸，患处滚之。

癞疥疮方

硫黄四五钱

用盐卤半杯，将硫黄在瓦器内以文火熔化，入盐卤中，再熔再入，如是者七次。至第八次，在泥地上掘一孔，以硫黄倒入，隔一宿取出，以麻油磨涂，立愈（竺岩）。

鹅掌风

番木鳖　常山各一两

同桐油四两，浸七日，取油搽患处，用松毛、川椒烧烟薰之，不可下水。

又方

连须葱白捣汁半斤，熬成四两，入好蜜，再熬一半，每晚搽之，以火烘干，终身忌食鹅肉。

风疹痒甚，随爬随起，疙瘩大小累累不断者

艾叶　菊花　金银花各等分，叶亦可　独头蒜

共捣烂，入雄黄二钱，麝香少许，涂三四次即愈。

癣

花椒煮浓汁，乘热泡洗，仍将椒研烂敷癣上，数次即愈。

癞疥

麻油一杯，入鸡蛋一个，铜杓熬枯，去蛋，又入川椒二钱，煎枯，去椒，又入研细硫黄、明矾，煎数沸，取起，搽之。

黄水疮

小儿头上最生此疮。

松香一两，研细，装葱管内，水煮去葱枯矾五钱　飞丹二钱轻粉五分　无名异少许

共为末，香油调搽。

秃疮

剃头后，以银匠店中渍银水热洗一遍，切蒜瓣擦之，或捣烂敷之，或用猪脚爪煅末，麻油调搽，三四次除根。

蟮拱头

小儿夏月头上多患此毒，出脓又胀，绵绵不愈，实为可厌。用田螺肉、非地蚯蚓泥，共打匀做膏，贴之。或用浇铜杓担上化铜旧罐研细，桐油调敷，并效。

大人、小儿遍身赤肿火毒

生大黄　皮硝各等分

共末，用扁柏叶捣拌调敷。

火丹满身生遍，形如水泡者

用小儿胎衣饼内水，以鸡毛抹上，随手而愈。

又方赤游丹

美人芭蕉叶贴患处，桐油煎滚，用生姜切片，蘸热油于蕉叶上，擦之立愈。

浑身生猴子

芝麻花每日擦，不住手即愈。

白蛇缠腰

腰间忽起红泡，若不早治，被其缠到不救。用蛇壳一条，烧灰存性，厕坑板上浮泥，刮下，同研细，童便调敷，数次即愈。

汗斑

蜜陀僧，为末，以隔年陈醋调搽，随手而愈。

鼻疳烂通鼻孔

鹿角 明矾各一钱，瓦上煅过 人发五钱，灯上烧灰

共为细末，花椒汤将患处洗敷之，如不收口，以瓦松烧灰敷之。

胡子疮

五倍子和枣肉，煅，三钱 铜青一钱 轻粉 枯矾 松香各三钱 羊须一钱，烧灰，如无，以水杨须代之 黄连一钱 樟冰一钱 槟榔

杏仁去皮　枫子肉各三钱

共细末，香油调搽。

脓耳

水龙骨一钱　硼砂五分

为末，吹之。

又方

海螵蛸五分　麝香三厘

为末，吹之。

舌肿满口或出血

蒲黄末掺之。

坐板疮

用尿屎处砖烧热，上铺大麻子叶（即蓖麻子叶），乘热坐在砖上荡，不过一二次即愈。

又方

松香五钱　雄黄一钱　苍术三钱

共末和匀，绵纸包，捻作纸条二个，腊猪油熔化，浸透，火烧，滴下油搽之。

又方

陈荷叶煎水，常薰常洗，生芝麻嚼烂敷之。

肾囊风

痒不可忍，用大叶杨柳叶煎水薰洗，或墙上酱板豆草煎洗，后以蚯蚓屎，焙，掺之。

一切湿烂、血风兼疮

黄柏末　甘草末各五钱　轻粉二钱

以手研细粪坑中旧砖瓦，洗净，以炭火烧红，淬入醋内，如此七遍，为末，一两，共为一处，桐油调敷，早晚二次，先用米泔水洗，然后上药。

伤手顽疮，久不收口

芦甘石　赤石脂各一钱，入银罐，煅红，淬，入黄连、黄芩、柏汤内，去汤，晒干　松香七分　冰片一分

共细末，用白占二钱化开，调药在内，涂之，先用甘草汤洗。

臁疮

朝脑　松香　杭粉　葱白　鸡蛋清　健猪油

各等分，捣烂，用油纸二层，以一面用针刺孔，将药夹于中，将有孔一面贴患上，一二日换之。

疳疮

脚上鸡眼皮，烧灰存性，加冰片少许搽之。或溪港内年久螺蛳壳烧灰，加冰片亦妙。

又方

面粉置铁刀上，以炭火焙。黄色油透，旧罗缎帽沿，烧灰，各等分，研细搽之，宜用甘草瓦花煎汤洗之。

女人阴疳

五倍子，整者，一个，开一孔，入儿茶、黄柏末填满其中，入银罐内，煅存性，每用一钱，加冰片二分，龙骨三分，共研细末掺之，再以熟猪肝夹之。

裙风疮

甘石，醋煅为末，麻油，日日调敷。

湿毒臁疮

麻油二两　入川椒三十粒，熬枯，去椒　加轻粉二钱，研细　蜡白一两

收成膏，以绵纸摊成膏药，先用苦参汤洗，后贴之，二日一换。

顽疮不收口

儿茶　龙骨煅，各一钱　轻粉　滑石各五分　冰片五厘

为细末，苦茶洗后，以纱管盛药弹患处。

千捶膏

贴一切恶久不愈顽疮，能拔毒去腐。

松香一钱　草麻子四十九粒　铜青二钱

共捶千下，捻成膏药贴之。

热疖

生半夏盐飞　面各等分

为末，陈醋调敷即消。

去烂肉方

巴豆仁，炒，烟起、焦黑为度，研极细末掺之，去腐生新。

遍身发痒或生细疮

用七月七或七月半收紫背浮萍煎汤洗，或煎服。

一切恶疮疼痛并疥疮，俱效

取苍耳梗内虫，以阴阳瓦，焙，存性，研细，每服一钱，空心温酒下。

口舌生疮

黄连　炮姜灰　青黛　儿茶

各等分为末，掺之。

舌卒肿大塞口，不治杀人

百草霜和酒涂之，或以蒲黄、干姜等分为末，掺之，内用甘草浓煎漱之百草霜须烧野草者是。

唇裂生疮

黄柏末，以蔷薇根汁调涂。

牙龈疳烂臭败者

胡黄连五分　胆矾五分　儿茶五分

共研搽之。

喉风痛肿，单只鹅

胆矾，盛于青鱼胆内，阴干为末，吹之立效。

咽喉痛肿

灯草一钱　黄柏五分，并烧灰存性　枯矾七分　冰片三分

为末，每以二三分吹患处。

鹤膝风

肥皂二个，去子　五倍子去灰　皮硝各一两

共研末，用头酒糟四两，砂糖一两，姜汁半茶钟，和捣膝上，干，加烧酒润之，十日愈。

天泡疮

丝瓜水调官粉，敷。

若日久，作烂疼痛不已，脓水淋漓者：

石膏煅　轻粉各一两　青黛　黄柏各三钱

共末，甘草汤洗净，掺之，或用瓦花汁调，抹之。

风疹，皮肤不出及疮毒不起

取慎火草苗叶和盐绞汁，以热手摩涂之。

痈疽肿毒

麻油熬葱黑色，趁热旋涂自消。又，陈小粉，年久者愈佳，锅炒黄黑色，研，以陈米醋调，熬如黑漆状，瓦罐收，用纸摊，剪孔贴之，冷如冰痛即止，少顷觉痒，干不可动，毒消药脱，神验。

一切肿毒痛不可忍

蓖麻子仁，捣敷即止。

恶疮肿毒，人不能识者

取独头蒜二颗，捣烂，和麻油厚敷，干则易。

浑身疥癞

端午日午时，采番白草，每用一握煎洗，效。

又方

苦参半斤

河水煎数沸，入雄猪胆汁四五枚，淋洗。

血风疮

千年石灰，研，搽之。

又方

黄柏一两，以猪胆汁拌之，晒干数次，研细　枯矾三钱

花椒汤洗后掺之。或用桐油调茶。

大麻风，须眉脱落

扁柏叶，九蒸九晒，为末，每服一钱，一日三服，滚水下。

厉风瘙痒，遍身疹癞，毛落须脱

白花蛇一条，首尾全者，酒浸二三日，去骨阴干　苦参四两

共为末，以皂角五斤，去皮弦，酒浸一宿，取出，用水熬膏，和丸梧子大，每服七十丸，以防风通圣散送下。

又方

经霜皂荚刺为末，隔一日，空心酒下二钱，忌发物。

又洗方

艾八两　明矾四两　楝树根皮八两　椿树根皮八两

每日煎汤浴之。

防风通圣散方

防风　大黄　赤芍　薄荷　川芎　当归　甘草　朴硝　山栀　连翘　黄芩　桂枝　白术　麻黄　荆芥　滑石　石膏各等分

河水煎。

囊痈

用野紫苏叶（面青背红者是）焙干，为末，敷之。如燥，以香油调敷。

对口

番瓜蒂烧灰存性，麻油调敷，偏者不妨。

诸毒伤

蜂螫毒

小便洗，擦拭干，香油搽之，或雄黄末搽之，或瓦花捣涂之。

解毒

蒜汁　黑豆汁　紫苏汁

俱可解。

解河豚毒

一时无药，急以清麻油多灌，吐出毒物。

又方

芦根汁或金汁服之，愈。

自死六畜毒

壁上黄土，水调服。或饮人乳一碗。

解中砒毒

黄占四两

快刀削入铁锅内，用水四碗煎全二碗，待温灌下，如蜡不尽，掐作小丸，灌下其毒，蜡裹，从大便出。

又方

绿豆粉四两　黄泥饰净，四两　鸡子清九个

共一处，以浸豆水和服。

风犬咬毒

拔去头顶红发一根，捣葱敷患处，急于无风处掐去恶血，如孔干，以针刺出血，盐汤洗净，用糯米一撮，番木鳖半个，切碎，斑蝥七个，如多过一日，则加一个，连前药炒黄，去斑蝥不用，研末酒服。忌房事、闻锣声，终身不可吃犬羊肉。

又方

即将风犬打死，取血和老油服之。又取犬心酒煮服。此方神效，不必服他药，亦不必忌口。

误吞蚂蝗，为害最毒

但多服蜜即愈。或饮地浆亦妙。

解诸药毒

蚕蜕纸烧灰研细，每以一钱，冷水调下，少顷再服，虽面青、脉绝、腹胀、吐血，服之立效。亦治牛马误食蜘蛛，腹胀欲死，凡觉中毒，即以生豆试之，不闻腥气即是。

人咬伤

热尿洗去牙黄并血，嚼生白果涂之。如痛，以麻油纸燃火焰薰之。用干屎装荔枝壳内，加艾灸，以不痛为止。

咬伤指头，久则脱、烂手指

急用热尿入瓶，将指浸之一夕即愈，如烂手，用夹蛇龟壳烧灰敷之。

虎咬

捣青松汁敷升饮之，以渣敷患处，频易即愈。

毒蛇咬

全蝎二个，洗去泥　蜈蚣一条

同炙研末，酒下立愈。

鼠咬

斑蝥烧灰，入麝香少许，津唾调敷，或以吴萸擦猫鼻，取涎涂之。

蝎子伤

杏仁七粒　葱白三寸

捣烂，津唾调敷，立愈。

恶犬伤

以米泔洗净毒，以热牛粪封之，即时痛止。

又方

刮肉店墩上油腻，和砂糖敷之。

又方

多年旧屋，瓦上青苔，刮下涂之，立愈。

毒蛇咬伤

以大蓝汁、小蓝秸捣烂敷之。

又方

五爪龙草捣敷立愈。其草牵藤茎光，每叶五瓣，面光者是。多生屋边阴处，如叶七瓣，茎有毛者，非。

中蚯蚓毒

小儿受之则卵肿，用盐汤洗，鸭血涂之。

诸色恶，虫咬伤

用姜汁先洗患处，用明矾、雄黄为末，搽之。

蓑衣虫伤

其虫隐壁间，以尿射人，遍身生疮，状如汤火伤，乌鸡翎烧灰，鸡子清调敷。

百虫入耳

姜汁少许，滴之，或葱汁、鸡冠血亦妙。

又法

用纸塞耳鼻，留虫入之，耳不塞，闭口勿言，少顷即出。

毒蛇咬伤

用针刺伤处出血，急以绳扎两头，浸粪缸中，毒不内攻，以烟管烧滴油搽之，百试百验。

蜈蚣咬

鲜扁豆叶揉烂，敷之。又刺鸡冠血涂之。又以草纸点火，薰之立止。又，蜘蛛置患处，自吮其毒。

解盐卤

生豆腐浆灌之，再以鹅翎绞喉，吐之即活。

食毒鳖

饮蓝汁数碗，或靛青水亦可。

烧酒毒

用白萝卜汁或热尿灌之。

牛肉毒

乌桕树根皮，酒煎服，或野菊花连根捣汁服。

野菌毒

饮以地浆，掘地二三尺，倾以新汲水桶许，用棍搅之澄清，即地浆也。

天丝入目

用木梳垢为一丸，放眼角边即出。

烟渣入目

用乱发或综缨缓缓揉之，即愈（如将汤洗，必疼，伤眼）。

麦芒入目

煮大麦汁洗之即愈。

误食麦芒

取鸭涎，食之即消（竺岩）。

膝疮

用螃蟹唾沫搽，或磨刀水泥涂之。或用杉木煎汤洗，或蟹壳、滑石末，蜜调搽，或石膏、轻粉、韭汁调搽。

误服桐油，吐不止

急饮热酒一杯，即解。

中断肠草毒

生鸡子三四枚，灌之。或服热羊血碗许，总宜吐尽为妙。

妇人打胎，误服铅粉，每至欲死

急捣萝卜汁饮之。

误吞针

米饮调炭末三钱。或用蚕豆煮熟同韭菜吃，针从大便出。

误吞铜钱

多服荸荠自化。

误吞金银铜铁等物

取凤仙子或根捣汁服，自下，或多吃麦芽糖，即白糖也。

鱼骨刺喉

用紫玉簪根捣汁，以茶匙挑灌，不可沾齿，如沾齿则齿落去，为其化骨不化肉也。又即以鱼净肉满口咽之，即下。

诸骨哽喉

以硼砂含化，食顷即愈。或以凤仙花子二三十粒，研细白汤下。

箭头针刺入肉不出

用草麻子去壳，捣烂敷之，痒而即出。

又方

巴豆仁略炙，与蜣螂同研，涂之痛定，觉微痒，忍之，待极痒不可忍，便摇动拔出，速以生肌药敷之。

铳子入肉

蜂蜜不拘多少，冲好酒，饮醉即出。如无，用黄蜡亦可。或用旧银罐同水银研，入患处，其铅即化，随水银出。

诸骨哽咽

威灵一两二钱　　砂仁一两，研　　砂糖一盏

水二钟，煎一钟服。

鱼骨哽咽

饴糖，如枣大，吞之，不下再服。又，口含硼砂咽汁

即下。

跌打损伤（止痛散血）

好酒糟一团，生姜四两，捣烂，同炒热，布包搭患处，以大锡茶壶盛滚水煨之，冷则换。更吃童便、好酒，以醉为度。或以本人头发一缕，烧灰酒下。又，饮以热麻油、好酒，卧火烧地上，一觉而痛肿俱消。

跌损伤力畜血

归尾三钱　地鳖虫三钱，研　元胡一钱　胡桃肉五钱　红花二钱　苏木五钱

酒煎服，不可见水。

手足跌折接骨神方

五加皮，四两，为细末，雄鸡一只，重七八两者，去翅、头、爪并肠、胃、毛，入加皮同捣烂，先于跌碎处整理对缝，不可少有差错。然后以鸡摊于布上，周围裹扎缚紧，不可摇动。又用杉木薄片十余条，首尾各攒一孔，以绳穿相连四下，再裹于外，方不转动。药一伏时，将此药再换，其骨自接，并不疼痛。有换三四次者不等，以后只用加皮四两，煮红糖为膏，敷至平复为度。若不先理对缝明白，若差毫厘敷药，则多长一分，切记切记。

折伤断指，破唇缺耳

胡桃隔炒为末　千年石灰　血竭　降香节　白占各等分

为末敷之。

跌损

用白公鸡一只，连毛皮，去头、爪、肠、胃，捣烂，入飞面少许，同捣。先将汤浴患处，然后敷上包紧，伺患处作痒，方可去药。

一切刀伤磕损扑肿前或出血

用葱白细切，捣烂，炒熟，敷患处，葱冷再换，神效。

刀斧伤，出血不止

用陈石灰同韭菜捣烂，阴干，研细罨之，立刻止血生肌。或用黄亮松香研细，罨之即止。虽切断亦接，莫下水（端午日合更效）。

又方

刀刮青石末掺之。

金疮血出不止

紫黑降香节锉末，微炒出汗，五倍子打碎，炒黄色，各等分，为细末掺之。

跌打损伤

切莫用水洗，洗则难好。急用古庙屋上多年瓦，任取一片，拌滴醋，烧干，干又拌，一连七次，研细，冲热酒，饮醉立愈。

又方

来往人尿处旧砖，烧红、醋淬、研末，酒下立愈。

跌伤接骨

取活蟹捣烂，冲热酒服，尽量饮醉，再以渣奄患处半日，骨内有声即接。或用菜瓜子三钱，略炒为末，酒下数次即接。在上者食后服，在下者食前服，骨碎垂危，用乳香、没药各三钱，研碎，以滚酒尽量服之。

头面手足踢伤或擦坏皮肉

冬青叶，同醋煮数沸，略滴麻油少许在内，取叶换贴，自好。

闪腰打伤闪肭，并手足损伤，不出血，但有青肿紫色内伤者

先以葱白捣烂，炒熟，将痛处擦遍，随用生大黄研末，姜汁调敷，尽量饮以好酒即愈。

打伤青肿

用生猪精肉一片，将当归、赤石脂末少掺肉上，贴之。

又方

切豆腐片如指厚，于铁片上烙热，搭患处，冷则易之，数次即愈。

打伤眼睛

切莫用凉药、凉水，则血凝难治，如打出眼睛，仍放眼内，不可把瞳仁背了，将生地加酒捣烂敷之。

破伤风

蛴螬虫一个（即土蚕），两指掐其腰，口中吐出黄水，抹

患处，避风，汗出即愈（虫仍送土中）。

治打绵臀

锡箔，用无根水湿过，铺杖处，以手掌著力拍打，即消。

又方

木耳四两

炒黄为末，蜜调敷患上。

从高堕下或落马欲死

取老鸦眼睛藤捣汁服之，以渣涂患处，或韭菜汁，或热童便灌之，或元胡索末三钱，酒下，日进二服。

夹棍伤

急用热童便一桶，将足浸之，如冷，用烧红砖二块淬之即热，直浸至童便面上浮起白油，其伤尽出矣。再用肥皂捣如泥，鸡子清和匀敷患处，以草纸包裹脚，缚紧一夜不可动。内服：

人中白一两，煅　乳香　没药各三钱，箬炙　牛膝三钱　木耳烧灰，五钱　自然铜煅，五钱

共末，用牛膝煎酒，调下，三四钱。

棒疮膏

麻油四两，煎滚，入鸡子黄三个，熬枯捞去。再入洗净血余五钱，又熬枯捞去。下白蜡五钱，冰片三分，和匀，放地冷透，薄敷患处。

竹木瓦石刺入肉

大活虾七个

捣烂涂之，一时刺随虾出。

又方

苋菜捣烂，敷患处，外以布裹定，一二日即化。

鬼箭打

山栀炒，七个　面炒　桃头七个

共杵饼贴患上，次日取下，作七丸投炭火，烧响即愈。

肉刺鸡眼

蓖麻子捣敷之，或用活蜈蚣一条，捣烂敷之。

脚垫伤痛

人走长路紧急，被石块脚底垫肿，不能行走，痛不可忍，急用旧草鞋底浸尿桶内一夜，将新瓦砖一块烧红，以浸湿草鞋放砖上，随以脚踏上，火逼尿气入内即消，如走长路，两脚肿痛，亦用此法。若不早治，恐溃烂难愈。

手足开折

用汤洗净，用黄占一两，溶化，入松香末二分，以少许安刀头上，溶化，滴入折中。

汤火伤

醋调黄土敷，效，或用板炭，取浮水上者，研细，有水干掺，如无水，用菜油调敷，饮冷水必死。浸冷水中必烂至骨，或用蛤蜊壳炙焦，研细，菜油调敷。

又方

白及　大黄

以麻油磨涂（锄叶）。

又方

鸡子清，好冷烧酒调匀，以鸡翎扫患上，干则再涂，立效。

又方

活猪鬃剪下，烧灰，麻油调敷，神效。加轻粉、硼砂少许更妙。

刀伤刎颈，不断喉者

急以白蜡为细末，满填患处。

卷 七

丹阳魏祖清东澜辑

绍兴裘庆元吉生校刊

五 绝

缢死者

用一有力人抱住解绳，不得剪断，轻轻放倒，捻正喉咙，以手掩住口鼻，忽令走气，一人以脚挺其两肩，用手挽其顶发，常令弦急，勿纵，再一人摩其胸臆，屈伸其手足，再一人以膝裹衣抵住粪门，女人则连阴户不令气泄，将笔管吹其两耳，气回眼开，仍然按引勿放，用姜汤或米饮灌之，能自咽乃止。自旦至暮，虽冷可救；自暮至旦，阴盛难救。

卒缢将死心下温者

切莫断绳，轻轻松解，放下，刺鸡冠血滴口鼻中（白公鸡尤佳）。又用皂荚、细辛为末，吹鼻中，或以细葱心刺耳鼻中，有血出即苏。

溺死

将患人伏卧大凳上面，时刻摇动之，以盐擦膝中，待水流出即活。但心头温者、皆可救。切忌提出倒水，火烘无救。

又法

用锅合地，令死者腹对锅脐，覆上，用人扶牢，徐徐移锅横走，以箸夹口中，出腹中水即活。又横卧牛背上，令人牵牛徐徐走，领出水即活。

火烧闷死

以新尿冷饮之，或以温水和蜜饮。

遍身烧烂

或服萝卜汁，或服童便，随所取好酒一二瓮入缸中，令患者浸酒中，极重不死。

魇死

切忌火照惊惶，但狠咬其脚跟，用皂角末吹鼻中，打嚏气通即活，或乌骨鸡血滴口中立活。

热死

伏天行走、热极卒然昏倒，断不可与冷物，遇冷即死。即移阴处，取道旁热土围于脐上，使数人溺尿于脐中，热汤冲洗更妙。急以童便乘热灌之，再以布蘸热汤熨脐下三寸，立醒。

醒后忌与冷水，即与道旁热土和大蒜冲滚水灌之。

冬月落水冻死

心头有微热者，脱去湿衣，解活人暖衣护之，即用灶灰炒热，布包，熨心上，冷即换，待气回，少与好酒热、粥汤。若不先温心头，便火烘，则冷与火争必死。或用灶中灰一石埋之，惟露七孔。

中恶

或吊丧登冢，入庙来乡卒死，口鼻流血，但腹不鸣，心下温暖，急用菖蒲捣汁灌口鼻，自愈。或切断猪尾，取血饮之，并缚豚枕之，立活。

卒中厥冷

无论风寒暑热，鬼邪阴湿气姜汁一钟，童便一钟，和灌之。

效自刎法

自刎之人断食颡者易治，断气颡者难治。全要在知觉急早，即将头扶住，乘其气绝颡未冷，急将活鸡一二只，扯下热鸡皮，冷则无用，将线缝刀口周围缠护，用软绢帛并棉花，扎之。外将女子旧布裹脚周围，再缠五六转，勿使泄气，其中自然合一。令患者仰卧，以高枕枕脑后，使头郁而不直，刀口不开，冬夏避风，衣被盖暖。若气从口鼻通出，方用白米一合，入人参五钱，姜三片，同煎粥汤饮之，接补元气，再延名医调治，可也。倘能预备陈石灰二斤，大黄四两，同炒石灰至桃花色，去大黄，将灰研细，收瓶内，过月出火气，再以降香末、松香末外面多多敷之妙。

跌磕、木石压死，气未绝者

急擘开口，以热小便之。

附：余录验方

种子方　调经

当归身四两，酒洗　大川芎二钱　白茯苓去皮，三钱　广皮三钱　制香附六钱　吴茱萸四两，炒　延胡索三钱　丹皮三钱　白芍酒炒，二钱

若经水先期血紫者，血虚有热也，本方加条芩三钱。过期色淡者，血虚有寒也，本方加官桂、炮姜、熟艾各五分，用水一碗半，煎八分，经水至日，空心服。渣再煎，临卧服，一日一剂，服至经止，两三日交媾即孕。屡试辄验。

又方

凡人五十岁无子者，是精寒不能得孕也，服此方极效。

胡桃肉一斤　肉苁蓉一两　制附子五钱　补骨脂四两，用酒略煮，取起

上药共研极细末，水泛为丸，如桐子大，每服一钱，元眼

汤送下。

避难全婴方

用绵作一小球，略使满口而不使闭其气，以甘草煎汤或甜物皆可炙之，临时缚置儿口中，使咽其味儿，口有物食之自不能作声，而绵软不伤儿口。盖不幸而遇祸难，啼声不止，恐为贼所闻，弃之道旁。哀哉！用此法活人甚众，不可不知。

煮豆救饥方

或远行，或荒岁，皆可备急一时。

黄豆七斤　芝麻三斗

水淘过即蒸，不可浸多时，恐去元气，蒸过即晒，晒干去壳，三蒸三晒，捣为细末，米粉糊为丸，如胡桃大，每服一丸，可以不饥。

生产神效仙方

治产久不下，属气血虚者。

熟地黄一两　炙黄芪一两　白归身四钱　西潞党四钱　炒白芍一钱　炙龟版四钱　川抚芎一钱　枸杞子四钱　浙茯苓三钱

此方大补气血，于临产危急时，无论产妇平素气质强弱，胞衣已破、未破，宜急以方内之药，连进三四剂。不必用二汁，恐其力薄也。服后痛可立止，胎自顺下矣，屡经试验。

开玉门仙方

即开骨散。

全当归一两　川抚芎七钱　炙龟版一两　杜血余三钱

用水二碗，煎一碗，如行五里之户即生，若死胎，亦即下也。

有人产门不开，两日未生，服此一剂即产，真圣药也。

六字真方　　（睡）（忍痛）（慢临盆）

睡　将产时须要调养心神，爱惜气力，若能上床闭目安睡片时最好。倘不能睡，即暂时起身，或扶人缓行，或抚桌站立。痛若稍缓，又上床安睡，但宜仰卧，使腹中宽舒，小儿易于转动，且大人睡下，儿亦睡下，转身更不费力。总之，睡为第一妙法。

忍痛

临期第一要忍痛，如初觉腹痛，不问试胎与正产，自己先立定主意。生育乃天地自然之理，世间极容易之事，不必惊慌。但看痛一阵不住，连痛三五七阵，渐痛渐紧，方是大产。与人说知，以便伺候，若痛得慢，此为试胎，且自安眠稳食，宽心静养，使痛阵渐急，自然易生。

慢临盆

将产不可轻易临盆，此是最要紧关头。不可认错，倘听信稳婆说孩儿头已在此，以致用力太早，或儿身未转，胞浆未破，即使临盆，岂不有误。须看痛之紧慢，真当其候方可。至嘱至嘱！要知天生天养，当其时，小儿自会钻出，何须性急！从来瓜熟蒂落，水到渠成，自然而然，不待勉强，及至生下，产母亦自知其所以然也。

附余各方原书全缺，社友炳章曹君从他书补入，惟避难全婴法一方得系吉生录于《方便医书》中。

吉生附志

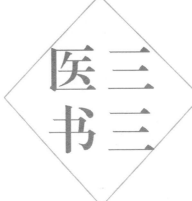

医书三

三

历验再寿编

清·章月轩 辑

提要

　　人不能无病，病欲求愈，则赖于医。医之效否，则系乎方。吾国成方浩繁，有经方、时方、单方之别。经方、时方，非个中能手，莫能施用。惟历验单方，人人能知。既便于马足船唇，复裨乎寒家贫士。且其奏效，有胜于经方、时方者，此世之慈善家所以汲汲焉，以刊传单方为急务也。本书为童月轩家藏抄本，方剂简单，药无贵品，历试亲友，活人甚众。承王理堂社友惠寄，爰亟寿诸梨枣。

序一

夫人之不能必其无病者，病之必欲求其愈者，医。医之获效与否，则系乎方之良与不良也。古之方，良者多矣。即如《千金》《十剂》《肘后》《壶中》《活人》之书，无己之著，皆良灵也。惟部集蕃多，旨意深远，药兼贵品，购用维艰。马足船唇，携带匪易，穷乡僻壤，购取殊难。为各子与贫士家人遘病计，固不若灵验单简之方，觅之不难，购之较易也。

吾友童君月轩先生，湘西旧族也。有历经奇验之方三百余种，系家庭抄本，集积于亲友经验。而来试之多番，其效诸多奇速，且方剂简单，药无贵品。数十载留心采用，已曾生济多人，百发百中，确有起死回春再寿之功。兹因方效虽奇，知者不溥，故特汇刻成书，名曰《历验再寿编》，欲赀广布。区区之心志诚坚，第限于棉力不足，刻印无多，先拟于四近之善堂公益各机关就近印送，以期同志扩充。外每省由邮寄送省城之慈善堂、同善社各一份。冀藉贵堂贵社中乐善诸君子匡赞助之力，照书翻刻，分送于省属之各县，再由县各善堂照刻分发于该县之各乡，由乡传之于集镇，如此扩充，庶可变难为易。癸亥夏征校于予，予曰：此善举也。有志足可许成，众擎自然易举。而童君之热肠至意，尚希大善人鉴而谅之。是为序。

民国十二年岁此癸亥夏四月萝蕉野人
蔡鹿秋撰于绿野草堂

序二

　　轩岐针灸，伊圣汤液，此医之源也。汉时仲景、元化，祖述《内经》，始有方剂。唐宋以降，东垣、河间、丹溪、景岳，接踵而兴，方书大备。然阐精抉微，词古意深，虽有遵经之志，却非语下之方。且卷帙浩繁，证治梦如，尤非潜心斯道者所能谙悉也。童君月轩，三楚名流，湘西世胄，宅心慈善，累世知医。尝以简方济世，试之者辄奇效，积年既久，裒集成书，计共三百三十八方，皆屡试屡验之神剂，因命名为《历验再寿编》云。予尝谓经方为万古不易之准绳，此则以奇制胜，惟奇而不离于正，故可贵耳。癸亥已寿枣梨，惜印本无多，流传未广。甲子岁浙江裘吉生先生搜辑方书，刊传救世，垂询及予，遂重梓焉：呜呼！此书一出，使穷乡僻壤咸无夭枉之虞，白叟黄童悉庆更生之象，则不独予所深幸，而吉生先生寿人寿世之意，亦万古斯响矣。是为序。

民国十三年岁次甲子季秋
中浣九江王理堂序于养道丹房

历验再寿编

湘西童月轩录

王理堂传

裘吉生校刊

第一方　治误吞铜钱

凡误吞铜钱者，用荸荠多嚼食之，钱即化水（荸音卜，即水果中荠子也）。

又方：用炼熟蜜糖一二杯服之，亦能化出。

第二方　治误吞铁针

用威灵仙五钱，砂糖二钱，和酒煎服即愈。并治误吞一切铁器。

歌曰：铁脚威灵仙，砂糖和酒煎。一口吞下去，铁便软如棉。

第三方　治鱼骨鲠刺喉咙

用糯米为丸如弹子大，吞之即愈。

又方：用独头蒜塞鼻中，骨自出。

又方：用河中养放的活鸭倒挂垂涎，以磁碗接下，令患者仰卧灌之，骨自化。

第四方　治鸡骨鲠喉

用五倍子，量用，掺入喉间即化。

又方：苎萝根捣汁，灌之即下。

第五方　治铁针误入咽喉

用旧苕帚烧灰存性，研末，三钱，黄酒下，其针即化。或用胡葱、韭菜同食，针自大便出。

第六方　治误吞竹木屑及芒刺

用铁秤锤烧红，淬酒饮之。

又方：用芝麻研末，滚水调服，亦效。

第七方　治杂物入目

用左手爪甲刮末。灯草蘸点一二次，即出。

又方：用鸡冠血少许点眼中，亦出。

第八方　治麦芒入目

以新布覆面上，将活地蚕一条在布上摩之，芒着布上出。

又方：大麦煮汁，洗之，芒亦可出。

第九方　治竹木刺入目

用地蚕捣烂，涂之立出。

第十方　治鱼口便毒

用屋上瓦松花捣，浓敷之，大有奇效。

第十一方　治坐板疮

用厚朴五分，白矾一钱，硫黄五分，共为细末，麻油调涂，止痒止痛。

第十二方　治各样肿毒

明矾五钱，研碎，放磁盘内，入水化开，浸粗草纸在内，以一张贴疮，上千则再换，十余次即消。

第十三方　治诸疮臭烂

白矾、雄黄，二味煎水洗则不臭，且可愈疮。

又方：用血风草捣烂，合面敷之，每日一换，数日全愈。

第十四方　治内外痔疮

马齿苋，煮熟多食之，以汤洗之可痊。又用凤凰草熬水洗亦可。

又方：用皮硝五钱，入小便冲开水，熏洗之，神效。

第十五方　治一切咳嗽

用甜梨一个，刺五十孔，每孔纳胡椒一粒，面裹煨熟，待冷去椒，食梨。

第十六方　治久咳不止

贝母三钱，研末，白砂糖一两，和匀冲服。

又方：蜂蜜、生姜汁，调服即止。

第十七方　治噎膈回食

抱过的鸡子蛋壳四五十个，烧灰，冲酒服。

又方：用油透的木梳一个，烧灰为末，酒服一钟，半日即能饮食，屡试屡验。

第十八方　治耳聋

全蝎两三个，去头、足，炒黄，研末，冲酒服。

第十九方　治风火牙痛

元参、升麻、细辛、石膏各三钱，煎服，忌灸炒。

第二十方　治鼻血不止

用乱发烧灰吹入鼻孔，其血即止。

第十一方　治虫牙痛

用花椒三粒，巴豆一粒，捶烂，棉花裹咬，虫食即死。切忌不可吞下喉。

第二十二方　治耳内出脓

以鸡冠血滴耳内，数次即愈。

第二十三方　治一切牙痛

用青盐、牙硝、樟脑、硼砂各五钱，共为末，擦牙上即止。

第二十四方　治诸虫入耳

用猫尿滴耳内，其虫即出。取猫尿法，用生姜擦猫鼻，猫即尿。

又方：用鸡冠血滴耳内，虫即出。

第二十五方　治耳惯流脓

枯矾，研为细末，吹耳内。

又方：猫尿烧灰吹耳中即愈。

第二十六方　治烂眩风眼

大枣三个，去核，入青盐在内，开水泡洗，冷放饭上蒸热再洗，以愈为度。

第二十七方　治眼生云翳

取大蜘蛛一个，去头足，以人乳和匀，饭上蒸三次，点眼内，翳即消散。

第二十八方　治暴发火眼

用猪胆一个，白矾一钱，入胆内阴干，点之立收，奇效。

第二十九方　治见风流泪

鲫鱼胆七个，入人乳半酒杯和匀，饭上蒸之三次，露过，点眼角内，神效。

第三十方　治大肠下血

茯苓、条参各三钱，椿树皮、桑白皮、石榴皮、陈茶叶各等分，煎服即愈。

第三十一方　治大便不通

麝香少许，包肚脐三时，即通。

又方：沉香、木香、槟榔、乌药、枳壳、大黄、枣仁，此药大黄、沉香两味酌量少用，沉香只用数分即可。煎水服。

第三十二方　治小便不通

用生葱数根，捣烂敷脐下，即通。

第三十三方　治脱肛

冰片一钱，活田螺一个，将冰片入田螺内，顷刻肉化成水，以鸭毛蘸搽之，即愈。

第三十四方　治红白痢症

用黄滑石、朴硝、槟榔、厚朴、白芍、黄连、归尾、茯苓、木通各一钱五分，木香五分，煎水服。

又方：胡椒一粒，打碎，用三两重鲫鱼一个，去头、尾，连肠、骨入椒末，捣烂和匀，作饼敷脐上，即愈。

第三十五方　治被蛇咬伤

细辛、白芷各三钱，雄黄五钱，共研为末，酒送下。外用白芷水煎洗，即愈。

第三十六方　治被狗咬伤

用蚯蚓数条，捶烂，敷患处。外用蒜捣烂敷之，去毒即好。

又方：用长流水洗净血污，以口吮之，再嚼白果涂之，即愈。

第三十七方　治跌打损伤

生半夏、松香各一钱，研末，调水敷患处。

又方：烂席草、蒲扇，烧灰冲洗，童便引。

第三十八方　治跌打骨断

用螃蟹捣烂，热酒冲其服，伤自愈（如无大蟹之时，即春间潮蟹，或池塘中小蟹，亦可全愈）。

第三十九方　治刀砍斧伤

用人指甲，灯火上烧焦，研末，撒上，止血生肌。但须研细，不细，糁之作痛。

第四十方　治小便淋症

用何首乌、蒲公英、金银花各三钱，白术，槿花七朵，熬水，冲酒服。

第四十一方　治缩阴症

用硫黄三钱，研末，冲酒服。阳物即出。

第四十二方　治赤白带下

用黄荆子，炒，研末，每三钱，米汤送下。

第四十三方　治水泻不止

黄瓜叶捣烂，调米汤下即止。

又方：高粱子，炒焦，熬水服，立愈。

第四十四方　治解毒稀痘

金银花，炒，研末，白砂糖调之，常服则痘稀，久服可免出痘。

第四十五方　治痘后余毒

马齿苋汁、生绿豆、赤小豆、石膏，共研末，猪油调搽自愈。

第四十六方　治风湿麻木

当归、白芍、熟地、川芎、白术、荆芥、防风各二钱，煎服酒引。

第四十七方　治周身发痒

胡麻子、威灵仙、何首乌、石菖蒲各三钱，甘草一钱，泡酒服。

第四十八方　治腰痛

用刀豆壳，烧灰，研末，冲酒服。

第四十九方　治乳吹

蒲公英、金银花，煎水洗。渣捣烂，敷乳即消。

第五十方　治下乳法

黄砂糖，煎豆腐不用油盐，下酒吃二三日，即有乳。

第五十一方　治咽喉肿痛

用墙上蛛窝五六个，瓦焙为末，吹入，即消肿止痛。

第五十二方　治小儿惊风

青礞石，用水磨汁，灌下即活。

又方：用朱砂研末，新汲水调涂顶心、两手足心、前后心，金银花、煎水洗服。

第五十三方　治吐直不止

白及一两，为末，每服二钱，米汤调服，神效。

第五十四方　治汤泡火烧

大黄，为细末，桐油调搽，止痛生肌消肿。

第五十五方　治小儿夜哭

灯花五朵，研烂，涂娘乳上，令儿吃乳。

又方：朱砂研末，写子午二字在脐上，即能止哭。

第五十六方　治痘子落眼

刺黑狗耳上血，点之即消。

又方：用白水牛身上虱子血，点之亦效。

又方：黑鸡屎，点之神效。

第五十七方　治牛瘟

用枇杷叶十多片，刷去毛，韭菜、青木香、金银花各一两，煎水灌之即愈。忌用生水。

第五十八方　专治肿毒

芙蓉叶，阴阳瓦焙干为末，再用土茯苓，亦焙，研为末，麻油少许，好醋和匀。一切无名肿毒，未成脓者，照其肿处用笔点药圈之，渐圈渐小。每次必按肿之大小，在四围圈之，不用涂在肿上。即毒重者，数次无不散消。

第五十九方　治妇人胃嘈呕吐清水

用生何首乌炖肥鸡，食之，无不立效。

第六十方　治泻痢

用射香三分、木鳖子半个，共研为末，米汤作饼敷脐上，即止。

第六十一方　治大肠下血

用大荸荠五六个，不去皮，黑豆·酒杯，黄糖三钱，同煎，连汤吃三次，即愈。

第六十二方　治漆疮

用白菜捣烂涂之。

又方：用荷叶煎汤洗之。

又方：杉木煎汤洗熏之。

又方：用韭菜捣汁涂皮，熬水洗皆有效。

又方：用蟹汤更妙。

第六十三方　治疮不收口

用干牛屎烧灰，鸡蛋清调敷。

又方：芝麻炒黑，捣敷之，皆效。

第六十四方　治心胃气痛

花椒二钱，捶烂，开水泡，吃后饮热酒数杯，立效。

又方：生芝麻一杯，炒焦，研末，冲酒服亦效。

第六十五方　治猪牛时症

皮硝、青矾、雄黄各五分，冰片一分，麝香一分，共为末，吹鼻中立效。

第六十六方　治猪瘟，牛羊皆可治

牙皂、细辛、川乌、草乌、雄黄、枸杞各一钱，同烧灰，研末，吹入鼻中，每次吹药五七分即可矣。以愈为度。方内如加麝香五厘更妙。

第六十七方　治过食瓜果伤

用木瓜皮煎汤饮之，即愈。盖各瓜皮解各瓜伤也。

第六十八方　治鸡瘟

用巴豆一粒，捣极碎，香油调灌，入口即愈。

又方：绿豆粉（水六成条，喂数次即愈）。

第六十九方　治断酒不饮

用地蚕焙干，研末，温酒调服，永不嗜酒。

又方：白猪母乳一杯，饮之，亦效。

第七十方　治嗜茶面黄

用榧子七个，每日食之，以面色改好为度。

第七十一方　治湿癣

用桃树上青皮为末，醋和敷之，即愈。

第七十二方　治癣燥作痒

以鸡冠血频涂之，疮愈痒止。

第七十三方　治各样癣疮

日在正当午时之间，取桃叶，捣汁搽之。

第七十四方　治诸疮发痒

用熟明矾、干姜末，共研细，和匀，先以陈茶煎水洗后，将此药掺之。

第七十五方　消拔诸疮毒

用雄黄、明矾，共研末，或水调涂之，名曰二味拔毒散。

第七十六方　治肿毒初起

用麻油煎葱，待黑，乘热用手旋涂，自散。

又方：用白芥子末，醋调涂之。

又方：用败龟板，烧研末，酒服四钱。兼治妇人乳毒。

第七十七方　治霍乱腹痛

大枣一枚，木瓜五钱，桑叶三片，水煎服。

又方：桃叶三把，煮作两次服，立效。

第七十八方　治大便闭塞

用猪胆汁灌入肛门即通，神效。

第七十九方　治热淋血淋

用生地、车前草叶各二钱煎服，立效。

又方：干柿三枚，烧灰存性，研末，陈米煎汤下。

第八十方　治小便尿血

用乌梅烧灰存性，研末，醋糊小丸，每次服四十丸，黄酒
送下。

又方：用人指甲五分，头发一钱五分，研末，每服一钱，
空心酒下。

又方：用黑豆一升，炒焦，研末，热酒淋之，去豆饮酒。

第八十一方　治小便滴沥，或有或无

用大蒜一个，纸包煨热，露一夜，空心新汲水调下。

第八十二方　治小便不时

雄鸡尾毛，烧研末，水酒冲服一茶匙。

又方：白果十四枚，七生七煨，兼而食之。

第八十三方　治小便不通

用莴苣菜，捶，敷脐上即通。

又方：杏仁七枚，去皮尖，炒黄，研末，米汤化服。

又方：用葱白连叶捣烂，入蜜调合，包外肾上即通。但葱
白和蜜，乃反药也，不可入口，误服杀人。切忌切忌。又方：
用猪胆，连汁的，一个，开一孔，笼住阴头，三时汁入即通。

又方：用金针菜煎水，多饮亦通。

第八十四方　治长行趾肿

取草鞋浸尿缸内半日，以砖一块烧红，置鞋于上，令热气
入皮肤即消。

第八十五方　治远行脚底成泡

用生面涂之，一夜即消，奇效之至。

第八十六方　治手足冻疮

用生姜自然汁熬膏涂之。

又方：用老丝瓜烧灰存性，为末，和猪油涂之。

又方：用黄蜡浓煎，涂之。

又方：用鹅掌皮，焙存性，研为末，油调涂之，皆效。

第八十七方　治足冻坼裂

用人乳调黄柏末涂之。又用藕蒸熟，捣烂涂之。

第八十八方　治脚生鸡眼

用地骨皮、红花，等分为末，麻油调搽。

第八十九方　治脚胫臭烂

用蜒蚰十条，瓦焙研末，油调敷之，立效。

第九十方　治腿足热肿

用铁锁磨水敷之，立见奇效。

第九十一方　治猝然腰痛

用黑大豆一大碗，水拌炒热，布裹熨之，其痛自止。

第九十二方　治腰痛不止

用丝瓜子仁，炒焦，擂酒服，以渣敷之，立效。

第九十三方　治腰胀

用八角茴香炒，研，为末，饭前酒服二钱，即愈。

第九十四方　治绞肠痧腹痛

用生明矾二钱，为末，滚水冷水各半，名阴阳水，调服即止。

第九十五方　治一切腹痛

羌活一两，葱十根，老姜二两，以面和匀，炒热，用布包裹，熨腹，冷则炒换。

又方：大古钱一文，打碎，以大核桃三个同炒热，入醋一杯，冲服即愈。

第九十六方　治心腹冷痛

用布裹胡椒末，安痛处，以熨斗熨之，汗出，其痛即止。

第九十七方　治食积心痛

用神曲一块烧红，酒淬二次，水调服，甚效。

第九十八方　治猝然心痛

用老姜末一钱，米汤饮之。

又方：用桃仁七粒，去皮尖，研碎，水一碗，化服。

又方：高粱根煎汤服，甚效。

又方：乌梅一个，红枣二枚，杏仁七枚，同捣碎，男子用酒，妇人用醋，和药饮之，不病心痛症。

诀云：一个乌梅二个枣，七个杏仁同碎捣。男酒女醋饮下之，不害心疼直到老。

第九十九方　治一切心痛

用大川芎一个，为末，烧酒服之。

又方：旧毡袜后跟一对，烧灰，酒服，其痛自愈。

第一百方　治干呕

用生姜频频嚼之，其呕立效如神。

第百另一方　治久咳不痊

用猪腰子二个，入胡椒七粒，水烹啖之。

又方：用大萝卜一个，切碎，糯米糖二两，一层萝卜一层糖，铺堆煮之，吃水即愈。

又方：用猪胰三个，大红枣三百枚，白酒五斤浸之，秋冬七日，春夏五日，滤去渣滓，以七日内食尽，忌盐。

又方：用鸡蛋壳内白皮十四个，麻黄三分，焙干为末，每服一匙，滚水送下。

第百另二方　治咳嗽有血

用小儿胎发，烧灰，入麝少许，酒送下。男用女发，女用男发。

第百另三方　治咳嗽气喘

用生山药捣烂半碗，入甘蔗汁半碗，和匀顿服，立止。

第百另四方　治风痰咳嗽，夜不能卧

用白僵蚕一两，炒，研为末，入茶末一两，临卧时滚水泡服自愈。

第百另五方　治年深喘哮

用鸡蛋略敲损，浸尿缸中三日，烹食即愈。

第百另六方　治反胃、噎膈

用干捶花，即凿柄木，烧灰，酒服。

又方：用鲤鱼一尾，入童便内浸一夜，炙焦，研末，同米煮粥食。

又方：用羊尿五钱，童便一大钟，煎六分，分三次服。

又方：用柿干三个，连蒂捣烂，和酒服，甚效。

又方：用牛涎和水调服二茶匙，即愈。

取牛涎法，以水洗牛口，用盐涂之，少刻，牛涎即出。

第百另七方　治噎食不下

用凤仙花子一合，酒浸三夜，晒干为末，酒糊丸如绿豆大（每服六丸，温酒送下，不可多服）。

第百另八方　治诸气呃逆

用橘皮三两，去瓤，以水一大碗煎五分，顿服即愈。

第百另九方　治腮颊肿痛

用赤小豆末和蜜涂之即消。或加芙蓉叶末更好。

第百一十方，治牙根面颊肿痛

雄黄三钱　杏仁十二个，去皮尖，轻粉五钱，水粉三钱，黄丹三钱，俱炒研为末，以猪胆调敷肿处。

第百十一方　治咽喉肿痛，不能下食

用白面和醋涂喉外肿处，即消。

又方：用蚯蚓十四条，捣烂，敷喉外，再以一条着盐，化水，入蜜少许，加敷之。

又方：黄柏末，和酒敷于喉外，其肿便消。

第百十二方　治舌肿破烂及小儿口疮

用黄连五分，黄柏五分，冰片一分，青黛一钱，焙干，为末，吹舌上即愈。

第百十三方　治牙缝出血

用五倍子烧存性，研末，搽之。

又方：用百草霜糁之皆效。

第百十四方　制丹取牙法

用白马尿浸茄根三日，炒为末，点牙即落。

又方：用巴豆点牙亦落。

第百十五方　治牙龈臭烂

用萝卜子十四粒，生研，以乳汁调和。左痛点右鼻，右痛点左鼻。

第百十六方　治风牙疼痛

用大荔枝一个，剔开，以盐填实，将壳连核煅，研末，擦之。

又方：用烧酒浸花椒，常常漱之。

第百十七方　治牙根肿痛

用五倍子一两，瓦焙，研末，每以五钱敷痛处，吐涎即止。

又方：以马齿苋汁含之，亦效。

第百十八方　治牙齿疼痛

用小黑豆煮酒，常漱口内，数次即止。

又方：用老生姜焙干为末，同熟明矾搽之，亦止痛。

又方：白蜡七分，枫树皮七钱，共煎水，含口内，三五次即止。

第百十九方　治声音不开

用陈皮、甘草，和砂糖煎水服。

又方：陈皮，生姜各一钱，冰糖一两，煎水服。

第百二十方　治唇黑肿痛

用古铜钱四文，于石上磨，猪胆汁涂之，即消。

第百二十一方　治唇干裂痛

用桃仁十四个，捣烂，和猪油敷之。

第百二十二方　治鼻血不止

柏子烧灰，冲酒服。再用甘草捣烂，敷足心。男左女右。

又方：用大蒜一个，去皮，研如泥，作钱大饼子，左鼻出血敷左足心，右鼻出血贴右足心，左右皆出贴两足心。

又方：用白及末，唾津涂鼻上及山根，即止。

第百二十三方　治鼻中息肉

用蚯蚓一条，炒牙皂一片，共为末，和蜜调涂患处即除。

第百二十四方　治鼻中生疮

用黄柏、槟榔为末，猪油调敷。

又方：桃叶嫩者，杵烂塞之。无叶用根。

第百二十五方　治暴眼肿赤，流泪羞明

用大黄末三钱，取新汲水调涂眉心及两眼胞，干则以水润之。

第百二十六方　治火眼肿痛

青矾炒，三钱，黄土六钱，共为细末，并化水调作二饼，如眼大，先以水洗眼，次以纸贴眼上，后将药饼贴于纸上，令患者仰卧，用清水润饼，干再润之，敷二三时，痛止肿消。

第百二十七方　治眼皮生珠

黄丹五钱，用鲤鱼胆胆汁和如膏，点三五次即消。

第百二十八方　治眼目昏暗

每旦含黄柏一片，吐津洗眼。

又方：每早洗面时，用炒盐擦牙，随以凉水嗽出。洗眼，仍以洗面水双手捧向眼，浇七七四十九数，此法终身行之，永无目疾，且倍光明。

第百二十九方　治浮翳遮睛

用刀刮指甲细末，和乳调，点三五次即愈。

历验再寿编

又方：以猪胆微火煎成丸，如黍米大，日服一丸，自效。

第百三十方　治迎风流泪

用经冬桑叶，日日煎水洗。

又方：用盐眼角冷水洗之，数次即愈。

第百三十一方　治烂眩风眼

用鸡冠血点之三五度，数日即愈。

又方：以青矾，火煅去毒，研细末，汤泡澄清，点洗，立效如神。

第百三十二方　治目赤生翳

用古钱一文，食盐一匙，同研，筛过极细，点眼中，其翳自消。

第百三十三方　治赤眼肿痛

用自己小便，乘热抹洗，即闭目少顷，如此数次，自愈。

又方：用猪胆汁一杯，和食盐、铜绿各五分，点之。

又方：用黄丹二钱，蜂蜜调敷太阳穴，立效。

第百三十四方　治百虫入耳

雄黄，以草纸卷，烧燃熏之。

又方：用莴苣捣汁，或姜汁，或韭菜汁，人乳、小便、麻油，随便滴入，其虫即出。

第百三十五方　治蚁入耳内

用穿山甲烧研为末，调水灌入，其蚁自出。

第百三十六方　治聤耳

用桃仁炒研，棉裹，日日塞之，自愈。

第百三十七方　治抓伤面皮

用真麻油调水粉搽之，一夕即愈。

第百三十八方　治发毛黄赤

用羊屎烧灰，和猪油涂之，日三次，夜一次，至发黑乃止。

第百三十九方　治发垢

用鸡蛋清涂之，少顷洗去，光泽不燥。

第百四十方　治头痒生疮

用醋汤洗净，以百草霜和水粉少许，生麻油调敷，立效。

第百四十一方　治头疮

乌梅，烧研为末，麻油调敷。

又方：龟板烧灰敷之。

又方：黑豆烧灰存性，研末敷之。

第百四十二方　治头面肿痛

用鸡蛋黄白调匀，涂肿处即消。

第百四十三方　治食蛋停滞

宜饮好醋两次，蛋滞自消。

第百四十四方　治解百虫毒

用芝麻油多饮，取吐。

又方：以黑豆为末，入酒绞汁，服半碗亦效。

又方：用自用莴苣菜捣汁饮之，其毒自消。

第百四十六方　解食蔬菌毒

饮粪汁一杯，令吐其毒尽出。

又方：随即饮尿一碗，其毒立解。

第百四十七方　治食鳖中毒

凡鳖与苋菜同食，腹内生小鳖，饮白马尿立解。

第百四十八方　治解煤炭毒

凡受煤炭烟气，一时昏倒，急用清凉水灌之，立醒。

第百四十九方　治解桐油毒

用干柿食之即解。

第百五十方　治人口咬伤

用溏鸡屎涂咬处，立刻止痛。

又方：以栗子嚼烂，敷之立效。

又方：咬伤手指，用盆盛热尿，将指放插尿内，浸一夜即愈。

又方：用鳖甲烧灰敷之，立效。

第百五十一方　治毒蜂螫伤

用麻油涂之，甚效。

又方：以热酒淋洗患处，数次即愈。

又方：人乳涂之，立能止痛。

第百五十二方　治蜈蚣咬伤

嚼小蒜敷之，即解。

又方：用头发烧烟熏之，大可消毒止痛。

第百五十三方　治诸蛇咬伤

先饮好醋一二杯，以绳扎伤处之两头，再用五灵脂五钱，雄黄一钱五分，共为末，酒调二钱，灌之。少时，咬处出黄水，水尽则肿消。后以雄黄末糁之，口合自愈。

又方：以生姜捣烂敷之，干再换。

又方：用烧酒淋洗去毒，用人粪厚封即消。

第百五十四方　治疯狗咬伤

用白菜肉嚼烂涂之。

又方：被咬后即立溪河，将伤处挤洗血尽，多饮姜汁，则毒可解。但宜封扎疮口，勿使受风。

第百五十五方　治汤火炮伤

凡被汤火，切勿以冷水及冷尿泥浇之，因热气遇冷则收入愈深，火毒攻心而速之死矣。宜急以盐糁之，然后用药敷为妙。

一方：用蜂壳烧灰存性，研末，入冰麝少许，从四面扫之，渐入于中，此急救最妥验之方也。

又方：用夜明砂、黄丹、水粉各一钱，另用鸡蛋五个，煮熟取黄，久炒，自有油出，即将前药和入同炒，退火气，贴敷伤处，干再换，如此数次，肉白即愈。

又方：以栀子末和鸡蛋清浓调，刷之。

又方：用生萝卜捣烂涂之。或用生大黄为末，或麻油，或桐油俱可调服。桐油虽系清热，但能作吐，仍宜麻油为是。

第百五十六方　治刀伤

用石灰一升，生大黄四两，同炒成红色，收贮瓦罐内。凡遇伤处，搽上即愈。

又方：用经霜桑叶，阴阳瓦焙枯存性，研末，糁于伤处，三日全愈。其桑叶藏久更好。此方即伤重危急亦可救。

第百五十七方　治水泡疮

用五爪龙草，桐油煎热，敷之立效。

第百五十八方　治内外痔疮

以朴硝置尿壶内，和热水熏洗之，后以臭牡丹敷之，至效。

第百五十九方　治妇人难产

用川芎、当归，二味煎水服，即产。

又方：取凿柄木烧研为末，酒冲服，亦产。

又方：用莲花一瓣，写人字于花上，吞之易产。

又方：用鳖甲烧灰存性，研末，酒服一茶匙，立产。

第百六十方　治生产横逆

用蜜糖、真麻油各半碗，共一碗煎至半碗，服之立下。

又方：用铁器烧红，淬酒饮之，自能顺产。此方并能治胎衣不下。

第百六十一方　治死胎不下

看产妇面赤舌青，肚腹冰冷，即是死胎。急用黑毛雌鸡一只，去毛，以水三碗煮二碗，用纸或布摩脐下，其胎自出。内服川芎当归汤，以活气血。

又方：用灶心土研末三钱，水调服。

又方：黑大豆三碗，和醋煮浓汁，服之立下。

第百六十二方　治胞衣不下

急用没药、血竭二味，各一钱，煎服自下，免致上攻心胸。

又方：用皂角刺烧灰，一钱引服。

又方：取本妇手足爪甲，烧灰，酒引服。即令有力人将妇人抱起，执竹筒于胸前，按下。

又方：用麻线将脐带紧缚，以轻物坠住，后将脐带剪断，过两三日，胞衣自缩小而下。

第百六十三方　治产后肠出不收

用麻油二斤炼热，以盆盛之，令妇坐盆中，再炙皂角，去皮，研末，吹少许入鼻，作嚏立上。

第百六十四方　治产门不闭

用石灰二升炒黄，以水一盆投之，澄清，乘热熏之，自闭。

第百六十五方　治产后血晕

急取破损漆器烧烟熏之。或用铁秤锤烧热，以醋淬，熏鼻神效。

又方：用荆芥穗研末，每服一钱，以童便一杯调匀，热服立效。如口闭，即灌鼻中亦可。

又方：用韭菜切碎，安壶中，灌以热醋，令其气入鼻中即醒。此时宜服佛手散。如唇面白者，宜服荆芥穗、人参、川芎、甘草、泽兰叶，即愈（此药方名清魂散）。

第百六十六方　治产后恶血不止

用黑母鸡蛋三个，醋一杯，老酒一杯，和搅，煮取一杯，分作两次服，即止。

第百六十七方　治产后尿闭不通

用陈皮一两，去白为末，空心酒引服二钱，即通。

第百六十八方　治产后遗尿

用鸡屎烧灰，酒引服一大匙，即愈。

又方：用鸡窝草烧，灰酒引服一钱七分，立效。

又方：用猪尿胞一个，猪肚一个，糯米一茶杯，先入尿胞内，再将尿胞入猪肚内，加五味子三钱煮服，立效。

第百六十九方　治临产交骨不开

用川芎、当归，与醋炙龟板一块，本产妇头发围烧灰存性，酒调服。其骨自开，名曰开骨散。气血虚者，加人参更妙。

第百七十方　治乳汁不通

用小鲤鱼一尾，烧灰为末，每服一钱，好酒引送下。

第百七十一方　治乳汁清少

用死鼠一个，烧灰为末，酒服一茶匙。勿令妇知。

又方：用母猪蹄一只，水煮饮之。加通草更妙。

第百七十二方　治乳汁自流

乳汁太多，倒回其乳者，用红花、归尾、赤芍、牛膝四味，服之。若无儿吃，欲断其乳者，用麦芽炒熟，熬水吃，自止。

第百七十三方　治乳吹

用雄鸡屎，取立起者，五钱为末，每服一钱，以酒引送下。

又方：用醒消丸一钱，以酒吞服，亦效。或大人将乳孔吃通更妙。

第百七十四方　治乳肿

用马屎敷肿处，立见奇效。

第百七十五方　治垢乳

乳头生疮，谓之垢乳。其方以醋和梁上尘，涂乳上，即愈。

又方：用鹿角锉末，同甘草、生鸡蛋黄调作饼，放铜杓内，炙热，敷之。

第百七十六方　治乳疮肿痛

用芝麻炒焦，研末，以灯盏内香油调涂，即安。

第百七十七方　治乳痈初起

用牛屎和酒，敷之即消。

又方：用葱汁一碗顿服，立效。

第百十七八方　治烂腿

取芙蓉叶，用阴阳瓦焙燥，研为细末，用乌背大鲫鱼去鳞骨，一并春之，先用水熬，加麻头炼成稀膏，贮于磁罐内。临用，视其疮之大小，将前药摊于油纸上，贴患处。再用芙蓉叶包好，愈小愈换，无论数十年烂腿，不过一月即收功获效矣。

第百七十九方　治妇人乳吹

用朱笔写十一地支于本妇人所带簪上，本命属辰不写，将簪带之，立效。无论内吹、外吹，均效。对于初起之乳吹最妙。

第百八十方　治乳痈

掘芙蓉根，用擂钵春烂，淋其汁，用酒冲，带热服，当夜即消。其疼痛须稍忍之。

第百八十一方　治行经不正

用红鸡冠花晒干为末，水煎酒引，每服二钱。忌鱼肉荤腥三日。

又方：用陈莲蓬壳，烧存性，研末，每服二钱。

又方：用生地黄汁，同酒各一杯，煎服，每日二服，即愈。

又方：用梅叶焙干，棕榈皮烧灰，各等分，为末，每服二钱，立效。

第百八十二方　治先期行经

经水未及三十日而行者，乃血热先期。血多色红而浓者，用川芎、当归、生地；白芍、黄芩、黄连六味，煎服。若血少，色紫，有块者，宜用川芎、归、地、芍四味，加桃仁、红花服之。如是先期血少，色淡而稀者用川芎、归身、生地、白芍、丹皮、地骨皮六味，煎服，经自调和不乖矣。

第百八十三方　治行经吐血、衄血

此乃热血涌迫，当行经之时，用生地、赤芍、丹皮、犀角煎服即止。但犀角一味，须另磨，另以盏盛之，临服药时冲服可也。不可放药内同煎，致减功效。

第百八十四方　治血崩

用荸荠，一岁一个，烧存性，研末，酒引服之。

又方：用老母猪屎晒干烧灰，酒引每服三钱，立效。

又方：用旧败蒲席烧灰，酒引服二钱，亦效。

又方：用甜杏仁黄皮烧存性，为末，每服三钱，空心酒引服之。诸药不效者，服此药即止。

又方：正治药方，凡血崩，心腹痛甚者，用蒲黄、五灵脂二味，煎服醋引，名曰失笑散。若再血崩不止，用地榆一两，醋和水煎，露一夜，次早温服，即止。

第百八十五方　治赤白带下

用韭菜根捣汁，和童便露一夜，空心温服。

又方：以白调节扁豆，炒，研为末，每服二钱，米汤送下。

又方：用鸡冠花晒干为末，每早空心，酒引服三钱。白带用白鸡冠花，赤带用红鸡冠花，极效。

第百八十六方　治阴痒

用蛇床子一两，白矾二钱，煎水常服。

又方：以桃仁研碎，加雄黄末，以鸡肝切片，粘药，纳入阴户，夜间纳入，次早取出，其痒自止。

又方：以大蒜煎水洗之，亦效。

第百八十七　治久年无子

于二月丁亥日，取杏花、桃花阴干为末，另择戊子日，和井花水煎服一茶匙，每日三服。

又方：益母草半斤，当归、川芎、赤芍、广东香各一两，泡甜酒，常服百日，即有孕。

第百八十八方　治胎前心痛

用食盐炒红，酒服一撮，即止。

第百八十九方　治胎前腹痛

用大红枣十四枚，烧焦为末，以童便化服即愈。

第百九十方　治胎前腰痛

用大黑豆一碗，酒三碗，同煎，每日空心随量饮之。

又方：用牛屎烧灰为末，水调，服一茶匙，其痛即止。

第百九十一方　治伤胎、结血、心腹疼痛

用童便每日服两三杯，其痛自愈。

第百九十二方　治胎前每食作呕

用法半夏、白茯苓、厚朴、苏叶、川芎、当归、白芍共七味，水煎，两三服即止。

第百九十三方　治胎上冲心

用葡萄汤，多饮之即安。

第百九十四方　治胎漏

用黄芪二两，糯米一盒，水煎服，神效。

第百九十五方　治黄官疮

寒水石、蛇床子、花椒、硫黄，共研细末，以麻油调搽，神效。

第百九十六方　治风寒积滞一切杂症

制苍术五钱　明雄二钱　羌活二钱　枳壳一钱,炒　桔梗一钱　厚朴二钱　姜汁炒　白芷一钱　薄荷一钱　公丁香一钱　广木香一钱　神曲三钱　生甘草二钱　柴胡一钱,炒　陈皮一钱,去白　草果

一钱　半夏二钱　贯仲二钱　防风一钱　皂角一钱　香薷一钱　熟大黄二钱　藿香二钱　细辛一钱　朱砂一钱　前胡一钱　石菖蒲一钱

　　共研细末，每遇病者，先用二三分吹入鼻内，再用二钱滚姜汤冲服。体虚者加台党参四钱，煎汤冲服。小儿每服一钱。凡病重者，三服即愈。此方专治伤风，伤寒，时染头痛，身项痛，腰痛目胀，鼻塞声重，风痰咳嗽，上吐下泻，便赤，内伤饮食及感冒四时不正之气，发痧，瘟疫，瘴疬，鬼疟，赤眼，口疮，湿毒流注，脚肿，腮肿，风火喉痹，并治朱砂症。又名心经症。其症脉散牙聚，手足麻木，发厥，神迷不语，喉肿心痛等症，服之均有奇效。

　　第百九十七方　治走马牙疳

　　用多年陈草屋上草蚕数条，榻烂，涂搽患处，随搽随愈，屡试屡验。

　　又方：取白狗屎内之骨，用瓦合，炭火上煅，或灰，加冰片少许，西黄，研极细末，敷患处，神效。

　　第百九十八方　治无名肿毒

　　用火石一钱，约重二三两，放山药内一钱，捶融作饼，敷患处，约一周时，其毒自消。重者出一小头，轻者两日消散，良方也。火石遇山药软，亦奇事也。

第百九十九方　治久疟不愈

大红枣一枚，去核留衣，以樟脑填塞枣内，插入鼻孔。男右女左，插之，其疟自然截绝。

第二百方　治老鼠偷粪门

用生鳝鱼，去皮、肉，取净骨，捣，融生石灰面做成饼，敷患处。药力到时，其疮最痒，切忌勿爪，痒止换饼，再敷不痒，则虫尽矣。以艾水洗之后，用八宝生肌丹搽之即愈。

第二百另一方　治肚腹疼痛神水

咒曰：一根桃木千斤重，人见骇，鬼见愁，玉帝见我也低头。吾奉太上老君急急如律令敕。

符　式

此符用清水半钟，以左手戟指持钟，右手二、中两指向钟内画符三次，病人饮符水即愈。

第二百另二方　治误吞竹木屑及芒刺

䨺 䨺 魆 魆 䨺
䨺 䨺 䨺 䨺 魆魆

咒曰：此水一碗，化为东洋，大海咽喉，化为龙潭，九龙归洞。吾奉太上老君急急如律令敕。

第二百另三方　治圈痒子　符　式

咒曰：天金刚，地金刚，日有星辰三光。吾
奉太上老君急急如律令敕。

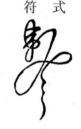

第二百另四方　画蛋收骇

画蛋符式

霝 霝 霝 霝

书火、角、明、吞四字，各书一次，外系青线于蛋上七
圈，烧之食即愈。然后将蛋壳送于水内。

咒曰：清景一夜开，神水付身来。隔山请，隔山应；隔水
请，隔水应。龙来龙退爪，虎来虎落皮。吾奉太上老君急急如
律令敕。

第二百另五方　收犬吠法

咒曰：日出东方，喜气洋洋，家有恶犬，待出收藏。

第二百另六方　制恶犬法

咒曰：日出东方，喜气洋洋，家有恶犬，不知花白黑黄。
吾奉请土先生千根绳儿来捆腿，万根绳儿来捆脚，铜钉钉口，
铁钉钉肠。吾奉太上老君急急如律令敕。

第二百另七方　治远年烂膀腿

用杉木皮，烧灰，存性，研极细末，再加冰片，用麻油调
敷患处，其效如神。

第二百另八方　治各种疔疮

用破磁碗割破患处，取远年旱烟袋中之油脂，涂于患处（即所割破之处），用布扎好，一宿而愈。其效如神。

《再寿编》一书，共计良方三百三十八种，依次编成二百零八号，以备临时阅者一目了然也。此书家藏一本，可免百病无虑矣。